Medizingeschichte in Berlin

Florian Bruns (Hrsg.)

Medizingeschichte in Berlin

INSTITUTIONEN PERSONEN PERSPEKTIVEN

unter Mitarbeit von
Klaus von Fleischbein, Lisa Malich,
Melanie Scholz und Vera Seehausen

be.bra
wissenschaft verlag

Gedruckt mit Unterstützung der Prof. Dr. Walter Artelt und Frau Prof. Dr. Edith Heischkel-Artelt-Stiftung, Frankfurt am Main, sowie der Ernst-Reuter-Gesellschaft der Freien Universität Berlin

Bibliografische Information der Deutschen Nationalbibliothek
Die Deutsche Nationalbibliothek verzeichnet diese Publikation in der Deutschen Nationalbibliografie; detaillierte bibliografische Daten sind im Internet über http://dnb.d-nb.de abrufbar.

KulturBrauerei Haus 2
Schönhauser Allee 37, 10435 Berlin
post@bebra-wissenschaft.de
Lektorat: Matthias Zimmermann, Berlin
Gesamtgestaltung: typegerecht, Berlin
Schrift: Akkurat 9/12 pt
Druck und Bindung: Finidr, Český Těšín
ISBN 978-3-95410-053-8

www.bebra-wissenschaft.de

Inhalt

Vorwort

Medizingeschichte in Berlin – das ist ein ebenso facettenreiches wie kompliziertes Stück Wissenschaftsgeschichte. Weltkrieg sowie Teilung und Wiedervereinigung Deutschlands haben seit der Mitte des 20. Jahrhunderts nicht nur die Stadt, sondern auch die verschiedenen Institutionen der Medizingeschichte stark geprägt. Der Plural deutet bereits an, dass es in Berlin mehrere Einrichtungen gab und immer noch gibt, die sich mit medizinhistorischer Forschung, Lehre und Museologie beschäftigen: das 1930 von Paul Diepgen gegründete und später an der Humboldt-Universität (HU) fortgeführte Institut für Geschichte der Medizin und der Naturwissenschaften, das 1963 an der Freien Universität (FU) ins Leben gerufene Institut für Geschichte der Medizin, das Berliner Medizinhistorische Museum und seine Vorläufer sowie die Berliner Gesellschaft für Geschichte der Medizin als lokale Fachgesellschaft. Diese Aufzählung zeigt: Wer es darauf anlegt, könnte jedes Jahr einen Anlass für Jubiläumsfeiern finden.

2013 hat sich die Gründung des FU-Instituts zum 50. Mal gejährt, 2015 steht der 85. Geburtstag des HU-Instituts an. Das vorliegende Buch erscheint also *zwischen* zwei Jubiläen und möchte sich bewusst von feierlichen Anlässen lösen. Es versteht sich vielmehr als eine Bestandsaufnahme der Medizingeschichte in Berlin, die nicht nur die Vorgeschichte vieler Entwicklungen berücksichtigt, sondern an manchen Stellen auch einen Ausblick wagt. Überdies ist angesichts der verschlungenen Institutsgeschichte kaum noch zu bestimmen, wie viel von den Vorgängereinrichtungen im heutigen Institut für Geschichte der Medizin und Ethik steckt – und vielleicht ist das 25 Jahre nach dem Ende der deutschen Teilung auch »gut so«. Hinzu kommt, dass der Umgang mit Jubiläen heute generell schwieriger ist als früher – nicht nur, weil ein kritisches Geschichtsverständnis zu Misstrauen gegenüber feierlichen Erinnerungszeremonien auffordert, sondern auch, weil das adäquate Begehen solcher Anlässe einen Aufwand erfordert, der von den heute üblichen Qualifizierungs- und Quantifizierungsmethoden der Medizinischen Fakultät kaum honoriert wird.

Für das Gelingen dieses Buchprojekts war die engagierte Unterstützung durch die Institutsmitarbeiter umso wichtiger. Allen Beteiligten möchte ich an dieser Stelle herzlich danken, dass sie die härteste Währung der Welt – Zeit und Idealismus – in dieses Gemeinschaftswerk investiert haben. Besonderer Dank geht an Klaus von Fleischbein, Lisa Malich, Melanie Scholz und Vera Seehausen, die mit größter Akribie Material und Daten zusammengetragen haben.

Vera Seehausen hat darüber hinaus professionell und kritisch Manuskripte gegengelesen. Stets positiv begleitet wurde das Projekt von Volker Hess, der als Institutsdirektor für Fragen jederzeit ansprechbar war. Thomas Beddies, Sabine Damm, Rainer Herrn und Stefanie Voth haben weitere wertvolle Hinweise gegeben. Für informative Hintergrundgespräche danke ich Gerhard Baader, Johanna Bleker, Hans-Uwe Lammel und Peter Schneck.

Im Ergebnis sind interessante, wissenschaftlich fundierte und im Wortsinne originelle Beiträge entstanden, zum Teil mit durchaus persönlichen Anklängen. Sehr gefreut hat mich, dass sich auch diejenigen zum Schreiben motivieren ließen, die dies nicht ohnehin im Rahmen ihrer täglichen Arbeit zu tun gewohnt sind. Diesen Kollegen gebührt ein besonderes Dankeschön. Ferner danken möchte ich Robert Zagolla und Matthias Zimmermann vom be.bra verlag für die gute Zusammenarbeit sowie der Ernst-Reuter-Gesellschaft der Freien Universität Berlin und der Heischkel-Artelt-Stiftung in Frankfurt am Main für die Förderung durch einen Druckkostenzuschuss.

Zum Schluss noch einige Lesehinweise: Aus Gründen besserer Lesbarkeit wird in diesem Buch allein das generische Maskulinum verwendet, das biologisch weibliche Geschlecht ist stets mit gemeint. In allen Texten kommt die neue Rechtschreibung zur Anwendung; Buchtitel, Eigennamen und Zitate wurden jedoch in der ursprünglichen Schreibweise belassen. Wenn an manchen Stellen noch vom *Institut für Geschichte der Medizin* die Rede ist, so entspricht dies der bis 2012 gültigen Bezeichnung, erst danach wurde der Zusatz *und Ethik in der Medizin* hinzugefügt.

Berlin, im August 2014 — Florian Bruns

Volker Hess

Medizingeschichte gestern und morgen

Medizingeschichte in Berlin mit einem bestimmten Datum zu verbinden, ist ein hoffnungsloses Unterfangen. So blickt das Westberliner Institut, wie viele andere Einrichtungen der alten Bundesrepublik, auf eine gut 50-jährige Geschichte zurück. Die Institutionalisierung des Faches erfolgte aber bereits deutlich früher. 1930 wurde das Institut für Geschichte der Medizin und der Naturwissenschaften als preußisches Landesinstitut eingerichtet; einige Jahre später, nach der Machtübernahme der Nationalsozialisten, erfolgte die Eingliederung in die Universität.[1] Die Berufung von Paul Diepgen (dem Großvater des späteren Regierenden Bürgermeisters) im November 1929 war in Berlin aber nicht die erste auf ein Ordinariat für Geschichte der Medizin. Den Lehrstuhl gab es vielmehr seit Langem, wenn auch nicht immer durchgehend besetzt.[2] Unterrichtet wurde das Fach seit der Gründung der Berliner Universität, zumindest wurden seit 1810 regelmäßig Vorlesungen in Medizingeschichte angekündigt.[3]

Diese lange Tradition wurde durch die Einführung des Modellstudiengangs Medizin im Jahre 2010 beendet. Im Wintersemester 2014/15 werden die wenigen verbliebenen Studierenden des Regelstudiengangs vermutlich das letzte Mal den klassischen Unterrichtskanon angeboten bekommen. Im reformierten Curriculum wird die Geschichte hingegen nur noch zur Problematisierung einzelner Aspekte der gegenwärtigen Medizin herangezogen. Eine systematische Darstellung im klassischen Überblick von den Anfängen der abendländischen Medizin bis in die Nachkriegsmedizin wird es nicht mehr geben. Der Arzt von heute ist zeitlos und die moderne Medizin geschichtsvergessen.[4]

Folglich markiert die vorliegende Zusammenschau zum 50. Jahrestag der Gründung des Westberliner Instituts weniger ein herausgehobenes Jubiläum als vielmehr eine sich seit geraumer Zeit abzeichnende Zäsur. Angesichts von Verschulung und Studienreform, der Neupositionierung medizinischer Fakultäten, der Umwandlung von Krankenhäusern in gewinnorientierte Unternehmen, der Abschaffung akademischer Selbstverwaltung durch ein »share-holder value«-Management sowie nicht zuletzt der beispiellosen Erfolge der rezenten Biowissenschaften stellen manche immer häufiger die Frage, wofür es einer historischen Perspektivierung überhaupt bedürfe, was eine institutionalisierte Medizingeschichte zu dieser geschäftstüchtigen Medizin (die sich Universitätsmedizin nennen muss, weil man es sonst vergessen würde) beisteuern und welchen Beitrag sie für die umfassende Ausbildung angehender Ärztinnen und Ärzte überhaupt leisten könne. Nun wäre gerade der letzte Punkt die beste

Begründung für die Notwendigkeit einer historischen Relativierung, betrachtete sich doch jede Generation von Ärzten und Naturforschern der letzten 300 bis 400 Jahre erneut als unvergleichliche Speerspitze eines nie dagewesenen Fortschritts.

So weit will die vorliegende Rückschau aber gar nicht gehen. Sie versucht vielmehr eine erste, wenn auch nur vorläufige Antwort zu geben, indem sie die Aktivitäten des Instituts in den letzten zwei Jahrzehnten bilanziert. Hierbei folgt sie der gegenwärtigen Szientiometrie der medizinischen Fakultäten – Zahl der Publikationen, Abschlüsse, Drittmittel – jedoch bewusst nur am Rande, nämlich im dokumentarischen Anhang. Der Band möchte mehr sein als eine bloße Leistungsbilanz. Es geht vielmehr um eine Präsentation der überaus reichen Ressourcen der Medizingeschichtsschreibung in Berlin. Neben vergangenen Traditionen und Brüchen sollen auch aktuelle Fragestellungen und künftige Forschungsfelder vorgestellt werden. Es handelt sich im wahrsten Sinne des Wortes um eine »Zusammenschau«, denn der vorliegende Band hat mindestens drei Vorläufer: Erstens die 1980 von Dietrich Tutzke redigierte »Materialsammlung«, die im Anschluss an ein wissenschaftliches Festsymposium zum 50-jährigen Bestehen des medizinhistorischen Instituts der Humboldt-Universität (HU) zusammengestellt wurde.[5] Zweitens der Bericht von 1990, welcher anlässlich des Umzugs des Instituts für Geschichte der Medizin der Freien Universität (FU) von der Augusta- in die Klingsorstraße abgefasst wurde.[6] Und drittens die Dokumentation des Kolloquiums zur 70. Wiederkehr des Gründungstages des HU-Instituts im Jahr 2000, die kurz vor der Fusion der beiden Berliner medizinischen Fakultäten – und damit auch der medizinhistorischen Institute in Ost und West – entstand.[7]

So steht der vordergründige Anlass der vorliegenden Bilanz, nämlich der Bezug der neuen Behausung des Instituts in der Dahlemer Thielallee 71, zugleich für eine wechselvolle Entwicklung der Medizingeschichte zwischen Ost und West, die mit dem neuen Institutsgebäude auch einen (hoffentlich) versöhnlichen Abschluss findet. Schließlich bietet der vorliegende Band die Gelegenheit, die strategische Bedeutung der Medizingeschichte gerade in der sich neu formierenden Landschaft einer gewinnorientierten Universitätsmedizin aufzuzeigen. Wie kaum ein anderes Fach übernimmt die Medizingeschichte nämlich eine Brückenfunktion – in einem doppelten Sinne: Zum einen hält sie Anschluss an die Entwicklung der *Academia* und trägt wesentlich dazu bei, diese in die medizinischen Fakultäten hineinzutragen: Das betrifft die Verwissenschaftlichung sozialer Bewegungen (Psychiatriekritik, Feminismus, Gender), die seit dem ausgehenden 19. Jahrhundert ein wesentlicher Motor der universitären Entwicklung war, ebenso wie die zahlreichen »turns« (die sprachwissenschaftliche, materiale, kulturalistische, piktorale oder topografische Wende),[8] die eine zunehmend unübersichtlichere Gegenwart analytisch zu begreifen wie intellektuell zu verstehen suchen. Die Brüchigkeit universalistischer Wahrheitsansprüche, der Abschied vom Fortschrittsglauben, das Ende der Gutenberg-Galaxis und die Flut der Bilder – diesen Herausforderungen kann sich eine Medizin, die sich als akademische Disziplin begreift und nicht Fachhochschule werden will, nicht entziehen. Und die Medizingeschichte leistet zur Bewältigung dieser Herausforderungen einen wesentlichen Beitrag, übersetzt sie doch das analytische Potenzial der Sozial- und Geisteswissenschaften in die medizinischen Wirklichkeits- und Geltungsbereiche, wie die Konjunktur von »Medizin im Nationalsozialismus« oder Psychiatriegeschichte zeigt. Zum anderen ist die Medizingeschichte, was an medizinischen Fakultäten gerne übersehen wird, eine durchaus gute Botschafterin der Medizin. Medizingeschichte ist nämlich beständig dabei, aktuelle biomedizinische Entwicklungen dem Rest der akademischen Welt verständlich zu machen[9] oder massiver Kritik (man denke beispielsweise an die Antipsychiatrie) angemessen, d.h. kritisch, aber auch selbstkritisch zu begegnen. Die große Resonanz, die medizinhistorische Forschungsprojekte finden, zeigt, wie sehr diese Funktion einer wechselseitigen Übersetzung in den letzten Jahrzehnten nachgefragt und ausgefüllt wird. Die Klage, die manche Kolleginnen und Kollegen der medizinischen Fakultäten führen (insbesondere wenn sie auf medizinische Ethik zu sprechen kommen) zielt folglich in die falsche Richtung: Nicht die Medizingeschichte entfernt sich von der Medizin, sondern die Distanz der medizinischen Fakultäten zur eigentlichen *Academia* wächst.

Der Medizingeschichte kommt somit immer noch jene Aufgabe zu, für die das Fach einst etabliert wurde: »Geschichte der Medicin und der Encyclopädie und Methodologie der medicinischen Wissenschaften« war die umständliche, aber zutreffende Denomination des ersten Lehrstuhls an der Berliner Universität. Die Medizin in Forschung und Lehre als akademisches Unternehmen zu begreifen, ihren Bezug zu anderen Wissenschaften zu herausstellen und zu vermitteln und sie als integrales Element im »Kreis der Bildung« (so die wörtliche Übersetzung von γκύκλιος παιδεία) zu behaupten, ist heute notwendiger denn je. Das ist die eigentliche Funktion der Medizingeschichte in einer medizinischen Fakultät heute. Diese Aufgabe kann sie nur als historische Disziplin wahrnehmen.

Anmerkungen

1 Gabriele Bruchelt, Gründung und Aufbau des Berliner Institutes für Geschichte der Medizin und der Naturwissenschaften – eine archivalische Studie, Diss. med. Berlin (HU) 1978, S. 35.

2 Eine außerordentliche Professur für Medizingeschichte wurde 1822 eingerichtet, 1834 in ein Ordinariat verwandelt, das zunächst Justus Friedrich Hecker (1795–1850) innehatte. Nach Heckers Tod erhielt Christian Gottfried Ehrenberg (1795–1876) eine Nominalprofessur für Medizingeschichte. 1863 besetzte das Ministerium – gegen den Willen der Fakultät – den Lehrstuhl mit August Hirsch (1817–1894). Nach dem Tod von August Hirsch wurde das Fach bis zur Wiederbesetzung 1929 durch unbezahlte Extraordinariate bzw. Lehraufträge vertreten: Julius Leopold Pagel (1851–1912) und Franz Hübotter (1881–1967). Vgl. hierzu Alexander Mette, Das Institut der [sic] Geschichte der Medizin und der Naturwissenschaften der Humboldt-Universität Berlin, seine Entstehung und seine Aufgaben, in: Zeitschrift für ärztliche Fortbildung 54 (1960), S. 560–566 sowie Inge Klemperer, Der medizinhistorische Unterricht an der Berliner Universität von 1810 bis 1900, Diss. med. Göttingen 1965.

3 Es gibt eine Ausnahme: Wintersemester 1812/13. Ob die Vorlesungen auch tatsächlich besucht wurden, ist damit noch nicht gesagt. Vgl. ebd.

4 Für die systematische Missachtung der Medizingeschichte als einer wissenschaftlichen Disziplin steht prototypisch die als »Portrait der 300-jährigen Charité« charakterisierte Festschrift, die 2010 unter dem Titel »300 Jahre Charité – im Spiegel ihrer Institute« im renommierten De Gruyter-Verlag veröffentlicht wurde. Auf dem Buchtitel zeichneten der damalige Vorstandsvorsitzende der Charité, ein Oberarzt seiner Klinik, sowie der ehemalige Vorstandsvorsitzende verantwort-

lich, frei nach dem Motto: »Geschichte kann jeder«. Wie sich jedoch schnell herausstellte, war das mit einem Grußwort der damaligen Noch-Bundesministerin für Bildung und Forschung, Annette Schavan, eingeleitete Werk weitgehend ein Plagiat, hergestellt im Copy-and-Paste-Verfahren aus Homepage-Auftritten und Dissertationsschriften, für die nun der »unter Mitarbeit« benannte Helfer verantwortlich gemacht wurde. Siehe auch Hermann Horstkotte, Immer diese Unterteufel. Die Berliner Charité hat sich eine ergaunerte Jubiläumsschrift geschenkt, in: Frankfurter Allgemeine Zeitung Nr. 286, 8.12.2010, N 5.

5 Dietrich Tutzke (Hg.), Tradition und Fortschritt in der medizin-historischen Arbeit des Berliner Instituts für Geschichte der Medizin. Materialien des wissenschaftlichen Festkolloquiums anläßlich des 50. Jahrestages der Gründung des Instituts am 1. April 1980, Berlin 1980.

6 Institut für Geschichte der Medizin der Freien Universität Berlin (Hg.), Institut für Geschichte der Medizin 1973–1990. Redaktion Regina Köpsell, Berlin 1990. Verwiesen sei auch auf die Broschüre zum zehnjährigen Bestehens des Westberliner Instituts: FU Berlin, Institut für Geschichte der Medizin 1963–1973, Berlin 1973.

7 Peter Schneck (Hg.), 70 Jahre Berliner Institut für Geschichte der Medizin und der Naturwissenschaften (1930–2000). Kolloquien anläßlich der 70. Wiederkehr des Gründungstages des heutigen Instituts für Geschichte der Medizin der Humboldt-Universität zu Berlin (Charité), Aachen 2001.

8 Peter Schöttler, Wer hat Angst vor dem »linguistic turn«?, in: Geschichte und Gesellschaft, 23 (1997), S. 134–151; Ute Daniel, Clio unter Kulturschock. Zu den aktuellen Debatten der Geschichtswissenschaft, in: Geschichte in Wissenschaft und Unterricht 48 (1997), S. 195–219, 259–278; Sigrid Weigel, On the »topographical Turn«: Concepts of Space in Cultural Studies and Kulturwissenschaften. A Cartographic Freud, in: European Review 17 (2009), S. 187–201. Für den Transfer in den Geltungsbereich der Medizin siehe z. B. den von David Gugerli, David und Barbara Orland herausgegebenen Sammelband »Ganz normale Bilder. Historische Beiträge zur visuellen Herstellung von Selbstverständlichkeiten«, Zürich 2002; Volker Hess, Gegenständliche Geschichte? Objekte medizinischer Praxis – die Praktik medizinischer Objekte, in: Norbert Paul/Thomas Schlich (Hg.), Medizingeschichte: Aufgaben, Probleme, Perspektiven, Frankfurt am Main 1998, S. 130–152; Volker Roelcke, Kulturwissenschaften für die Medizin, in: Universitas. Zeitschrift für Interdisziplinäre Wissenschaft 53 (1998), S. 881-893; Volker Hess/Sophie Ledebur, Psychiatrie in der Stadt. Die Poliklinik als urbaner Schwellenraum, in: Volker Hess/Heinz-Peter Schmiedebach (Hg.), Kulturen des Wahnsinns. Schwellenräume einer urbanen Moderne, Wien [u. a.] 2012, S. 19–56.

9 Ein schönes Beispiel gibt die kleine Broschüre »Experiment – Differenz – Schrift« von Hans-Jörg Rheinberger (Marburg an der Lahn 1992), mit der viele Leser mehr über die moderne Molekularbiologie gelernt haben als je im Schulunterricht.

Florian Bruns

Die Berliner Institute für Geschichte der Medizin

Ein Abriss ihrer Entwicklung im 20. Jahrhundert

Die Berliner Institute für Geschichte der Medizin – der Plural mag zunächst überraschen, erscheint aber aus zwei Gründen angebracht. Der erste Grund liegt in der langjährigen Parallel-Existenz zweier medizinhistorischer Institute in Berlin durch die 1963 erfolgte Gründung des Instituts für Geschichte der Medizin der Freien Universität. Als ein Resultat des Kalten Krieges, in dem die Stadt über Jahrzehnte geteilt war, verfügt Berlin bis heute über viele öffentliche Einrichtungen in mindestens zweifacher Ausführung. Dazu gehören neben Flughäfen und Opernhäusern auch die Humboldt-Universität (HU) im Osten und die Freie Universität (FU) im Westen der Stadt. Deren medizinische Fakultäten fusionierten in einem von 1997 bis 2003 währenden Prozess zur Charité – Universitätsmedizin Berlin. Gleichzeitig wurden die medizinhistorischen Institute in Ost und West räumlich und personell zum heutigen Institut für Geschichte der Medizin und Ethik in der Medizin verschmolzen. Das an der HU angesiedelte Institut ging auf die 1930 ins Leben gerufene Lehr- und Forschungsstätte in der Universitätsstraße 3b in Berlin-Mitte zurück, das FU-Institut wurde gut 33 Jahre später im Zuge der sich in der Bundesrepublik vollziehenden Expansion der universitären Medizinhistoriografie in Berlin-Lichterfelde gegründet. Rein zeitlich betrachtet währte somit die Phase, in der tatsächlich nur das eine, ältere Institut bestand, nicht länger als die 1963 beginnende Doppel-Existenz.

Der zweite Grund, die Berliner Institute explizit im Plural anzusprechen, liegt in dem Bemühen, keine Kontinuität *eines* Instituts konstruieren zu wollen, die es historisch so nicht gegeben hat. Das 1930 geschaffene und bis 1947 von Paul Diepgen geleitete Institut steht für eine Tradition, auf die sich beide Nachfolgeeinrichtungen explizit beriefen, wenn auch mit jeweils eigenen Nuancierungen.[1] Zudem lassen sich bereits innerhalb dieser 17 Jahre deutliche Einschnitte ausmachen, die eine bruchlose Entwicklung infrage stellen. Zu nennen wäre hier neben der offenkundigen Zäsur des Kriegsendes 1945 auch das Jahr 1933, welches trotz mancher Kontinuitäten in mehrfacher Hinsicht als Einschnitt zu werten ist, wie unten gezeigt wird. Im Folgenden sollen die wichtigsten Wegmarken der komplexen Entstehungsgeschichte der Berliner Institute bzw. des jetzt bestehenden Instituts nachgezeichnet werden, wobei der Schwerpunkt auf der Entwicklung im 20. Jahrhundert liegt.[2] Aufgrund des nur begrenzt zur Verfügung stehenden Raumes muss vieles unberücksichtigt bleiben. So kann weder biografisch auf jeden Lehrstuhlinhaber noch auf methodische Ansätze und Forschungsschwerpunkte eingegangen werden. Dies wären Themen für künftige Einzeluntersuchungen. Vertiefende Darstellungen ausgewählter Aspekte finden sich zudem in den nachfolgenden Kapiteln des vorliegenden Bandes. Auf sie wird im Text an entsprechender Stelle verwiesen.

Zur Vorgeschichte bis 1930

Die Wurzeln der medizinhistorischen Institutionen in Berlin liegen im frühen 19. Jahrhundert. Der medizingeschichtliche Unterricht lässt sich bis in die Anfänge der Friedrich-Wilhelms-Universität im Jahr 1810 zurückverfolgen. Seit dieser Zeit wurden an der Medizinischen Fakultät entsprechend betitelte Lehrveranstaltungen angeboten.[3] Die Geschichte besaß in dieser Zeit eine wichtige Legitimationsfunktion für die aktuelle Medizin. Die Berufung auf antike und mittelalterliche Autoritäten wie Hippokrates, Galen oder Paracelsus galt als Ausweis für die Wissenschaftlichkeit und korrekte Ausübung der Heilkunde. Vergangene und gegenwärtige Praxis der Medizin gehörten eng zusammen, für Kliniker war Medizingeschichte noch »fester Bestandteil der Medizin selbst«.[4] Vor diesem Hintergrund maß auch der königliche Leibarzt und Gründungsdekan der Berliner Medizinischen Fakultät, Christoph Wilhelm Hufeland (1762–1836), der Geschichte der Medizin eine erhebliche akademische Bedeutung bei. Auf seinen Vorschlag erhielt der bereits seit 1822 als außerordentlicher Professor für Medizingeschichte tätige Arzt Justus Friedrich Hecker (1795–1850) im Jahr 1834 das neu geschaffene Ordinariat für »Geschichte der Medicin und der Encyklopädie und Methodologie der medicinischen Wissenschaften«.

Doch der Wandel der Medizin im 19. Jahrhundert blieb nicht ohne Auswirkungen auf ihr Geschichtsbild. Angesichts der immer stärkeren Hinwendung der Medizin zu den Methoden der Naturwissenschaft und der Abkehr von tradierten Denkschulen sowie der spekulativen Naturphilosophie brach die Kontinuität zur Vergangenheit ab. Die Medizingeschichte schien überholt und hatte es zunehmend schwer, sich im Fächerkanon des Medizinstudiums zu behaupten. Dass der Lehrstuhl nach Heckers Tod wenigstens kommissarisch wiederbesetzt wurde, verdankte sich unter anderem der Fürsprache des Klinikers Johann Lukas Schönlein (1793–1864). Dieser pflegte seine Studenten in Berlin zur Lektüre antiker ärztlicher Schriften anzuhalten: »Sehen Sie nur von Zeit zu Zeit in die Bücher der alten griechischen Ärzte und ihrer Nachfolger, Sie werden dort, auch für Ihre moralische Stellung zu Ihren Patienten, einen gewissen Nutzen schöpfen können.«[5] Der Lehrstuhl für Geschichte der Medizin wurde schließlich nominell dem berühmten Naturforscher Christian Gottfried Ehrenberg (1795–1876) zugesprochen, der die Medizingeschichte jedoch weder vertreten konnte noch wollte. Die von ihm ab 1851 über viele Semester ankündigte Vorlesung »Die allgemeine Geschichte der Heilkunde« – absichtlich auf die ungünstige Mittagsstunde gelegt – hat Ehrenberg kein einziges Mal gehalten.[6] Der »Mikroskopiker des Jahrhunderts«, wie die zeitgenössische Presse ihn titulierte, widmete sich stattdessen ausgiebig seinen Studien auf dem Gebiet der Zoologie, Mikrobiologie und Geologie.

1863 erhielt der Danziger Arzt und Medizinhistoriker August Hirsch (1817–1894) einen Ruf nach Berlin als ordentlicher Professor der »Pathologie und

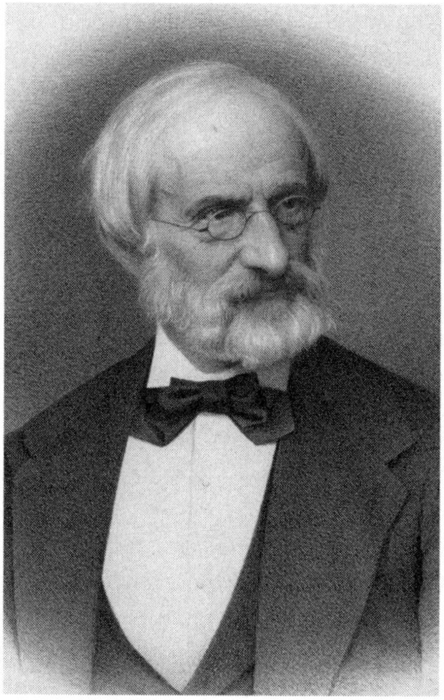

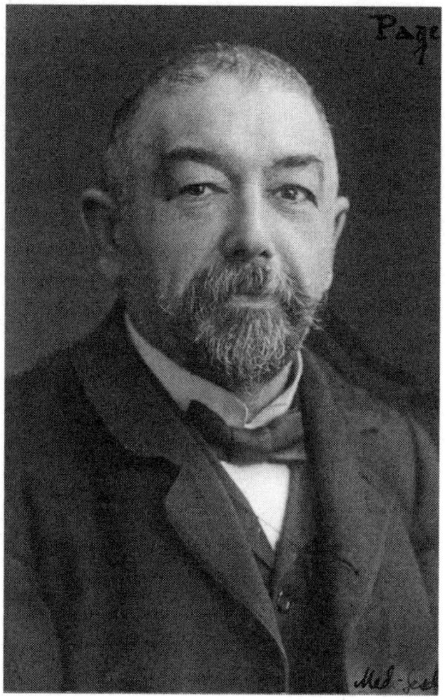

Links: August Hirsch

Rechts: Julius Leopold Pagel

medicinischen Geschichte und Litteratur«. Die Stärken von Hirsch lagen vor allem in seinem literarischen Wirken, etwa als Verfasser des *Handbuchs der historisch-geographischen Pathologie* und als Herausgeber des *Biographischen Lexikons der hervorragenden Ärzte aller Zeiten und Völker*. Nach seinem Tod blieb der Berliner Lehrstuhl bis 1930 unbesetzt. Selbst öffentliche Kritik am mangelnden Geschichtsbewusstsein der Fakultät, vorgetragen in der *Vossischen Zeitung*, konnte an diesem Zustand nichts ändern.[7]

Julius Leopold Pagel (1851–1912), unter Hirsch medizinhistorisch promoviert und habilitiert, gehörte zu den interessierten Ärzten und Wissenschaftlern, die neben ihrer ärztlich-praktischen Tätigkeit versuchten, den medizinhistorischen Unterricht an der Berliner Universität aufrechtzuerhalten. Pagel hatte über mehrere Jahre ein nicht etatmäßiges Extraordinariat inne und bestritt seinen Lebensunterhalt aus ärztlicher Praxis. Schon aufgrund seiner jüdischen Religionszugehörigkeit hätte er wenig Aussicht auf ein Ordinariat gehabt. Basierend auf seinen Berliner Vorlesungen zur Geschichte der Medizin, die unter anderem der spätere Frankfurter Medizinhistoriker Richard Koch (1882–1949) hörte, erschien 1898 Pagels über 500 Seiten starke *Einführung in die Geschichte der Medizin*. Die Lektüre dieses Buches inspirierte einige Jahre später in Freiburg den jungen Gynäkologen Paul Diepgen, sich neben der klinischen Tätigkeit und später dann im Hauptberuf der Medizingeschichte zuzuwenden.[8]

Spätestens nachdem der Industrielle Werner von Siemens 1886 auf der Versammlung deutscher Naturforscher und Ärzte das »naturwissenschaftliche Zeitalter« ausgerufen hatte, rückten historische und philosophische Aspekte der Heilkunde immer stärker in den Hintergrund. Bereits 1861 war in Preußen das *Tentamen philosophicum* durch das *Tentamen physicum* ersetzt worden.

Fortschrittsglaube und Technikbegeisterung ließen die Geschichte der Medizin buchstäblich »alt« aussehen. Zu Beginn des 20. Jahrhunderts zeichnete sich jedoch eine vorsichtige Gegenbewegung ab, befördert unter anderem durch die private Stiftung einer Professur für Geschichte der Medizin an der Universität Leipzig und die Gründung der *Deutschen Gesellschaft für Geschichte der Medizin und der Naturwissenschaften*.[9] Die nun verstärkt einsetzende Institutionalisierung und Akademisierung der Medizingeschichte fand ihren Ausdruck in den Institutsgründungen in Leipzig (1906) und Wien (1914). Diese Einrichtungen entfalteten in der Folgezeit eine erstaunliche Breitenwirkung mit internationaler Ausstrahlung. In Deutschland beeinflusste insbesondere der Direktor des Leipziger Instituts, Karl Sudhoff (1853–1938), die weitere personelle und institutionelle Entwicklung des Faches, indem er Schüler ausbildete und an geeigneter Stelle, d.h. in den zuständigen Ministerien, für sein Arbeitsgebiet zu werben verstand.

Gründung des Berliner Instituts für Geschichte der Medizin und der Naturwissenschaften

In den 1920er-Jahren empfand das Preußische Kultusministerium unter Leitung des Orientalisten Carl Heinrich Becker (1876–1933) angesichts der florierenden Institute in Wien und Leipzig das Fehlen einer vergleichbaren Einrichtung auf preußischem Boden zunehmend als Mangel. Nach Beckers Ansicht sollten die Universitäten neben der reinen Wissenschaft stärker als bisher der Charakterbildung und der Erziehung zum Staatsbürger dienen. Becker brachte daher die Errichtung humanistischer »Allgemeinbildungsfakultäten« ins Gespräch, an denen eine solche Synthese aus Wissenschafts- und Humanitätsideal hätte verwirklicht werden können.[10] Die Stärkung der Medizin- bzw. Wissenschaftsgeschichte, für die Becker eintrat, fügte sich in dieses Konzept: Auch die verschulte Ärzteausbildung sowie die in einer Sinnkrise befindliche Medizin sollten humanistischer gestaltet und in Lehre und Forschung um eine geisteswissenschaftliche Disziplin ergänzt werden.[11] Der Kultusminister reagierte zudem positiv auf vielfältige Bestrebungen, die Wissenschaftsgeschichte gerade in einem Land, das zu Beginn des Jahrhunderts in vielen Bereichen von Medizin, Wissenschaft und Technik weltweit führend gewesen war, stärker zu etablieren. Relativ früh stand daher fest, das entsprechende Forschungsinstitut zum einen in der Reichshauptstadt Berlin anzusiedeln, es zum anderen aber nicht nur auf die Geschichte der Medizin, sondern auch auf die der Naturwissenschaften auszurichten.

Einem Netzwerk von Gelehrten aus dem noch recht jungen Bereich der Wissenschafts- bzw. Disziplinengeschichte, mit Karl Sudhoff an vorderster Stelle, gelang es, das Thema durch Memoranden und aufeinander abgestimmte Eingaben politisch auf der Tagesordnung zu halten. Hatte bereits 1924 der Berliner Chirurg August Bier beim Kultusminister die Wiederbesetzung des Berliner Lehrstuhls für Geschichte der Medizin angeregt, so schrieb ein Jahr später auch Sudhoff an Becker und beklagte, »daß in Berlin die historische Forschung unseres Faches so völlig fehlt [...]«.[12] Immerhin konnte man bereits auf eine seit

1901 existierende Fachgesellschaft und eine eigene Fachzeitschrift verweisen, was Sudhoffs Bemühungen erleichterte, ausgehend von Leipzig die »Virulenz« des Fachgebietes beständig zu erhöhen.[13]

Eine nicht zu unterschätzende Rolle im Entstehungsprozess des Berliner Instituts spielte das in Heidelberg durch private Spenden und Zuwendungen der chemisch-pharmazeutischen Industrie unterhaltene Institut für Geschichte der Naturwissenschaften. Sein Leiter Julius Ruska (1867–1949), Inhaber eines Lehrstuhls für Geschichte der Naturwissenschaften im Orient an der Universität Heidelberg, bereitete seit Mitte der 1920er-Jahre die Verlagerung des Instituts nach Berlin vor. Da die Spendenbereitschaft der Industrie stark nachgelassen hatte, erhoffte er sich in der Reichshauptstadt eine stärkere staatliche Förderung, nicht zuletzt durch den Orientalisten Becker. Tatsächlich unterstützte dieser die Verlegung des Instituts nach Berlin. 1927 erfolgte schließlich der Umzug des Instituts in einige Räume des Berliner Stadtschlosses; zugleich wurde der 60-jährige Ruska zum Honorarprofessor in der Philosophischen Fakultät der Friedrich-Wilhelms-Universität ernannt.[14]

Im August 1928[15] beantragte Kultusminister Becker beim Preußischen Finanzministerium für die Errichtung und Unterhaltung eines Instituts für Geschichte der Medizin und der Naturwissenschaften die jährliche Summe von 66.070 Reichsmark sowie für den Aufbau der zugehörigen Bibliothek die einmalige Summe von 100.000 Reichsmark. In der mehrseitigen Begründung wird unter anderem auf die Bedeutung der Medizingeschichte für die akademische Lehre sowie auf die Existenz vergleichbarer Institute im Ausland verwiesen. Die Bewilligung der Gelder gelang erst durch persönliche Nachverhandlungen des Ministers.[16] In der Rückschau muss von der Gunst des Augenblicks gesprochen werden, denn nur ein Jahr später, im Zuge der ausbrechenden Weltwirtschaftskrise, wäre dieser Erfolg wohl kaum noch möglich gewesen.

Der nächste Schritt war das Berufungsverfahren zur Gewinnung eines geeigneten Direktors und Lehrstuhlinhabers. Der Minister selbst und auch die Mehrzahl der aus Freiburg, Leipzig und Wien eingeholten Gutachten favorisierten den Leipziger Medizinhistoriker und Nachfolger Sudhoffs, Henry Ernest Sigerist (1891–1957). Die Berliner Berufungskommission setzte jedoch den politisch und auch methodisch konservativeren Freiburger Gynäkologen und Medizinhistoriker Paul Diepgen (1878–1966) an die erste Stelle der Berufungsliste, da dieser länger in Kontakt mit der praktischen Medizin gestanden habe.[17] Nach Annahme der Liste durch den Fakultätsrat erhielt Diepgen im November 1929 den Ruf nach Berlin.

Paul Diepgen hatte sich nach Medizinstudium und medizinischer Promotion zunächst der Frauenheilkunde zugewandt. In Freiburg hatte er 1905 begonnen, nebenbei Geschichte zu studieren. Angeregt durch den Kirchenhistoriker und Mediävisten Heinrich Finke (1855–1938), der sich in jener Zeit mit spanischer Geschichte beschäftigte, promovierte Diepgen 1908 mit einer Arbeit über den spätmittelalterlichen Arzt und Gelehrten Arnald von Villanova zum Dr. phil.[18] Ebenfalls mit Arnald von Villanova beschäftigte sich Diepgens Habilitation, die zwei Jahre später an der Freiburger Fakultät durch Ludwig Aschoff, den berühmten Pathologen und lebenslangen Förderer Diepgens, vertreten wurde. Als Privatdozent für Medizingeschichte übernahm Diepgen nach dem Ersten

Links: Karl Sudhoff

Rechts: Paul Diepgen

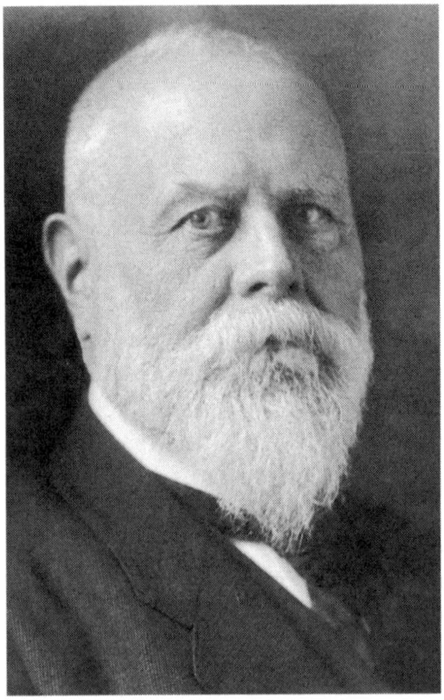

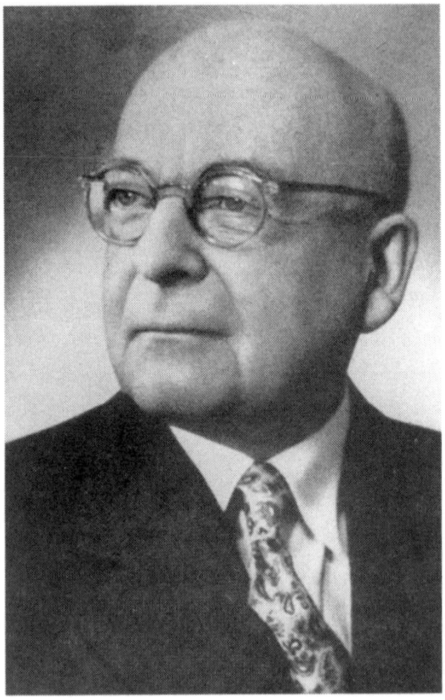

Weltkrieg zusätzlich die Leitung der geburtshilflich-gynäkologischen Abteilung des Loretto-Krankenhauses in Freiburg. 1926 gelang es ihm schließlich, ein eigenständiges »Medizin-historisches Seminar« an der Universität zu errichten. Nachdem er den Ruf nach Berlin angenommen hatte, übernahm Diepgen zum 1. April 1930 als persönlicher Ordinarius ein etatmäßiges Extraordinariat für Geschichte der Medizin sowie das Direktorat des neu gegründeten Instituts für Geschichte der Medizin und der Naturwissenschaften.[19]

Insgesamt 22 Räume wurden in den folgenden Monaten in einem Gebäude in der Universitätsstraße 3b in Berlin-Mitte für die neue Forschungsstätte hergerichtet. Angesichts der inzwischen deutlich spürbaren Wirtschaftskrise wurden nicht alle ursprünglichen Planungen umgesetzt, so entfiel etwa der im Erdgeschoss des Hauses vorgesehene eigene Hörsaal. Auch auf eine Einweihungsfeier musste »mit Rücksicht auf die Lage« verzichtet werden.[20] Dennoch war die finanzielle und personelle Ausstattung des neuen Instituts ungewöhnlich gut. Der Umstand, dass es als preußisches Landesinstitut nicht der Universität, sondern unmittelbar dem Reichs- und Preußischen Ministerium für Wissenschaft, Kunst und Volksbildung unterstellt war, hatte eine bevorzugte Mittelzuweisung zur Folge. Mit dem Direktor, zwei Abteilungsvorstehern, vier Assistenten, zwei Sekretärinnen, einer Bibliothekarin und einem technischen Gehilfen gehörte die Einrichtung fortan zu den weltweit größten ihrer Art. 1931 wurde Ruskas Institut für Geschichte der Naturwissenschaften räumlich und personell in das Gesamtinstitut integriert. Hinzu trat eine kleine pharmaziehistorische Abteilung.[21] Auf die Anschaffung historischer Instrumente wurde angesichts der engen Zusammenarbeit mit der *Staatlichen Mediko-Historischen Sammlung* im Kaiserin-Friedrich-Haus für ärztliche Fortbildung verzich-

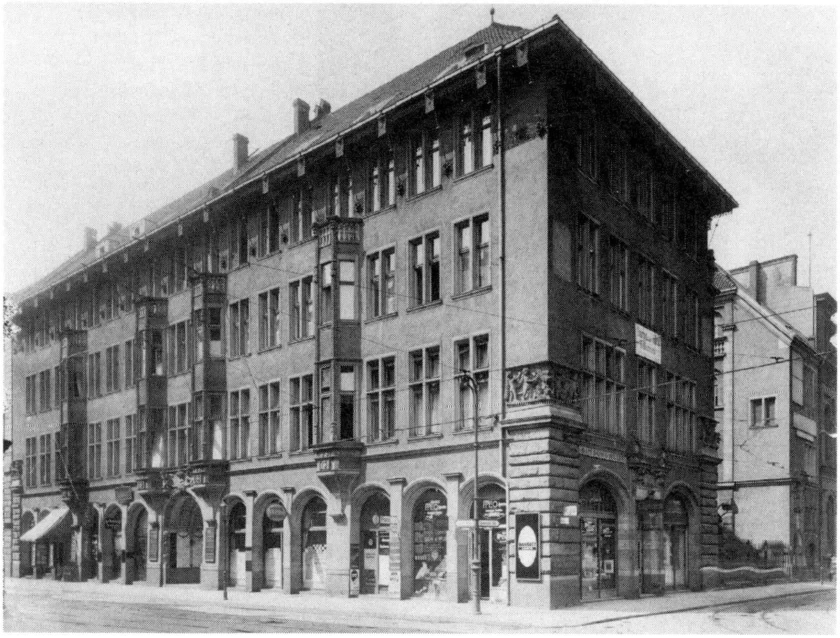

Das Gebäude Universitätsstraße 3b in Berlin-Mitte, vor Einzug des Instituts

tet. Zu dessen Leiter Curt Adam (1875–1941) unterhielt Diepgen enge Beziehungen, sodass auch die Vorlesungen zur Geschichte der Medizin dort stattfinden konnten. Durch Adams Tod ging die Leitung der am Robert-Koch-Platz (bis 1932: Luisenplatz) untergebrachten, nach dem Krieg größtenteils verschollenen Instrumentensammlung auf Diepgen über.[22]

Der Nationalsozialismus und die »Freude an der großen Vergangenheit der deutschen Medizin«

Die Nationalsozialisten sahen in der Medizingeschichte eine willkommene Möglichkeit, ihre rassistische Ideologie in die Medizin und insbesondere in das Medizinstudium einfließen zu lassen. NS-Ärzte wie der Hygieniker Joachim Mrugowsky (1905–1948) oder der »Reichsarzt SS« Ernst Robert Grawitz instrumentalisierten das Fach, um die auf Biologismus und Eugenik beruhenden Maßnahmen der neuen Regierung historisch legitimiert erscheinen zu lassen. Den angehenden Medizinern sollte neben einem völkischen Geschichtsbild, das die historischen Leistungen deutscher bzw. »arischer« Ärzte einseitig hervorhob, auch ein neues ärztliches Ethos vermittelt werden.[23] Der Medizinhistoriker Johann Daniel Achelis (1898–1963), seit 1933 Mitglied der NSDAP und Ministerialrat im Preußischen Kultusministerium, schrieb über das Medizinstudium: »Das Politische muß die Berufsausbildung durchdringen und darf nicht nur außerhalb des Hörsaals existieren.«[24] Die Chancen, die sich aus diesen Absichten für ein Fach ergaben, das traditionell um seine Existenz und Anerkennung innerhalb der Fakultät zu kämpfen hatte, wurden auch am Berliner Institut

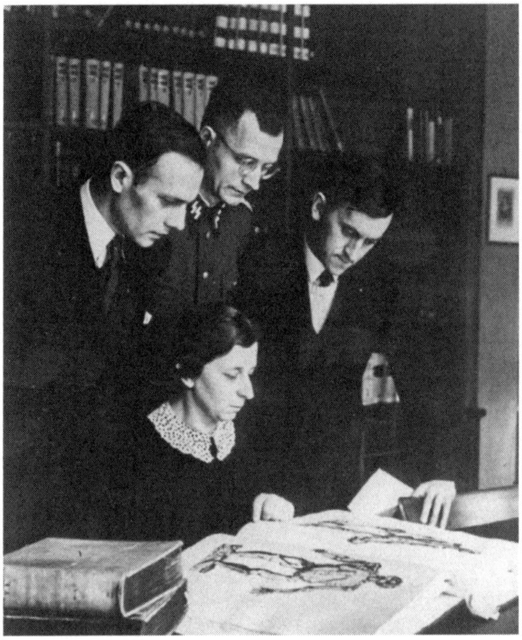

Die Institutsmitarbeiter Alexander Berg, Edith Heischkel, Bernward Josef Gottlieb (in SS-Uniform), Edwin Rosner (v.l.) im Jahr 1943

erkannt. Der Nationalsozialismus, »der wie keine andere Staatsform vor ihm die Freude an der großen Vergangenheit der deutschen Medizin weckte«, habe der Medizingeschichte, so Diepgen, »nicht nur aktuelle Aufgaben gestellt, sondern ihr auch den lange vermißten Rang der Ebenbürtigkeit mit den übrigen Disziplinen der ärztlichen Forschung und Lehre gegeben«.[25] In der Zeitung *Der Angriff*, dem Kampfblatt der Berliner NSDAP, war am 5. Juli 1933 zu lesen: »Das Institut für Geschichte der Medizin und der Naturwissenschaften unter der Leitung von Prof. Diepgen hat als erstes unter den medizinischen Einrichtungen der Berliner Universität eine Handbibliothek über den Nationalsozialismus im Lesezimmer für die Studenten aufgestellt. Die deutsche Medizingeschichte, führend in der Welt, wird sich im nationalsozialistischen Deutschen Reich ganz besonders den Forschungen über deutsches Volkstum widmen, das zum Teil noch ganz unerforschte Reichtümer über deutsche Volksmedizin birgt.«[26]

Wie in diesen Zeilen angedeutet, profitierten Medizingeschichte und Nationalsozialismus nicht nur auf strategisch-hochschulpolitischer Ebene voneinander, sondern teilten auch manches thematische Interessensgebiet, wie hier die Volksmedizin, die in der Tat zu Diepgens Forschungsschwerpunkten am Berliner Institut gehörte.

Obwohl er dem Regime in vielen Bereichen durchaus distanziert gegenüberstand, den Antisemitismus ablehnte und nicht der Partei beitrat, stellte Diepgen sich bereitwillig in den Dienst der »nationalpolitischen Erziehung«, die der Medizingeschichte als Aufgabe zugedacht war.[27] In vielen seiner Publikationen sowie in der schriftlichen Korrespondenz mit einflussreichen Fakultätskollegen wie Max de Crinis und Heinz Zeiss versuchte Diepgen, die Medizingeschichte als politisch nützliches Fach darzustellen. Dabei konnte er wichtige Erfolge verbuchen. 1939 wurde die Geschichte der Medizin in Form einer Pflichtvorlesung in das Curriculum des Medizinstudiums integriert.[28] Auch die Zahl medizinhistorischer Dissertationen und Habilitationen nahm reichsweit zwischen 1933 und 1945 deutlich zu. Gleichzeitig entstanden an mehreren Universitäten neue medizinhistorische Institute – für den an der »Reichsuniversität« Straßburg geplanten Lehrstuhl war Diepgens Schüler Walter Artelt (1906–1976) vorgesehen.[29] In Berlin selbst war es Diepgen dank guter Beziehungen zu Hitlers Begleitarzt Karl Brandt gelungen, dem Institut sowie einem zukünftigen medizinhistorischen Museum großzügige Räumlichkeiten im geplanten Neubau des Universitätsklinikums im Westen der Stadt zu sichern.[30] Diepgens Kontakte zu Brandt sowie darüber hinaus zu Grawitz ließen bestehende Konflikte mit Funktionären der NSDAP, darunter »Reichsärzteführer« Leonardo Conti, denen Diepgen als Katholik und Nicht-Parteimitglied verdächtig war, weniger ins Gewicht fallen. Im Rahmen seiner Bemühungen, den Status der Medizingeschichte im NS-Staat zu erhalten bzw. auszubauen, fand sich Diepgen überdies bereit, zwei SS-Ärzte an seinem Institut zu habilitieren, die von Grawitz den Auftrag erhalten hatten, eine SS-eigene Medizingeschichtsschreibung zu betreiben.[31]

Zwei fachlich ungleich versiertere Mitarbeiter hatte Diepgen hingegen 1933 entlassen müssen: die Assistenten Ludwig Edelstein (1902–1965) und Paul Kraus (1904–1944). Beide gehörten zu jenen Wissenschaftlern, die nach der Machtübernahme der Nationalsozialisten aufgrund ihres jüdischen Glaubens als »Nicht-Arier« klassifiziert und durch das sogenannte »Gesetz zur Wiederherstellung des Berufsbeamtentums« von der Berliner Universität vertrieben wurden. Ein Antrag Diepgens, Kraus unter anderem aufgrund dessen fachlicher Expertise weiterbeschäftigen zu dürfen, lehnte das Preußische Kultusministerium binnen kurzer Frist ab.[32] Kraus verließ Berlin und lebte für einige Jahre in Paris, bevor er 1936 nach Kairo übersiedelte, wo er sich 1944 das Leben nahm. Edelstein emigrierte in die USA und fand 1934 eine Anstellung am Institute of the History of Medicine in Baltimore, das seit 1932 von Henry Ernest Sigerist geleitet wurde.[33]

Ein Jahr später verlor das Berliner Institut im Zuge der Zentralisierungsbestrebungen des neuen Regimes seinen Status als unmittelbar dem Minister unterstelltes Landesinstitut und wurde der Berliner Universität angegliedert.[34] Diepgen versuchte, diesen Statusverlust, der einen Bruch der ihm gemachten Berufungszusagen bedeutete, zu ignorieren, und überging bei Anfragen an den zuständigen Minister Rust oftmals den Universitätskurator. Außer Ermahnungen, den Dienstweg einzuhalten, brachten diese Gesten freilich wenig ein. 1937 gelang es Diepgen immerhin, direkt vom Ministerium die Genehmigung zu erhalten, den bis 1935 am Hygiene-Institut tätigen jüdischen Professor Bruno Heymann (1871–1943) im Institut medizinhistorisch arbeiten zu lassen. Diese Erlaubnis – ohnehin nur unter der Bedingung erteilt, dass Heymann an Diepgens Institut nicht mit Studenten in Berührung kommen dürfe – wurde 1938 widerrufen und Heymann das Betreten des Institutsgebäudes untersagt.[35]

Diepgens Verhalten dem Nationalsozialismus gegenüber war vielschichtig und ambivalent. In der Zusammenschau lässt er sich weder als ein überzeugter Nationalsozialist noch als ein Verfolgter des Regimes einordnen, auch wenn er Letzteres nach dem Krieg mehrfach für sich reklamierte. An

Henry Ernest Sigerist schrieb er 1946 im Hinblick auf sein Verhältnis zum NS-Regime, »es müßten die, welche mich kennen, wissen, daß ich nichts damit zu tun haben wollte, obwohl ich, um das Institut und meine Stellung zu retten, natürlich nach außen die Augen gelegentlich zudrücken musste«.[36] Zweifellos drückte Diepgen zwischen 1933 und 1945 nicht nur ein, sondern beide Augen zu und stellte sich und sein Institut, aus welchen Beweggründen auch immer, ohne Skrupel der legitimatorischen Propaganda des Nationalsozialismus zur Verfügung.

Nachkriegszeit und Niedergang des Instituts 1945–1959

Nach Ende des Krieges, in dem das Institut in der Universitätsstraße erheblich beschädigt aber nicht zerstört worden war, bemühte sich Diepgen, sein akademisches Lebenswerk zu retten und die Lehr- und Forschungsinhalte seines Faches den neuen Gegebenheiten anzupassen. Für den Fall einer Neustrukturierung des Instituts schlug er vor, eine »Abteilung für russisch-slawische Medizin und Naturwissenschaften« zu schaffen. Auch seine Lehrveranstaltungen wollte er thematisch anpassen: »Im kommenden Semester gedenke ich eine Einführung in das Studium der Medizin zu lesen, die der neuen Lage Rechnung trägt, und eine Seminarübung über die wissenschaftliche Leistung bedeutender russischer Mediziner abzuhalten, wenn die Bibliotheksverhältnisse es gestatten sollten.«[37]

Der fast vollständige Verlust der Institutsbibliothek, die in den letzten Kriegsjahren aus Angst vor Zerstörung durch Bomben nach Pommern und Sachsen ausgelagert worden war, machte ein wissenschaftliches Arbeiten in der unmittelbaren Nachkriegszeit nahezu unmöglich. Durch den Verlust von mehr als 50.000 Büchern und Zeitschriftenbänden »ist dem Institut natürlich das Rückgrat gebrochen«, so Diepgen im März 1946.[38] Die Zusammenarbeit mit den russischen Besatzungsbehörden gestaltet sich aus Diepgens Sicht, trotz zwischenzeitlicher Lichtblicke, zunehmend schwieriger. Da er kein Mitglied der NSDAP gewesen war und somit formal als unbelastet galt, bestätigte ihn die Besatzungsmacht zwar im Amt. Doch die Medizingeschichte gehörte in der sowjetischen Besatzungszone und späteren DDR nicht mehr zu den Pflichtfächern im Medizinstudium, was die Position von Fach und Institut deutlich schwächte. Erhebliche finanzielle Kürzungen standen ins Haus. Die Angliederung des Instituts an die Akademie der Wissenschaften, bereits 1930 folgenlos erwogen, kam 1947 mit Diepgens Unterstützung noch einmal auf die Tagesordnung, scheiterte jedoch erneut.[39] Die voranschreitende Spaltung Deutschlands und die zunehmende Isolierung Berlins von den Westzonen taten ihr Übriges. »Solange die Zonengrenze nicht auf ist, können wir nicht frei atmen«, so Diepgens Beschreibung der Lage in Berlin.[40] Ein attraktives Angebot aus der französischen Besatzungszone brachte die Entscheidung: Zum Ende des Sommersemesters 1947 ließ sich Diepgen emeritieren und folgte als »ständiger Gastprofessor« seiner langjährigen Mitarbeiterin Edith Heischkel-Artelt nach Mainz. An der dortigen Universität etablierte er ein neues – nun westdeutsches – Zentrum der Medizingeschichte.

Auch Diepgens Nachfolger im Amt des Institutsdirektors, der Naturwissenschaftshistoriker Alfred Siggel (1884–1959), siedelte 1950 nach Mainz über. Das im sowjetischen Sektor Berlins gelegene Institut erlebte daraufhin ein jahrelanges Interregnum und verwaiste zusehends. Alle Bemühungen, einen fähigen Medizinhistoriker für die Übernahme des renommierten Lehrstuhls zu gewinnen, schlugen fehl. Auch Diepgens Schülern Walter Artelt und Edith Heischkel-Artelt diente der Ruf nach Berlin lediglich als Verhandlungsmasse zur Verbesserung ihrer akademischen Positionen in Frankfurt und Mainz. Am Berliner Institut war das Fach Medizingeschichte »so gut wie nicht mehr existent«.[41] Medizinhistorische Doktorarbeiten wurden in den 1950er-Jahren von Vertretern anderer Fachrichtungen betreut, etwa von den Sozialhygienikern Alfred Beyer (1885–1961) und Kurt Winter (1910–1987) sowie dem Internisten Theodor Brugsch (1878–1963).[42] Immerhin gelang es engagierten Mitarbeitern wie Alfons Kauffeldt und Erich Koch, das Institut überhaupt am Leben zu erhalten. 1956 konnten Teile der Bibliothek, die 1944 nach Pommern ausgelagert worden war, um sie vor Luftangriffen zu bewahren, zurück nach Berlin geholt werden.

Zwischen Mauerbau und »Wende«: Medizingeschichte in der Hauptstadt der DDR

1959 kam es schließlich mit der Berufung des Psychiaters Alexander Mette (1897–1985) zur Wiederbesetzung des Berliner Lehrstuhls für Geschichte der Medizin. Schon aufgrund seines Alters und seiner bisherigen Vita – Mette war bei Amtsantritt 62 Jahre alt und medizinhistorisch bis dato wenig in Erscheinung getreten – lässt sich vermuten, dass es keineswegs allein fachliche Gründe waren, ihn mit der Vertretung des Lehrstuhls zu betrauen. Als Mitglied des Zentralkomitees der SED war Mette gesundheitspolitisch aktiv und hegte den Wunsch nach einer universitären Wirkungsstätte.[43] Tatsächlich initiierte Mette in seiner relativ kurzen Wirkungszeit wichtige Projekte. Nicht nur, dass er das Institut konsolidierte und die Medizingeschichte wieder systematisch in der Lehre etablierte,[44] zusammen mit dem Wissenschaftshistoriker Gerhard Harig (1902–1966) gründete er 1960 auch die Zeitschrift *NTM*, das erste und einzige Fachjournal für Wissenschaftsgeschichte der DDR. Mit Irena Winter (geb. 1923) brachte Mette 1968 das erste Lehrbuch für Geschichte der Medizin heraus, das auf den Grundlagen des marxistischen Historismus basierte.[45] Die marxistische Geschichtsbetrachtung in der Medizingeschichte zur Anwendung zu bringen, war Mettes erklärtes Ziel. In bewusster Abgrenzung zum kulturgeschichtlichen Ansatz seines Vorgängers Diepgen vertrat er die Ansicht, »daß die rein deskriptive Beleuchtung der Ideologien, die das Denken der Wissenschaftler beeinflußten, durch eine klare Darstellung ihrer klassenmäßigen Bedingtheit ersetzt werden muß – daß man nicht bei einer bildmäßig fesselnden Nebeneinanderstellung der kulturellen Erscheinungen stehenbleiben darf, sondern auf den Zusammenhang zwischen Basis und Überbau eingehen muß, wenn das Ergebnis der Untersuchung dem Ernst des Anliegens gerecht werden soll«.[46]

Links:
Dietrich Tutzke

Rechts:
Alexander Mette

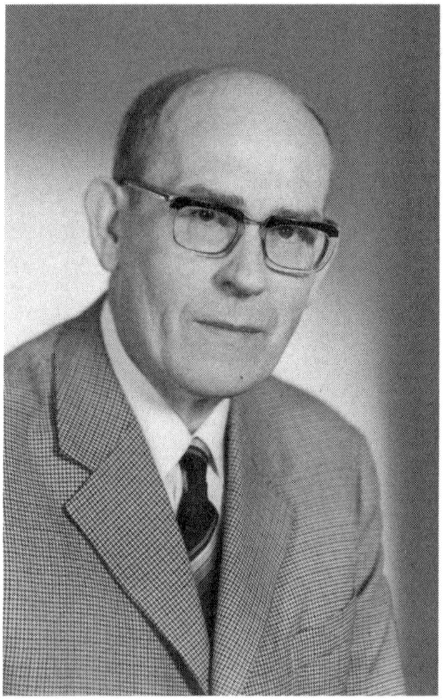

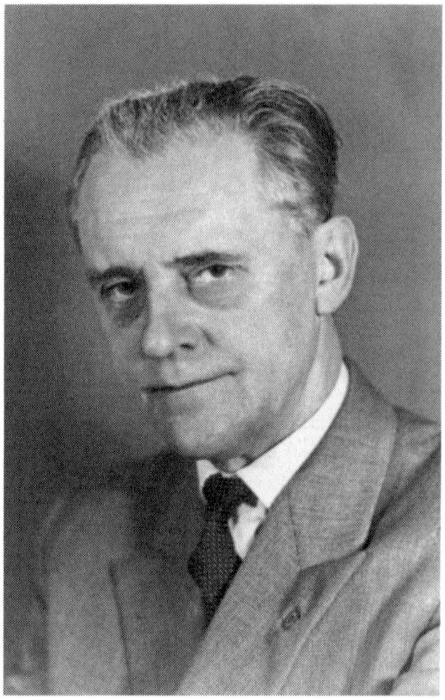

1965 folgte auf Alexander Mette der Sozialhygieniker Dietrich Tutzke (1920–1999) als Institutsdirektor und Professor für Allgemeine Medizingeschichte.[47] Im gleichen Jahr war außerdem ein eigener Lehrstuhl für medizinische Zeitgeschichte eingerichtet worden. Sein Inhaber, Gerhard Misgeld (1913–1991), übernahm im Wechsel mit Tutzke zeitweilig auch die Leitung des Instituts.[48] Tutzke trieb unter anderem die von Mette vorbereitete Gründung einer Gesellschaft für Geschichte der Medizin in der DDR weiter voran; 1969 konnte sich diese als eigenständige Fachgesellschaft konstituieren. Von 1969 bis 1982 gehörte Tutzke dem Vorstand der Gesellschaft als Vorsitzender und zeitweilig auch als stellvertretender Vorsitzender an.

Der Bau der Berliner Mauer 1961 und die damit verbundene Abschottung Ost-Berlins sowie der DDR vom Westen brachten für die Forschungstätigkeit am Institut manche Erschwernisse mit sich. Fachliteratur aus der Bundesrepublik oder anderen westlichen Ländern war kaum zu beschaffen; die dafür nötigen Devisen fehlten. In einem Besprechungsprotokoll der Institutsleitung vom Mai 1966 heißt es: »2 neue Veröffentlichungsreihen auf dem Gebiet der Geschichte der Medizin wären für unser Institut von größter Wichtigkeit: 1. Medizinhistorisches Journal [...], 2. Clio Medica [...]. Ankauf entfällt mangels freier Verrechnungseinheiten. Ein Tausch sollte nach Möglichkeit veranlaßt werden.«[49]

Auch anderen Herausforderungen des sozialistischen Alltags musste begegnet werden, wie aus dem Protokoll einer wenig später stattfindenden Dienstbesprechung hervorgeht: »Bis 15. Juli Benennung eines Betreuerassistenten für den Ernteeinsatz. Aus gesundheitlichen, familiären und sonstigen Gründen lehnen alle Anwesenden die Teilnahme am Ernteeinsatz ab.«[50]

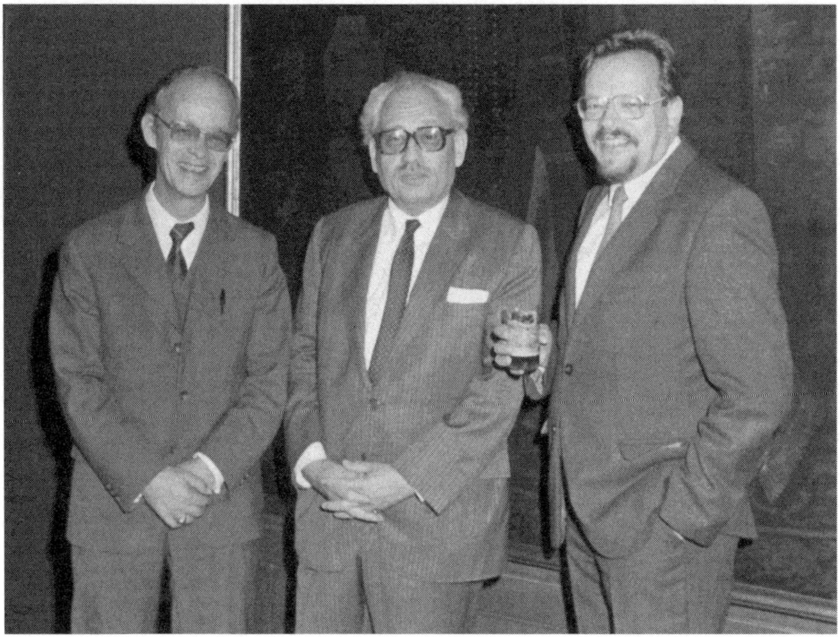

Georg Harig (li.) und Rolf Winau (re.) mit dem ungarischen Medizinhistoriker Emil Schultheisz bei einem Kongress im Jahr 1986

1973 wurde die Abteilung für Geschichte der Naturwissenschaften aus dem Institut herausgelöst, das fortan nur noch als *Institut für Geschichte der Medizin* firmierte. Im gleichen Jahr verlor die Institutsbibliothek ihre Eigenständigkeit und wurde der Zentralen Universitätsbibliothek zugeordnet. Dieser zunächst eher als Formalie wahrgenommene, in seiner potenziellen Tragweite offenkundig unterschätzte Verwaltungsakt hatte über den Untergang der DDR hinaus Bestand und führte letztlich zur Trennung von Institut und Bibliothek.[51] Im Ergebnis stehen die wertvollen, aus der Diepgen-Ära stammenden Bestände dem heutigen Institut nicht mehr zur Verfügung. Im »Jacob-und-Wilhelm-Grimm-Zentrum« der Universitätsbibliothek der Humboldt-Universität führen sie stattdessen im wahrsten Sinne des Wortes ein Schattendasein.

Nach Tutzkes Emeritierung 1985 erwuchs dem Institut kurzzeitig in Gestalt einer vom damaligen Prorektor für Medizin eingerichteten *Abteilung für Traditionspflege der Charité* eine institutionelle Konkurrenz, die das Institut immerhin zwei Mitarbeiterstellen kostete.[52] Gegenüber der 1985 erfolgten Berufung Georg Harigs (1935–1989) zum ordentlichen Professor für Geschichte der Medizin und zum Direktor des Instituts fiel dies jedoch kaum ins Gewicht. Mit Harig, Sohn des bereits erwähnten Physikers und Wissenschaftshistorikers Gerhard Harig, leitete ein versierter und international anerkannter Medizinhistoriker das ehemalige Diepgen-Institut.[53] Auch die Verbindungen zum West-Berliner Institut an der Freien Universität intensivierten sich in den Folgejahren. Angesichts der guten Beziehungen auf personeller Ebene verwundert es nicht, dass beide Einrichtungen bereits im Dezember 1989 eine Kooperationsvereinbarung in den Bereichen Forschung und Lehre abschlossen. Überschattet wurde diese grenzüberschreitende Zusammenarbeit allerdings durch den frühen Tod Georg

Harigs im August 1989 – ein kaum zu ersetzender Verlust für die Medizingeschichte in der DDR sowie für das Institut der Humboldt-Universität, gerade in der sich anbahnenden Phase des politischen Umbruchs.[54]

Das Institut für Geschichte der Medizin an der Freien Universität Berlin

An der 1948 gegründeten Freien Universität in West-Berlin war die Medizingeschichte in den ersten Jahren institutionell nur schwach vertreten. Da weder eine entsprechende Bibliothek noch ein eigenes Gebäude existierte, war an ein Institut zunächst nicht zu denken. Zur Sicherstellung der medizinhistorischen Pflichtvorlesung richtete man Lehraufträge bzw. Gastprofessuren für das Fach ein. Doch ähnlich wie an der Ost-Berliner Humboldt-Universität gelang es auch hier nicht, einen professionelle Fachvertreter in die Stadt zu locken. Dass die Westsektoren gerade erst die sowjetische Blockade überstanden hatten, erhöhte nicht unbedingt die Attraktivität Berlins. So war es mit Heinrich Buess (1911–1984) ein medizinhistorisch interessierter Werksarzt der Firma CIBA aus Basel, der sich im Sommersemester 1949 bewegen ließ, die Gastprofessur für Geschichte der Medizin an der FU wahrzunehmen. Buess erhielt später eine außerordentliche Professur für Medizingeschichte an der Universität Basel. In den 1950er-Jahren zeichneten dann der Dermatologe Georg Alexander Rost (1877–1970), der Medizinhistoriker und Sinologe Franz Hübotter (1881–1967) sowie der Internist Hans Witzgall (1915–2008) für die zweistündige Vorlesung verantwortlich, die üblicherweise im Hörsaal des Krankenhauses Westend stattfand.[55]

Basierend auf der 1960 veröffentlichten Empfehlung des westdeutschen Wissenschaftsrates, an jeder medizinischen Fakultät einen Lehrstuhl für Geschichte der Medizin einzurichten, schuf auch die Freie Universität Berlin ein solches Ordinariat und leitete ein Berufungsverfahren zur Besetzung des Lehrstuhls ein. Es handelte sich demzufolge weniger um eine Gegengründung zum Ost-Berliner Institut, sondern um den Nachvollzug einer hochschulpolitischen Vorgabe. Diese, obgleich nicht verpflichtend, führte in der Bundesrepublik zur beinahe flächendeckenden Integration der Medizingeschichte in die medizinischen Fakultäten. Dies geschah auch an der FU Berlin, wo die Medizinische Fakultät Anfang 1962 eine Berufungsliste beschlossen hatte. Nach Absagen der erstplatzierten Wiener Medizinhistorikerin Erna Lesky sowie des zweitplatzierten Anatomen und Medizinhistorikers Robert Herrlinger erging der Ruf schließlich an den für Medizingeschichte habilitierten Röntgenologen Heinz Goerke (1917–2014).

Goerke hatte während seines Studiums in Berlin sowohl die Medizingeschichte als auch Paul Diepgen kennengelernt und ab 1948 zeitweise am Institut gearbeitet.[56] Nach ärztlicher Tätigkeit an verschiedenen Orten, unter anderem in Schweden, hatte Goerke sich erst Ende der 1950er-Jahre mit professionellem Interesse der Medizinhistorik zugewandt. Aufgrund einer Arbeit über »Die deutsch-schwedischen Beziehungen in der Medizin des achtzehnten Jahrhunderts« war ihm 1960 die Venia legendi für Geschichte der Medizin ver-

Das Gebäude Augustastraße 37 nach Einzug des Instituts

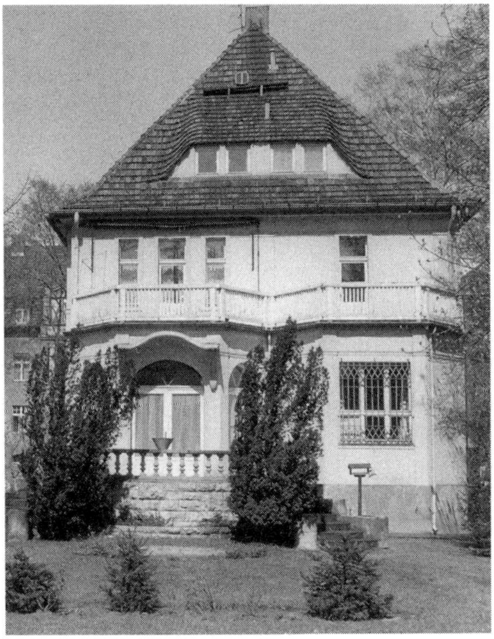

liehen und von der FU der Lehrauftrag für das Fach erteilt worden. Noch vor seiner Berufung gelang ihm 1961 die Reaktivierung der Berliner Gesellschaft für Geschichte der Medizin (siehe den Beitrag von Florian Bruns in diesem Band). Beim Beschreiten der akademischen Laufbahn suchte und fand Goerke die Protektion des hochbetagten Paul Diepgen.[57]

Nach Goerkes Amtsantritt im November 1962 konnte ein Jahr später das Institut für Geschichte der Medizin in einer Villa in der Augustastraße 37 in Berlin-Lichterfelde eingeweiht werden (zum Gebäude siehe den Beitrag von Udo Schagen in diesem Band).

Goerke bemühte sich, das Institut in die Tradition seines Mentors Diepgen zu stellen. Zwar gingen, im Gegensatz zum Ost-Berliner Institut, weder die Räumlichkeiten noch die vorhandenen Bücher auf diesen zurück, doch wurden ersatzweise ein Diepgen-Porträt aufgehängt und eine »Paul Diepgen-Plakette« gegossen – der 85. Geburtstag des Namensgebers bot einen willkommenen Anlass. In einem Würdigungsartikel hob Goerke diese Traditionslinie hervor, wobei auch das HU-Institut indirekt Erwähnung fand: »Für Berlin jedoch blieb die Verpflichtung, das Erreichte und Errungene der Glanzzeit dieser Stadt auf allen Gebieten, so auch in unserem Fach, nicht in Vergessenheit absinken zu lassen, vielmehr aus immer wieder erneuertem Erinnern die Kraft und das Beispiel für die Weiterführung einer würdigen Tradition zu nehmen. [...] Verbinden wir deshalb mit dem Glückwunsch für Paul Diepgen die Versicherung an ihn, daß seine Bestrebungen in dieser Stadt fortgesetzt werden, in den Räumen seines Instituts die Spuren seines Wirkens nicht vergehen werden, die Berliner Gesellschaft für Geschichte der Medizin ihm eng verbunden bleiben wird und ein neu errichtetes Institut den Zielen zustrebt, die von ihm abgesteckt worden sind.«[58]

Die Mittel, die für den Aufbau des Instituts zur Verfügung standen, waren so bemessen, dass drei wissenschaftliche Assistenten, zwei Medizinalassistenten, eine Bibliothekarin, eine Fotoassistentin und eine Sekretärin eingestellt werden konnten.[59] Um die ganze Breite des Faches abdecken zu können, bemühte sich Goerke, auch hier an Diepgen anknüpfend, gezielt um Fachleute aus dem Bereich der »alten« Medizin. Es gelang ihm, den Assyriologen und Keilschrift-Experten Franz Köcher (1917–2002) und den Philologen Konrad Schubring (1911–1966) zu gewinnen. Beide waren bis 1961 an der Ost-Berliner Akademie der Wissenschaften tätig gewesen, konnten jedoch infolge des Mauerbaus ihren Arbeitsplatz von ihren West-Berliner Wohnorten aus nicht mehr erreichen. Die Abteilung für »Alte Medizin« wurde 1966 durch den Arabisten Peter Bachmann ergänzt. Schubring und Goerke gründeten als eigene Schriftenreihe des Instituts die *Ars medica. Texte und Untersuchungen zur Quellenkunde der alten Medizin*. Für den verstorbenen Schubring trat 1967 Gerhard Baader (geb. 1928) in das Institut ein. Die Geschichte der Zahnmedizin vertrat am Institut seit 1964 Walter Hoffmann-Axthelm (siehe den Beitrag von Johanna Bleker in diesem Band), die allgemeine Medizingeschichte Otto Winkelmann (1931–2014). Eine enge und dauerhafte Verbindung bestand außerdem zum Leiter der Abteilung Medizin am Osteuropa-Institut der FU, Heinz E. Müller-Dietz (1923–1998).

Ein Desiderat sowohl in der Forschung als auch in der Lehre blieb die Beschäftigung mit den verstörenden Ereignissen der jüngeren deutschen Geschichte. Es waren protestierende FU-Studenten, die 1967/68 auf diese Lücke aufmerksam machten. Medizinhistorisch ebenso interessiert wie informiert forderten sie im Vorlesungsverzeichnis der sogenannten »Kritischen Universität« eine Auseinandersetzung mit der unmenschlichen Medizin im Nationalsozialismus. Zentrale Themen wie »Arzt und Gesellschaft«, »Euthanasie« oder »Forschung am Menschen« kämen im Unterricht nicht vor. »Mit Nachdruck werden wir für eine Aufnahme dieser Probleme in die Vorlesung: ›Geschichte der Medizin‹ eintreten. Wesentlich wichtiger z. B. als eine Darstellung der Entwicklung des Berliner Krankenhauswesens scheint uns eine eingehende Behandlung der von der Gesellschaft oft widerspruchslos geduldeten Vornahme von Menschenversuchen.«[60]

Zweifellos einen Höhepunkt der frühen Institutsgeschichte stellte die Ausrichtung des XX. Internationalen Kongresses für Geschichte der Medizin im August 1966 dar, an dem über 400 Medizinhistoriker aus 35 Staaten teilnahmen.[61] Die sechstägige Veranstaltung mit 168 wissenschaftlichen Vorträgen stand unter der Schirmherrschaft des Regierenden Bürgermeisters Willy Brandt und wurde, wie auch andere Tagungen in jener Zeit, vom West-Berliner Senat und der Bundesregierung unterstützt, um auf die Teilung der Stadt und die Leistungs- und Lebensfähigkeit West-Berlins aufmerksam zu machen. Den angemeldeten Wissenschaftlern aus der DDR versagte das SED-Regime kurzfristig die Genehmigung zur Teilnahme. Die Förderung durch den Senat sowie Spenden der pharmazeutischen und medizintechnischen Industrie ermöglichten ein repräsentatives Rahmenprogramm, das sich von der Kongresshalle im Tiergarten über das Schloss Charlottenburg bis zum Henry-Ford-Bau der Freien Universität erstreckte. Goerke konnte sich auch hier als Vollender des kurz zuvor verstorbenen Diepgen fühlen, dem die für 1940 geplante Ausrichtung

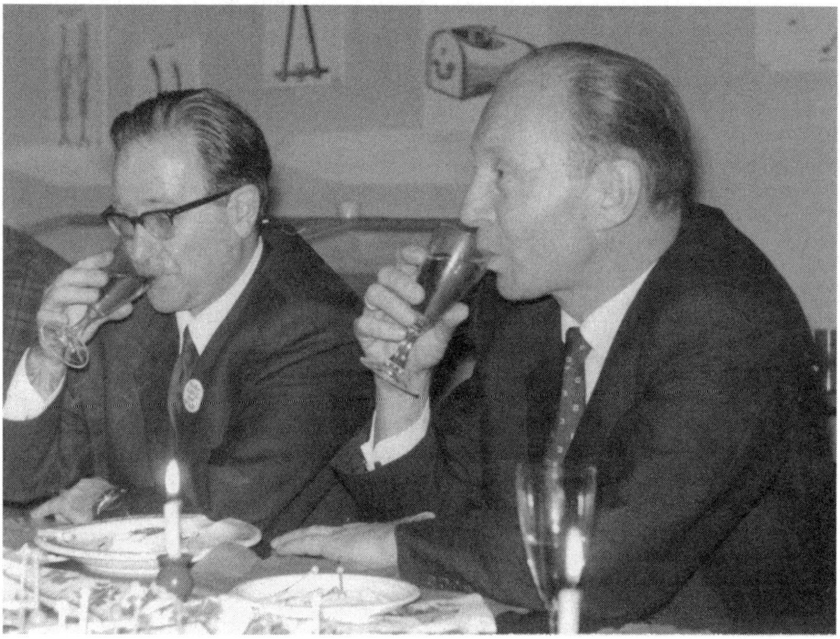

Gerhard Baader (li., mit Anstecker *Make Love not War*) und Heinz Goerke (1967)

des XII. Kongresses in Berlin durch den Krieg versagt geblieben war. Zugleich erhöhte der erstmals in Deutschland stattfindende Kongress die Wahrnehmung sowohl des Faches als auch des Instituts – nicht nur in Berlin.[62]

Goerkes offenkundiges Organisationstalent war auch ein Grund, weshalb ihn die Medizinische Fakultät der FU ein halbes Jahr später, im Januar 1967, zum Ärztlichen Direktor des im Bau befindlichen Klinikums Steglitz wählte. Für die Koordinierung der Institutsaufgaben blieb daneben jedoch nur wenig Zeit. Noch bevor in Steglitz im März 1969 die ersten Patienten aufgenommen werden konnten, hatte Goerke zudem einen Ruf nach München erhalten. Er verließ Berlin nach längeren Verhandlungen Ende 1969.

Nach zweijähriger Vakanz folgte ihm der Medizinhistoriker Richard Toellner (geb. 1930) im Amt des Institutsdirektors und Lehrstuhlinhabers.[63] Seine kurze Wirkungszeit in Berlin war geprägt von den Nach- und Folgewirkungen der Universitätsreform und Neustrukturierung der Medizinischen Fakultät in sieben selbstständige Fachbereiche. Im Wintersemester 1970/71 hatte das Institut in Gestalt von Gerhard Baader erstmals den im Zuge der neuen Approbationsordnung für Ärzte geschaffenen Kursus der Medizinischen Terminologie angeboten. Dieser Kurs sollte fortan für die nächsten 40 Jahre zu den Unterrichtsaufgaben des Instituts gehören und dazu beitragen, dessen Existenz zu sichern. Unter Toellner wurde das Gebäude in der Augustastraße erweitert und modernisiert. Seit der Institutsgründung, also binnen zehn Jahren, war die Bibliothek von gerade einmal 500 Büchern auf 28.000 Bände angewachsen. Überdies konnte eine neue Professur für Pharmaziegeschichte geschaffen und 1973 mit Guido Jüttner (geb. 1939) besetzt werden. Das Institut verfügte nun über vier Professuren und eine Akademische Ratsstelle. 1974 folgte Richard Toellner

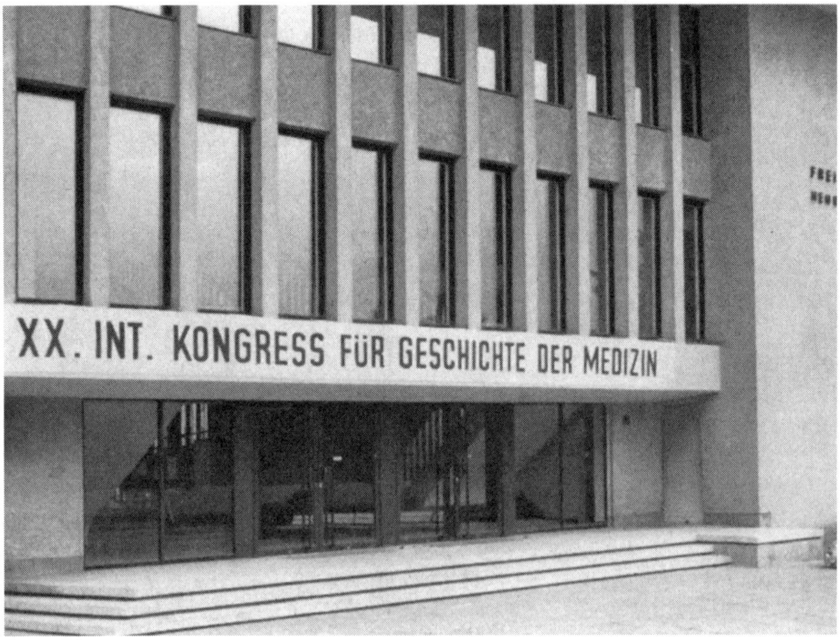

Internationaler Kongress für Geschichte der Medizin 1966 in Berlin: Die wissenschaftlichen Sitzungen fanden im Henry-Ford-Bau der Freien Universität statt

einem Ruf auf das frei gewordene Ordinariat seines Lehrers Karl Eduard Rothschuh an der Universität Münster.

Im Oktober 1976 übernahm Rolf Winau (1937–2006) die Leitung des Instituts. Mit ihm war ein Schüler Edith Heischkel-Artelts – und somit ein akademischer »Enkel« Diepgens – auf den Lehrstuhl für Geschichte der Medizin berufen worden. Winau hatte Geschichte, Germanistik, Philosophie und schließlich noch Medizin studiert. 1963 hatte er seine wissenschaftliche Karriere als Medizinhistoriker an der Universität Mainz begonnen, wo er sich 1972 habilitierte. Zu seinen Arbeitsgebieten gehörte neben der Geschichte der Berliner Medizin auch die Entstehung von Biologismus und Sozialdarwinismus.[64] Gemeinsam mit Gerhard Baader machte Winau die Erforschung der Medizin im Nationalsozialismus zu einem neuen Forschungsschwerpunkt des Instituts.[65] Im Gefolge des West-Berliner Gesundheitstages 1980, der unter dem Motto »Tabuisierte Vergangenheit – ungebrochene Tradition?« Ärzteschaft und Öffentlichkeit mit Ursprüngen und Auswirkungen nationalsozialistischer Medizin konfrontierte, wurde ein Jahr später das erste medizinhistorische Symposion zur Medizin im Nationalsozialismus veranstaltet – mit bundesweiter Beteiligung. Etwa zur gleichen Zeit hatten auch das Ost-Berliner und das Leipziger Institut begonnen, sich mit diesem Thema zu befassen, wobei die Akzentuierungen und Begrifflichkeiten (z. B. »Faschismus« statt »National*sozialismus*«) dort etwas anders waren. Dennoch kam es auf diesem Gebiet zu ersten vorsichtigen Ost-West-Kooperationen, die sich nicht auf den Berliner Raum beschränkten.

Rolf Winau zählte mit Gerhard Baader, Fridolf Kudlien, Werner-Friedrich Kümmel, Gunter Mann und Eduard Seidler zu der anfangs recht kleinen Gruppe von Medizinhistorikern, die das Thema Medizin und Nationalsozialis-

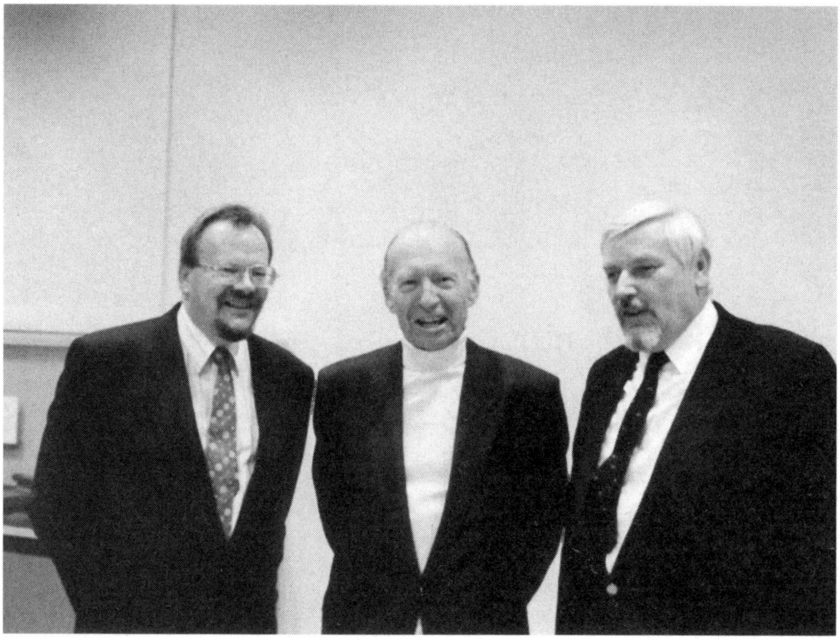

Rolf Winau und seine Vorgänger Heinz Goerke und Richard Toellner (v.l.)

mus zu einem Anliegen der universitären Medizingeschichte machten und die Forschung hierzu in die Ärzteschaft hineintrugen.[66] Winau hinderte dies nicht, seinerseits wohlwollend an den Berliner Übervater der Medizingeschichte, Paul Diepgen, zu erinnern und anzuknüpfen, beginnend mit einer Veranstaltung zu dessen 100. Geburtstag im Jahr 1978.[67] Kurz darauf reaktivierte Winau zusammen mit Heinz Müller-Dietz (und anfangs auch mit Edith Heischkel-Artelt) die 1942 kriegsbedingt unterbrochene Buchreihe *Abhandlungen zur Geschichte der Medizin und der Naturwissenschaften*, seinerzeit federführend von Diepgen und seinen Mitarbeitern herausgegeben. Winau war dabei erkennbar um Kontinuitätswahrung bemüht (siehe hierzu den Beitrag von Sabine Selle und Florian Bruns in diesem Band). Er knüpfte darüber hinaus Kontakte zu Diepgens Enkel Eberhard Diepgen, der seit 1984 Regierender Bürgermeister von Berlin war. Die Auseinandersetzung mit Paul Diepgens Verhalten während der Zeit des Nationalsozialismus überließ Winau den Forschern des HU-Instituts.[68]

Unter Winaus Ägide zog das Institut Ende der 1980er-Jahre in ein größeres Gebäude mit eigenem Anbau für die Bibliothek. Dort, in der Klingsorstraße 119 in Lichterfelde, wurde 1986 auch die mit eigenem Etat und Personal versehene *Forschungsstelle Zeitgeschichte* unter Leitung von Udo Schagen (geb. 1939) etabliert.[69] Im Wintersemester 1988/89 gehörte das Institut zu jenen Einrichtungen, an denen der Berliner Reformstudiengang erdacht wurde, nachdem Studenten zuvor auf breiter Front gegen die Praxisferne des Medizinstudiums protestiert hatten.

Die hier nur angerissene Vielfalt der Aktivitäten und die erfolgreiche Koordination der zahlreichen Mitarbeiter, unter denen sich nicht wenige »widerständige Individualisten« befanden, trugen zum Ruf des »Winauschen Insti-

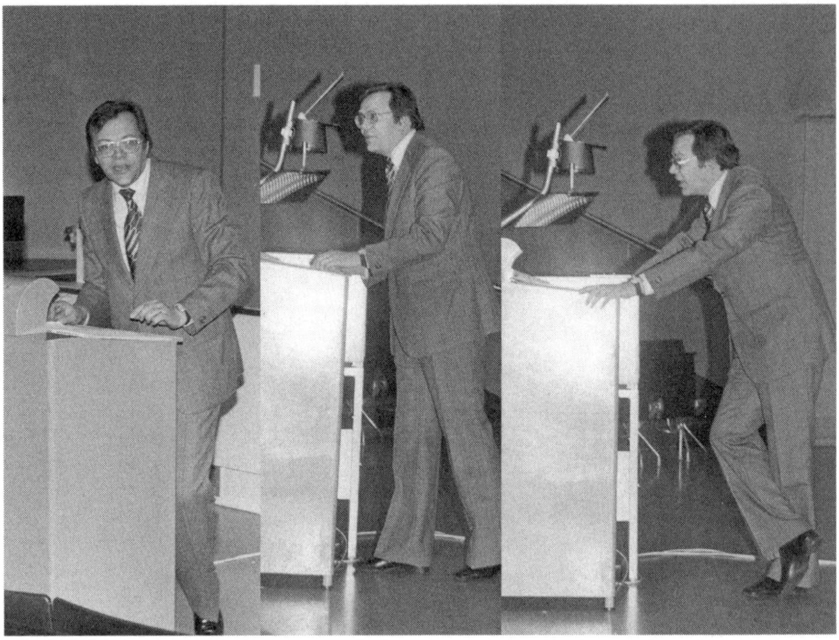

Rolf Winau bei seiner Antrittsvorlesung am 2. Juni 1977 im Hörsaal des Klinikums Benjamin Franklin

tuts« bei, von dem »stets mit einigem Respekt und gelegentlich auch mit etwas Neid« gesprochen wurde, wie es Johanna Bleker bei der akademischen Verabschiedung Rolf Winaus im Jahr 2006 formulierte.[70]

Zum Umfeld des Instituts gehörten stets auch Medizinhistoriker, die hauptberuflich dem Arztberuf oder anderen Tätigkeiten nachgingen. An erster Stelle wäre hier Manfred Stürzbecher (geb. 1928) zu nennen, der eine Vielzahl von Publikationen zur Geschichte der Medizin in Berlin vorgelegt und in seiner Produktivität manchen hauptamtlichen Fachkollegen übertroffen hat. Neben seinen Verpflichtungen als Amtsarzt und Leiter des Steglitzer Gesundheitsamtes fand Stürzbecher Zeit für medizinhistorische Recherchen sowie für die Teilnahme an Kolloquien des Instituts und der Berliner Gesellschaft für Geschichte der Medizin. Jeder, der sich für die Geschichte der Medizin in Berlin interessiert, wird früher oder später auf Arbeiten Manfred Stürzbechers stoßen.[71]

Die Medizingeschichte im wiedervereinigten Berlin

Der Versuch einer politischen »Wende« in der DDR, der nachfolgende Untergang dieses Staates und die Wiedervereinigung Deutschlands wirkten sich langfristig auch auf die medizinhistorischen Institute im Ost- und Westteil Berlins aus. In den 1990er-Jahren erschien die Existenz zweier getrennter Universitätskliniken in der nicht länger geteilten und zudem hochverschuldeten Stadt zunehmend begründungsbedürftig. Mit der eingangs erwähnten Fusion der medizinischen Fakultäten von Freier Universität und Humboldt-Universität zwischen 1997 und 2003 war auch das Bestehen zweier Institute für Geschichte

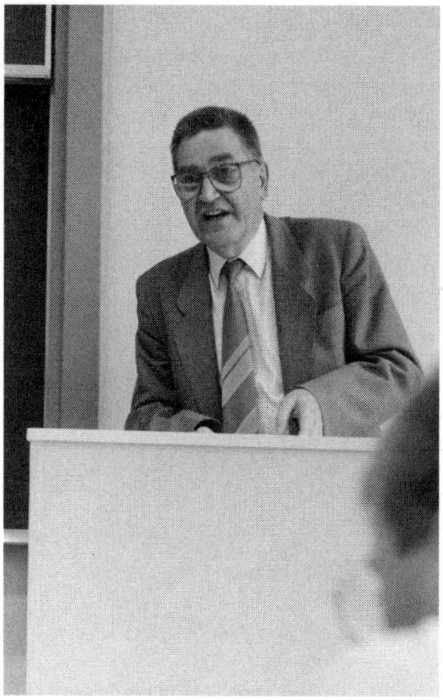 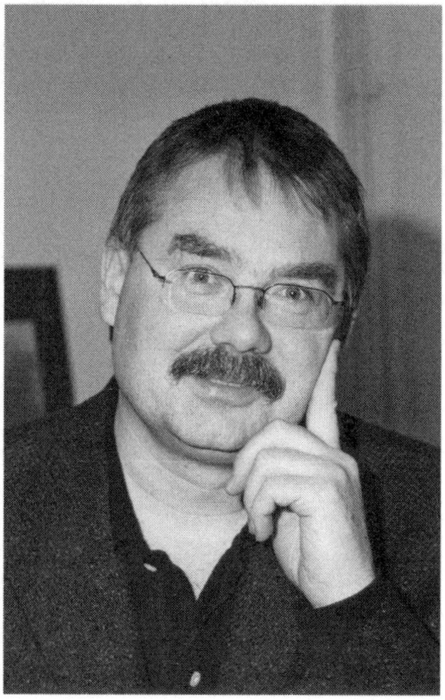

Links: Peter Schneck, Direktor des HU-Instituts 1990–2002

Rechts: Volker Hess, Direktor des fusionierten Instituts seit 2004

der Medizin kaum noch zu rechtfertigen. Immerhin entstand 1998 mit dem Berliner Medizinhistorischen Museum der Charité eine weitere Institution der Medizingeschichte in Berlin, die es in dieser Form vorher nicht gegeben hatte. Unter Leitung von Thomas Schnalke (geb. 1958) beherbergt das Museum nicht nur Dauer- und Sonderausstellungen zur Geschichte der Medizin, sondern ist auch ein Ort, an dem Forschung und Lehre betrieben wird (siehe den Beitrag von Thomas Schnalke in diesem Band).

An den beiden Instituten standen unterdessen strukturelle und personelle Veränderungen an. Peter Schneck (geb. 1936), der 1990 die Leitung des HU-Instituts als Nachfolger des verstorbenen Georg Harig übernommen hatte, wurde 2002 in den Ruhestand versetzt. Sein Institut hatte einschneidende Personalkürzungen hinnehmen müssen, sodass es am Ende nur durch größten persönlichen Einsatz der wenigen verbliebenen Mitarbeiter überhaupt noch handlungsfähig war. Etwas weniger dramatisch war die Situation am FU-Institut, doch auch hier kam es zu erheblichen Stellenstreichungen. Rolf Winau hatte 2001 das Direktorat an Johanna Bleker (geb. 1940) übergeben, um sich der Leitung des neu gegründeten Charité-Centrums für Human- und Gesundheitswissenschaften zu widmen, unter dessen Dach Fächer wie Allgemeinmedizin, Medizinische Psychologie und Soziologie, Arbeits- und Sozialmedizin sowie Geschichte der Medizin zusammengefasst worden waren. Winau starb kurz nach seiner Emeritierung im Jahr 2006; der Lehrstuhl wurde nicht wiederbesetzt. Johanna Bleker, die seit 1978 eine Professur für Medizingeschichte mit besonderer Berücksichtigung der Zahnheilkunde innehatte, übergab die Institutsleitung 2004 an den heutigen Direktor Volker Hess (geb. 1962), der zunächst die Nachfolge Schnecks übernommen hatte.

Nimmt man noch die Interimslösungen bei der räumlichen Unterbringung hinzu (siehe den Beitrag von Udo Schagen in diesem Band), so wird ersichtlich, dass von einer planvollen Zusammenführung beider Institute nicht die Rede sein kann. Das heutige Institut schätzt sich glücklich, mit dem 2013 vollzogenen Umzug in die Dahlemer Thielallee ein neues Domizil zu besitzen, in dem Mitarbeiter und Bibliothek unter einem Dach vereint sind und das hoffentlich Bestand haben wird. Mit Blick auf die bewegte Institutsgeschichte scheint diesbezüglich jedoch eine gewisse Demut angebracht zu sein. Nur die Veränderung ist von Dauer, und die alten Fragen und Probleme sind stets auch die neuen – dies gilt auch für die Medizingeschichte und ihre Institutionen.

Anmerkungen

1 Vgl. Heinz Goerke, Über die Entwicklung von Lehre und Forschung auf dem Gebiet der Medizingeschichte in Berlin, in: Berliner Medizin 14 (1963), S. 605–610, 609. Mit deutlich kritischeren Akzenten dagegen Dietrich Tutzke, 50 Jahre Berliner Institut für Geschichte der Medizin, in: ders. (Hg.), Tradition und Fortschritt in der medizin-historischen Arbeit des Berliner Instituts für Geschichte der Medizin. Materialien des wissenschaftlichen Festkolloquiums anläßlich des 50. Jahrestages der Gründung des Instituts am 1. April 1980, Berlin 1980, S. 1–21.

2 Eine Gesamtdarstellung fehlt bislang, siehe aber Alexander Mette, Das Institut der [sic] Geschichte der Medizin und der Naturwissenschaften der Humboldt-Universität Berlin, seine Entstehung und seine Aufgaben, in: Zeitschrift für ärztliche Fortbildung 54 (1960), S. 560–566; Heinz Goerke, Entwicklung (wie Anm. 1); Otto Winkelmann, Das Institut für Geschichte der Medizin der Freien Universität Berlin, in: Forschung, Praxis, Fortbildung 17 (1966), S. 466–469; Gabriele Bruchelt, Gründung und Aufbau des Berliner Institutes für Geschichte der Medizin und der Naturwissenschaften – eine archivalische Studie, Diss. med. Berlin (HU) 1978; Tutzke, Tradition (wie Anm. 1); Peter Schneck (Hg.), 70 Jahre Berliner Institut für Geschichte der Medizin und der Naturwissenschaften (1930–2000). Kolloquien anläßlich der 70. Wiederkehr des Gründungstages des heutigen Instituts für Geschichte der Medizin der Humboldt-Universität zu Berlin (Charité), Aachen 2001.

3 Vgl. Inge Klemperer, Der medizinhistorische Unterricht an der Berliner Universität von 1810 bis 1900, Diss. med. Göttingen 1965, S. 7. Siehe auch Peter Schneck, Tradition und Fortschritt in der medizinhistorischen Lehre, in: Tutzke (wie Anm. 1), S. 21–34 sowie Hans-Uwe Lammel, Lehre und Forschung in der Medizingeschichte, in: Peter Schneck/Hans-Uwe Lammel (Hg.), Die Medizin an der Berliner Universität und an der Charité zwischen 1810 und 1850, Husum 1995, S. 79–89.

4 Werner Friedrich Kümmel, »Dem Arzt nötig oder nützlich«? Legitimierungsstrategien der Medizingeschichte im 19. Jahrhundert, in: Andreas Frewer/Volker Roelcke (Hg.), Die Institutionalisierung der Medizinhistoriographie. Entwicklungslinien vom 19. ins 20. Jahrhundert, Stuttgart 2001, S. 75–89, 79.

5 Zitiert nach Otto Braus, Akademische Erinnerungen eines alten Arztes an Berlins klinische Größen, Leipzig 1901, S. 75. Zu Schönleins Rolle bei der Lehrstuhlbesetzung siehe auch Gernot Rath, Johann Lucas Schönlein und der Berliner Lehrstuhl für Geschichte der Medizin, in: Medizinhistorisches Journal 1 (1966), S. 217–223.

6 Vgl. Klemperer, Unterricht (wie Anm. 3), S. 63 sowie Hans-Heinz Eulner, Der Medizinhistoriker, in: Medizinhistorisches Journal 3 (1968), S. 1–17, 3.

7 Vgl. Vossische Zeitung vom 22.7.1894, siehe auch Klemperer, Unterricht (wie Anm. 3), S. 91f.

8 Vgl. Richard Koch, Die Geschichte der Medizin im Universitätsunterricht, in: Sudhoffs Archiv 20 (1928), S. 1–16, 4; Paul Diepgen, Mein Weg zur Medizingeschichte, in: Hippokrates 32 (1961), S. 807–812, 809.

9 Siehe Ortrun Riha, Die Puschmann-Stiftung und die Diskussion zur Errichtung eines Ordinariats für Geschichte der Medizin an der Universität Leipzig, in: Frewer/Roelcke, Institutionalisierung (wie Anm. 4), S. 127–141, sowie Yvonne Steif, Die Entstehung der DGGMN aus den *Versammlungen deutscher Naturforscher und Ärzte:* Zur Institutionalisierung einer wissenschaftlichen Disziplin, in: ebd., S. 143–161.

10 Vgl. Guido Müller, Weltpolitische Bildung und akademische Reform. Carl Heinrich Beckers Wissenschafts- und Hochschulpolitik 1908–1930, Köln [u. a.] 1991, S. 379–394.

11 Zur zeitgenössisch empfundenen Krise der Medizin und der Funktion der Medizingeschichte in diesem Zusammenhang siehe zuletzt Karin Geiger, »Krise« – zwischen Schlüsselbegriff und Schlagwort. Zum Diskurs über eine »Krise der Medizin« in der Weimarer Republik, in: Medizinhistorisches Journal 45 (2010), S. 368–410.

12 Schreiben Sudhoffs an Becker, 28.5.1925, zitiert nach Bruchelt, Gründung (wie Anm. 2), S. 12.

13 Eulner, Medizinhistoriker (wie Anm. 6), S. 9.

14 Vgl. Bundesarchiv (BArch) Berlin, R 4901/1472, Bl. 16 und passim sowie die Schriftwechsel in ebd., R/4901/1470. Die Philosophische Fakultät hatte bereits 1919 den pensionierten Gymnasiallehrer für alte Sprachen Max Wellmann (1863–1933) zum ordentlichen Honorarprofessor für Geschichte der antiken Medizin und Naturwissenschaft ernannt.

15 Bei Bruchelt fälschlich 1929. Vgl. dies., Gründung (wie Anm. 2), S. 12.

16 Anmeldung für den Staatshaushalt 1929, gerichtet an den Herrn Preußischen Finanzminister, 21.8.1928, BArch Berlin, R 4901/1473, Bl. 63–65.

17 Vgl. Bruchelt, Gründung (wie Anm. 2), S. 13–15. Der Kommission gehörten die Professoren Bier, Bonhoeffer, Lubarsch, Trendelenburg und Friedrich an.

18 Paul Diepgen, Arnald von Villanova als Politiker und Laientheologe, Berlin/Leipzig 1909. Die biografischen Angaben hier und im Folgenden nach Diepgen, Weg (wie Anm. 8). Siehe übergreifend auch Thomas Jaehn, Der Medizinhistoriker Paul Diepgen (1878–1966). Eine Untersuchung zu methodologischen, historiographischen und zeitgeschichtlichen Problemen und Einflüssen im Werk Paul Diepgens unter besonderer Berücksichtigung seiner persönlichen Rolle in Lehre, Wissenschaftspolitik und Wissenschaftsorganisation während des Dritten Reiches, Diss. med. Berlin (HU) 1991.

19 1938 wurde das Extraordinariat in ein planmäßiges Ordinariat umgewandelt. Vgl. Bruchelt, Gründung (wie Anm. 2), S. 36.

20 Diepgen an Kultusminister, 23.11.1931, BArch Berlin, R/4901/1470, Bl. 206.

21 Ausführliche Beschreibungen liefern Paul Diepgen, Die Aufgaben und Ziele des Instituts, in: Klinische Wochenschrift 10 (1931), S. 269–271; ders., Das Berliner Institut für Geschichte der Medizin und der Naturwissenschaften, in: Lychnos 1 (1936), S. 230–234; Walter Artelt, Das Institut für Geschichte der Medizin und der Naturwissenschaften in Berlin, in: Mitteilungen zur Geschichte der Medizin, der Naturwissenschaften und der Technik 36 (1937), S. 281–284 sowie Guido Geyer, Die Entstehung der Bibliothek des Instituts für Geschichte der Medizin und der Naturwissenschaften in Berlin, Berlin 1940. Zur Bibliothek siehe auch den Beitrag von Melanie Scholz in diesem Band.

22 Vgl. Wilfried Witte, Die medizinhistorische Instrumentensammlung im Kaiserin-Friedrich-Haus in Berlin (1907–1945), in: Zeitschrift für ärztliche Fortbildung 86 (1992), S. 571–583, 577.

23 Vgl. Ernst Krieck, Das rassisch-völkische Geschichtsbild, in: Volk im Werden 2 (1934), S. 287–297; Joachim Mrugowsky, Das ärztliche Ethos. Christoph Wilhelm Hufelands Vermächtnis einer fünfzigjährigen Erfahrung, München/Berlin 1939; Bernward Josef Gottlieb/Alexander Berg, Das Antlitz des germanischen Arztes in vier Jahrhunderten, Berlin 1942; Ernst Robert Grawitz (Hg.), Hippokrates. Gedanken ärztlicher Ethik aus dem Corpus Hippocraticum. Ewiges Arzttum, Bd. 1 (bearbeitet von SS-Obersturmführer Dr. med. Bernward Josef Gottlieb), Prag 1942. Generell zur Funktion von Medizingeschichte und Medizinethik im Nationalsozialismus siehe Florian Bruns, Medizinethik im Nationalsozialismus. Entwicklungen und Protagonisten in Berlin (1939–1945), Stuttgart 2009.

24 Johann Daniel Achelis, Zur medizinischen Ausbildung, in: Volk im Werden 3 (1935), S. 409–421, hier 421.

25 Paul Diepgen, Die Geschichte der Medizin in Deutschland, in: Forschungen und Fortschritte 16 (1940), S. 365–370.

26 Der Angriff, Nr. 155, 2. Beilage, vom 5.7.1933. Den Hinweis auf diesen Artikel verdanke ich Susanne Doetz und Christoph Kopke.

27 Werner Friedrich Kümmel, Geschichte, Staat und Ethik: Deutsche Medizinhistoriker 1933–1945 im Dienste »nationalpolitischer Erziehung«, in: Andreas Frewer/Josef N. Neumann (Hg.), Medizingeschichte und Medizinethik. Kontroversen und Begründungsansätze 1900–1950, Frankfurt/New York 2001, S. 167–203.

28 Die militärärztliche Akademie in Berlin hatte bereits 1935 den Besuch der Vorlesung zur Geschichte der Medizin, die von Diepgens Schüler Walter Artelt gehalten wurde, zur Pflicht gemacht. Vgl. Bruchelt, Gründung (wie Anm. 2), S. 52.

29 Die Berufung Artelts wurde von »Reichsarzt SS« Ernst Robert Grawitz unterstützt. Vgl. das empfehlende Schreiben von Grawitz an de Crinis, 19.10.1940, BArch Berlin, VBS 307, 8200000050 (früher: BDC, WI, Walter Artelt). Zu einer Besetzung des Lehrstuhls kam es während des Krieges nicht mehr. Zur Zahl der Dissertationen und Habilitationen sowie den Institutsneugründungen siehe Wolfgang Gudehus, Medizingeschichtliche Dissertationen im Deutschen Reich von 1933–1945, Diss. med. Hannover 1993, S. 12 sowie Kümmel, Geschichte (wie Anm. 27), S. 171f.

30 Vgl. Ilona Marz, Zu Geschichte und den Beständen der am Institut betreuten Sammlungen, in: Schneck, 70 Jahre (wie Anm. 2), S. 26–34, 27f.

31 Vgl. Florian Bruns/Andreas Frewer, Fachgeschichte als Politikum: Medizinhistoriker in Berlin und Graz in Diensten des NS-Staates, in: Medizin, Gesellschaft und Geschichte. Jahrbuch des Instituts für Geschichte der Medizin der Robert Bosch Stiftung 24 (2005), S. 151–180 sowie Bruns, Medizinethik (wie Anm. 23), S. 62–75. Vermutlich wäre mit Bernward Josef Gottlieb einer der beiden SS-Medizinhistoriker Diepgens Nachfolger in Berlin geworden. Das Kriegsende machte diese Planungen von SS und Partei 1945 zunichte. Vgl. ebd.

32 Vgl. Korrespondenz Diepgens mit dem Ministerium vom 4.4. und 24.4.1933, BArch Berlin, R 4901/1472, Bl. 220, 223. Ob Diepgen sich in gleicher Weise für Edelstein einsetzte, geht aus den Akten nicht hervor. Im Falle von Kraus hoffte Diepgen möglicherweise auf eine Ausnahmegenehmigung, da dieser die tschechische Staatsangehörigkeit besaß.

33 Siehe Gotthard Strohmaier, Paul Kraus und die Erforschung des Ǧābirkorpus, in: Tutzke, Tradition (wie Anm. 1), S. 74–79; Rémi Brague (Hg.), Paul Kraus. Alchemie, Ketzerei, Apokryphen im frühen Islam. Gesammelte Aufsätze, Hildesheim [u. a.] 1994 sowie Thomas Rütten, Ludwig Edelstein at the Crossroads of 1933. On the Inseparability of Life, Work, and Their Reverberations, in: Early Science and Medicine 11 (2006), S. 50–99.

34 Vgl. BArch Berlin, R 4901/1473, Bl. 209. Siehe auch, mit anderen Belegstellen, Bruchelt, Gründung (wie Anm. 2), S. 35.

35 Vgl. BArch Berlin, R/4901/1470, Bl. 273–276.

36 Diepgen an Sigerist, 28.8.1946, Universitätsarchiv der Humboldt-Universität (UAHU), Institut für Geschichte der Medizin (IfGdM), 39004/7, Bl. 475. Zu Diepgens Selbstbild nach dem Krieg siehe auch Rainer Nabielek, Anmerkungen zu Paul Diepgens Selbsteinschätzung seiner Tätigkeit an der Berliner Universität während des NS-Regimes, in: Zeitschrift für die gesamte Hygiene 31 (1985), S. 309–314.

37 Memorandum Diepgens vom 25.6.1945, UAHU, IfGdM, 39004/5, Bl. 17–19, 18. Zur Neustrukturierung des Instituts vgl. ebd., Bl. 94–98, 97.

38 Diepgen an Rudolph Zaunick, 5.3.1946, ebd., 39004/5, Bl. 507. Seine Privatbibliothek hatte Diepgen hingegen zum großen Teil retten können.

39 Vgl. u. a. Diepgen an Walter von Brunn (Leipzig), 25.1.1947, ebd., 39004/6, Bl. 183 sowie Siggel an den Präsidenten der Deutschen Akademie der Wissenschaften, 25.10.1948, ebd., 39004/9, Bl. 9.

40 Diepgen an Paul Rostock, 23.8.1946, ebd., Nr. 39004/7, Bl. 416.

41 Peter Schneck, Sozialgeschichte der Medizin im Spiegel der Berliner Humboldt-Universität 1946 bis 1990, in: Wolfgang Girnus/Klaus Meier (Hg.), Die Humboldt-Universität Unter den Linden 1945 bis 1990. Zeitzeugen – Einblicke – Analysen, Leipzig 2010, S. 381–394, 384.

42 Vgl. die Auflistung in Nachrichtenblatt der Deutschen Gesellschaft für Geschichte der Medizin, Naturwissenschaft und Technik (DGGMNT) Nr. 13 (Mai 1959), S. 10–12. Bei Brugsch promovierte 1959 auch der spätere Institutsdirektor Georg Harig. Vgl. unten.

43 Vgl. die Kurzbiografie in Schneck, 70 Jahre (wie Anm. 2), S. 79f.

44 Vgl. Tutzke, 50 Jahre (wie Anm. 1), S. 1–21, 11.

45 Alexander Mette, Irena Winter (Hg.), Geschichte der Medizin. Einführung in ihre Grundzüge, Berlin 1968.

46 Mette, Institut (wie Anm. 2), S. 565.

47 Zu Tutzke siehe Manfred Stürzbecher, Sozialhygiene und Medizingeschichte: Zur Erinnerung an Dietrich Tutzke (1920–1999), in: Schneck, 70 Jahre (wie Anm. 2), S. 18–25.

48 Misgeld wurde 1978 emeritiert, sein Lehrstuhl nicht wieder besetzt. Zu Misgeld siehe die Kurzbiografie in ebd., S. 82f.

49 Kurzprotokoll der erweiterten Leitungssitzung vom 25.5.66, UAHU, IfGdM, 39004/2, unpaginiert.

50 Protokoll der Dienstbesprechung vom 6.7.1966, ebd.

51 Wie ein Zwischenbericht der bereits im Gange befindlichen Abwicklung der Institutsbibliothek liest sich heute der Aufsatz von Elke Leetz, Zur Geschichte der Zweigbibliothek Wissenschaftsgeschichte an der Humboldt-Universität zu Berlin, in: Schneck, 70 Jahre (wie Anm. 2), S. 35–42. Siehe auch den Beitrag von Melanie Scholz in diesem Band.

52 Vgl. Peter Schneck, 70 Jahre Institut für Geschichte der Medizin an der Humboldt-Universität zu Berlin: Versuch einer Bilanz der letzten beiden Jahrzehnte, in: ders., 70 Jahre (wie Anm. 2), S. 7–17, 13.

53 Biografisch zu Harig siehe Achim Thom, Georg Harig zum Gedenken, in: NTM 27 (1990), S. 105–107. Einblicke in Harigs Werk liefert Hans-Uwe Lammel (Hg.), Georg Harig. Aufsätze zur Medizin- und Wissenschaftsgeschichte, Marburg 2007.

54 Vgl. Peter Schneck, In memoriam Prof. Dr. sc. med. Georg Harig (5. Februar 1935 bis 6. August 1989), in: Zeitschrift für die gesamte Hygiene und ihre Grenzgebiete 36 (1990), S. 128.

55 Vgl. Winkelmann, Institut (wie Anm. 2). Zu den bemerkenswerten Biografien von Rost und Hübotter siehe deren Würdigungen in Nachrichtenblatt DGGMNT Nr. 20 (Januar 1963), S. 36–38. Zu Hübotter auch Hanns-Robert Goldmann, Franz Hübotter (1881–1967). Ein Berliner Arzt zwischen Ost und West, Diss. med. Berlin (FU) 1991.

56 Vgl. Bewerbungsschreiben Goerkes an Alfred Siggel, 27.10.1948, UAHU, IfGdM, 39004/10, Bl. 32.

57 Vgl. die Korrespondenz zwischen Diepgen und Goerke im Nachlass Goerke, Institut für Geschichte der Medizin und Ethik in der Medizin, Charité – Universitätsmedizin Berlin. Diepgen und Goerke teilten das Interesse für Schweden und hatten bereits gemeinsam die 7. Auflage der von Ludwig Aschoff begründeten und von Diepgen zunächst allein weitergeführten »Kurze[n] Übersichtstabelle zur Geschichte der Medizin« herausgegeben.

58 Goerke, Entwicklung (wie Anm. 1), S. 609.

59 Vgl. die Notiz in Nachrichtenblatt DGGMNT Nr. 21 (Mai 1963), S. 19.

60 AStA der Freien Universität Berlin (Hg.), Kritische Universität. Sommer 1968 – Berichte und Programm, Berlin 1968, S. 88 und passim. Siehe auch unten, Anm. 65.

61 Vgl. XX. Internationaler Kongreß für Geschichte der Medizin, veranstaltet von der Société Internationale d'Historie de la Médecine, Berlin, 22. bis 27. August 1966, Kongressprogramm. Siehe auch Heinz Goerke, Am Puls der Medizin. Arzt im 20. Jahrhundert. Eine Autobiographie, Hildesheim [u. a.] 1996, S. 198–207.

62 Siehe auch die voluminöse, über 900 Seiten umfassende Kongress-Dokumentation: Heinz Goerke/Heinz Müller-Dietz (Hg.), Verhandlungen des XX. Internationalen Kongresses für Geschichte der Medizin, Berlin, 22.–27. August 1966, Hildesheim 1968.

63 Vgl. zum Folgenden Richard Toellner, Das Institut 1969–1973, in: Freie Universität Berlin, Institut für Geschichte der Medizin 1963–1973, Berlin 1973, S. 14–17.

64 Vgl. Johanna Bleker, In memoriam Rolf Winau – 25.02.1937–15.07.2006, in: Berichte zur Wissenschaftsgeschichte 30 (2007), S. 231–233 sowie Udo Schagen, Zum Tode von Rolf Winau. Medizin und Geschichte in Berlin, in: Berliner Ärzte 9/2006, S. 28f.

65 Studenten hatten eine kritische Auseinandersetzung mit der nationalsozialistischen Medizin bereits Ende der 1960er Jahre vehement eingefordert – zu einer Zeit, als der medizinhistorische Unterricht dies offenbar nicht einzulösen vermochte. »Die offene Probe auf die Sinnlosigkeit bzw. Verschleierungstaktik bisheriger ›Geschichte-der-Medizin‹-Vorlesungen stellt das Verschweigen der Periode pervertierter Medizin im ›Dritten Reich‹ dar.« AStA der Freien Universität Berlin (Hg.), Kritische Universität. Provisorisches Verzeichnis der Studienveranstaltungen im Wintersemester 1967/68, Berlin 1967, S. 21.

66 Vgl. Ralf Forsbach, Abwehren, Verschweigen, Aufklären. Der Umgang mit den NS-Medizinverbrechen seit 1945, in: Zeitgeschichte-online, Dezember 2013, www.zeitgeschichte-online.de/thema/abwehren-verschweigen-aufklaeren [Zugriff: 18.8.2014].

67 Vgl. hier und im Folgenden Rolf Winau, Das Institut für Geschichte der Medizin der Freien Universität Berlin 1973–1990, in: Institut für Geschichte der Medizin der Freien Universität Berlin (Hg.), Institut für Geschichte der Medizin 1973–1990. Redaktion Regina Köpsell, Berlin 1990, S. 7–25.

68 Vgl. die Arbeiten von Jaehn, Medizinhistoriker (wie Anm. 18) und Nabielek, Anmerkungen (wie Anm. 36).

69 Vgl. Eberhard Göbel/Udo Schagen, 10 Jahre Forschungsstelle Zeitgeschichte im Institut für Geschichte der Medizin der Freien Universität Berlin. Berichte und Dokumente zur Zeitgeschichte der Medizin 3, Berlin 1996. Siehe auch den Beitrag von Sabine Schleiermacher im vorliegenden Band.

70 Unveröffentlichtes Redemanuskript Johanna Blekers vom 2.3.2006.

71 Siehe auch Udo Schagen, Manfred Stürzbecher wird 80, in: Berliner Ärzte 10/2008, S. 37.

Udo Schagen

Von Villen, Hochhäusern und Zweckbauten

Die räumliche Unterbringung der medizinhistorischen Institute in Berlin

Im August 2013 konnte das Institut für Geschichte der Medizin und Ethik in der Medizin der beiden Berliner Universitäten ein neues Gebäude beziehen – an einem traditionsreichen Wissenschaftsstandort. Ein 1966–68 entstandenes ehemaliges Praktikumsgebäude des Pharmakologischen Instituts der Freien Universität (FU) stand zur Verfügung. Nach einem Umbau konnte unser Institut auf das vormals einem Kaiser-Wilhelm-Institut zugewiesene Gelände im Berlin-Zehlendorfer Ortsteil Dahlem ziehen. In die Tradition der naturwissenschaftlichen Forschung an diesem Standort wird damit ein neuer, nun geisteswissenschaftlicher und wissenschaftshistorischer Akzent gesetzt.

Der Institutsbau selbst ist Bestandteil eines Gebäudeensembles an der Thielallee Ecke Garystraße, das in einer über 100-jährigen Geschichte entstanden ist und auf vielfältige Weise miteinander verbunden war. Im Folgenden soll zunächst an die Geschichte dieses Wissenschaftsstandorts erinnert und danach die Unterbringung der Vorläufereinrichtungen des jetzigen Instituts für Geschichte der Medizin und Ethik in der Medizin kurz dargestellt werden.

Zur Geschichte des Institutsstandorts Thielallee, Ecke Garystraße[1]

Das noch heute den Standort beherrschende Gebäude (Thielallee 73) ist in den Jahren 1912/13 für das Kaiser-Wilhelm-Institut (KWI) für Experimentelle Therapie errichtet worden.

Friedrich Althoff (1839–1908), Ministerialdirektor im preußischen Kultusministerium und bedeutender Wissenschaftsförderer des Kaiserreiches, hatte für Dahlem »die Begründung einer durch hervorragende Wissenschaftsstätten bestimmten vornehmen Kolonie, eines deutschen Oxford«, angeregt.[2] Die früher adligen Güter des damals noch nicht zu Berlin gehörigen Dorfes waren Anfang des 20. Jahrhunderts schon im Besitz des staatlichen preußischen Domänenfiskus. Eine günstige Verkehrsanbindung über den 1872 errichteten Bahnhof Groß-Lichterfelde der Wannseebahn und die 1911–13 gebaute U-Bahnlinie bis Thielplatz bot schon damals optimale Voraussetzungen für die Einrichtung eines völlig neuen Wissenschaftsstandortes in Berlin. Das KWI für Experimentelle Therapie war das dritte auf den Dahlemer Feldern errichtete Institut der 1911 gegründeten Kaiser-Wilhelm-Gesellschaft zur Förderung der

Kaiser-Wilhelm-Institut für Experimentelle Therapie und Biochemie, später Pharmakologisches Institut der FU, Thielallee 73

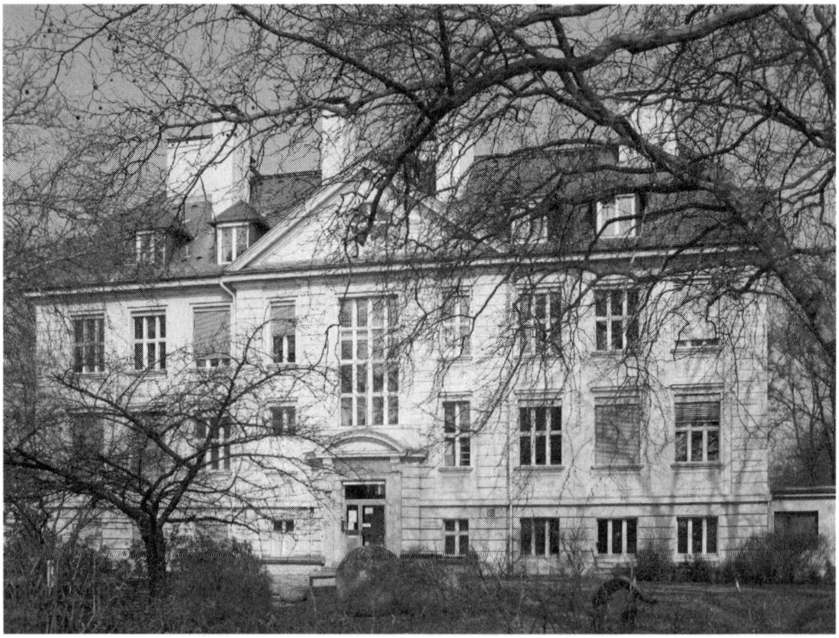

Wissenschaften (Architekten: Ernst Eberhard von Ihne, Max Guth), deren Nachfolgerin die heutige Max-Planck-Gesellschaft ist.

Das Institut war für den Immunologen August von Wassermann (1866–1925), Schüler des Nobelpreisträgers Paul Ehrlich (1854–1915), und dessen im Grenzbereich von Medizin und Chemie liegendes Forschungsgebiet errichtet worden. Nach seiner bereits 1906 publizierten Arbeit zur Diagnostik der Syphilis und der nach ihm benannten Seroreaktion bearbeitete August von Wassermann im neuen Gebäude erfolgreich Fragen der Chemotherapie von Tumoren sowie der Strahlenwirkung auf die Vermehrungsfähigkeit von Tumorzellen.

Die im gleichen Gebäude untergebrachte chemische Abteilung des Instituts, geleitet von Carl Neuberg (1877–1956), dem Schüler Emil Fischers (1852–1919) und Mitbegründer der Biochemie, wurde zu einem eigenen Kaiser-Wilhelm-Institut für Biochemie erhoben. Um Neuberg zu halten, wurde es 1922 mit dem Wassermannschen Institut zum KWI für Experimentelle Therapie und Biochemie zusammengelegt und Neuberg zum zweiten Direktor ernannt. Nach von Wassermanns Tod leitete Neuberg beide Bereiche, die 1934 auch etatmäßig zum KWI für Biochemie, am gleichen Standort verbleibend, vereint wurden.[3] Neubergs Forschungen, überwiegend an Hefen durchgeführt, führten zur Entdeckung zahlreicher Enzyme und deren Funktionsweise, der Phosphorylierung sowie der Entwicklung zahlreicher Methoden, die in fast 700 Publikationen aus seinem Institut in der 1906 von ihm begründeten und bis 1935 in 279 Bänden erschienenen *Biochemischen Zeitschrift* ihren Niederschlag fanden. 1934 als Jude abgesetzt, bis 1936 noch kommissarisch weiterarbeitend, blieb er dann auf ein privat eingerichtetes Laboratorium in einer Brotfabrik beschränkt, musste aber doch 1939 als 62-Jähriger über Frankreich, die Niederlande, Palästina,

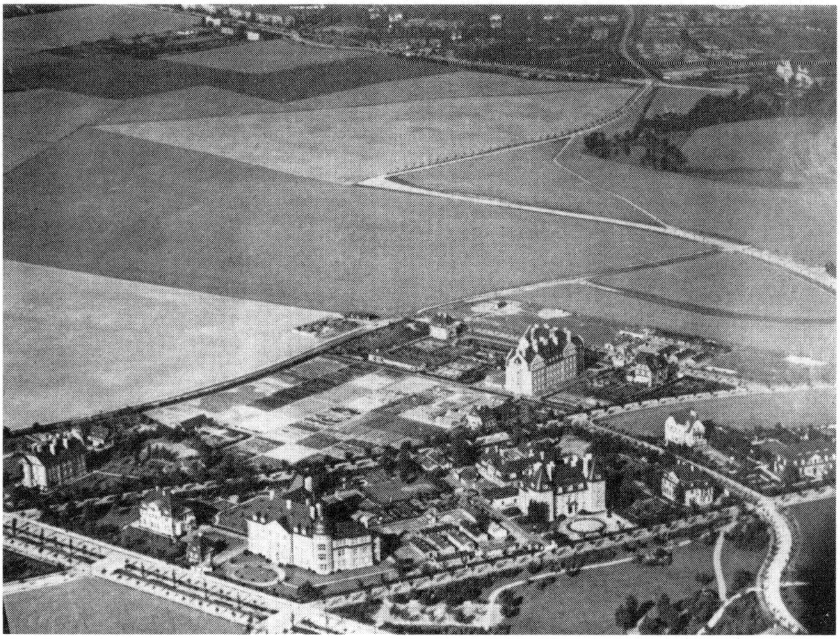

Standorte der Kaiser-Wilhelm-Institute auf den Feldern in Dahlem 1918. Unten links die Thielallee, ganz links am Rand das KWI für Experimentelle Therapie. Mittig links das KWI für Chemie, heute Hahn-Meitner-Bau der FU, rechts davon das KWI für Physikalische Chemie und Elektrochemie, heute Fritz-Haber-Institut der Max-Planck-Gesellschaft und im Hintergrund das KWI für Biologie, heute zur FU gehörig

dann mit abenteuerlichen Umwegen durch ganz Asien, Neuguinea und Hawaii in die USA emigrieren.[4] Sein Nachfolger wurde Adolf Butenandt (1903–1995), der 1944 kriegsbedingt mit dem Institut nach Tübingen übersiedelte, das später in München weiter existierte.[5]

Die Situation am Ende des Zweiten Weltkriegs in der von der Roten Armee befreiten Stadt erzwang auch für die Wissenschaft einschneidende Maßnahmen. Das völlig zerstörte Institut für Pharmakologie der Berliner Friedrich-Wilhelms-Universität (ab 1945 Berliner Universität, ab 1949 Humboldt-Universität) in der Dorotheenstraße in Berlin-Mitte lag im Ostteil der Stadt, die auch nach Übernahme der drei Westsektoren durch Amerikaner, Briten und Franzosen vollständig unter sowjetischer Verwaltung blieb. In der Dorotheenstraße war die weitere Arbeit unmöglich geworden. Auf der Suche nach einem Ausweichquartier wurde man in Dahlem fündig – die zunächst einheitliche Verwaltung der ganzen Stadt durch sowjetische Truppen machte die Nutzung von Gebäuden des späteren Westsektors vorerst unproblematisch. Eines der damals noch vorhandenen Nebengebäude des Kaiser-Wilhelm-Instituts für Biochemie in der Garystraße 9 konnte schließlich für die Pharmakologie genutzt werden.[6] Zu verdanken war dies der Unterstützung durch den im Juli 1945 von der sowjetischen Besatzungsmacht und dem Berliner Magistrat zum Leiter der Dahlemer Kaiser-Wilhelm-Institute bestellten Chemiker Robert Havemann (1910–1982) sowie dem inzwischen als Abteilungsleiter der Zentralverwaltung für das Gesundheitswesen tätigen Fritz von Bergmann (1907–1982), dem späteren Kurator der Freien Universität. Beide waren frühere Mitarbeiter des Pharmakologischen Instituts unter dem Direktorat von Wolfgang Heubner (1877–1957) gewesen.[7] Havemann leitete die Kaiser-Wilhelm-Institute bis 1950, dem Jahr

Assistenten- und Pförtnerwohnhaus, heute Arbeitsmedizin der Charité, Thielallee 69

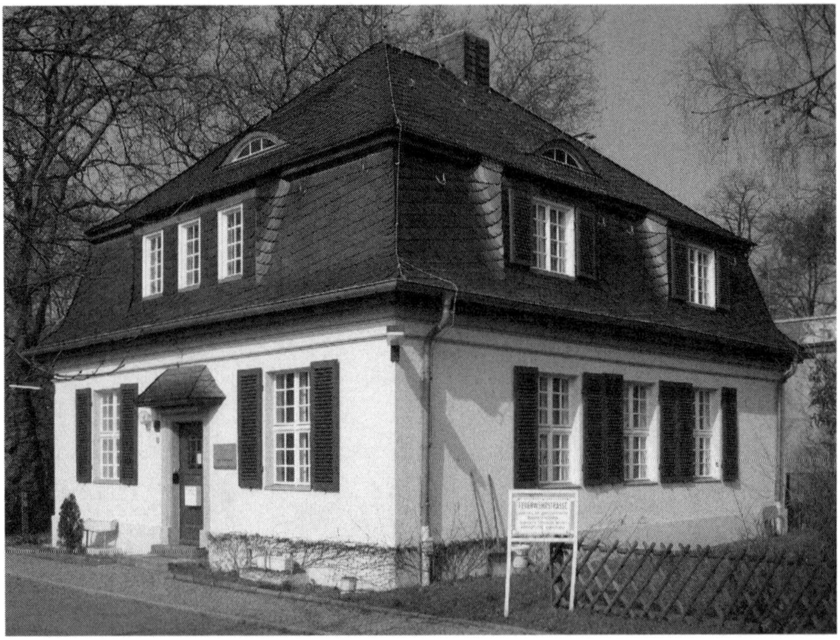

seines Berufsverbots im Westteil der Stadt, aus dem heute von der Arbeitsmedizin genutzten Gebäude Thielallee 69, dem ehemaligen Assistenten- und Pförtner-Wohnhaus des Kaiser-Wilhelm-Instituts.[8]

Heubner blieb Direktor des Pharmakologischen Instituts bis zu seiner Emeritierung im März 1949. Nach Gründung der Freien Universität 1948 im Westteil der Stadt folgte er zum Juli 1949 einem Ruf als Professor für Pharmakologie auf den dort neu eingerichteten Lehrstuhl der FU. Im gleichen Jahr erhielt das neue Pharmakologische Institut der FU, das bis zu dessen (zweiter) Emeritierung 1953 von Heubner geleitet wurde, das Hauptgebäude des ehemaligen Kaiser-Wilhelm-Instituts für Biochemie zugewiesen.[9] Der langjährige Mitarbeiter und Stellvertreter Heubners, Hans Herken (1912–2003), wurde als sein Nachfolger berufen und blieb Institutsdirektor bis 1983. Herkens klinisch geprägte Arbeiten über Diuretika, Arzneimittelstoffwechsel und neuropsychopharmakologische Fragen führten zur Gründung von ersten deutschen Lehrstühlen für klinische Pharmakologie, Neuropsychopharmakologie und Embryonalpharmakologie/Toxikologie.[10] Er stand in der Tradition seiner der pharmazeutischen Industrie gegenüber kritischen Vorgänger Paul Trendelenburg (1884–1931) und Heubner. Herken wirkte von 1968 bis 1970 als einer der Hauptgutachter im Contergan-Prozess, der mit einer Verpflichtung der Firma Grünenthal endete, die Opfer des vor der Markteinführung mangelhaft geprüften Medikaments zu entschädigen. In der Folge des Prozesses wurde, unterstützt durch Herkens Aktivität, auch das Arzneimittelgesetz grundlegend novelliert. Die Etablierung des 1969 an der FU gegründeten Sonderforschungsbereichs (SFB) »Embryonale Differenzierung und Entwicklung, Embryopharmakologie« der Deutschen Forschungsgemeinschaft war eine wissenschaftspolitische Folge des Contergan-Skandals.

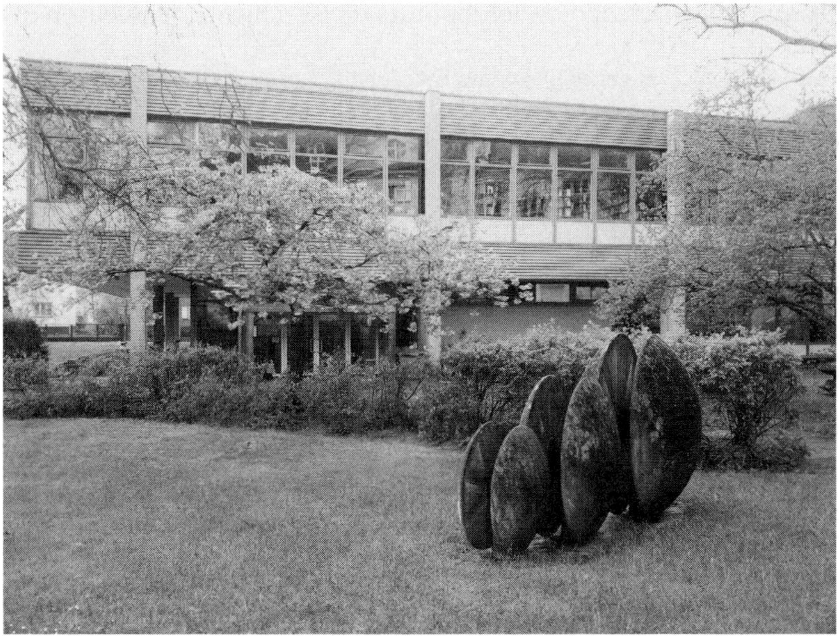

Praktikumsgebäude der Pharmakologie, heute Institut für Geschichte der Medizin und Ethik in der Medizin, Thielallee 71

Ein 1968 fertiggestelltes Praktikumsgebäude für die Pharmakologie konnte wegen der stark angestiegenen Studentenzahlen (auf über 800 Neuzulassungen im Jahr) nicht als solches genutzt werden, woraufhin die neu eingerichtete Abteilung »Embryonalpharmakologie« des Instituts als Teil des SFB darin Platz fand. Dies ist das nun vom Institut für Geschichte der Medizin und Ethik in der Medizin übernommene Gebäude Thielallee 71.

Aus der Abteilung »Embryonalpharmakologie« entstand 1972 mit der Berufung von Diether Neubert (geb. 1929) das Institut für Toxikologie und Embryonalpharmakologie der FU, das in einem großzügigen Neubau in der Garystraße 5 seine Unterbringung fand und einen zusätzlichen Anbau Richtung Garystraße 3 erhielt. Hauptaufgabe war und blieb die Suche nach dem Schädigungsmechanismus des Thalidomids (Contergan). Über 25 Jahre wurden nacheinander zwei SFBs gefördert, nach dem bereits oben genannten kam ab 1985 der SFB »Risikoabschätzung von vorgeburtlichen Schädigungen« hinzu.[11] Nach dem Ausscheiden von Neubert 1997 erhielt Martin Paul (geb. 1958) den Ruf als sein Nachfolger (bis 2008).

Das Gebäude Thielallee 71 wurde ab 1972 wieder von Arbeitsgruppen des Instituts für Pharmakologie genutzt, das nach Herkens Ausscheiden von 1983 bis 2003 von Günter Schultz (geb. 1936) geleitet wurde. Dessen Nachfolge übernahm Walter Rosenthal (geb. 1954), Direktor des Forschungsinstituts für Molekulare Pharmakologie in Berlin-Buch), und das Institut wurde mit dem Institut für Pharmakologie der Charité fusioniert.[12] Das Gebäude wurde dann jeweils für kürzere Zeit von Arbeitsgruppen verschiedener Institute genutzt.

Die vorherigen Standorte des Instituts für Geschichte der Medizin

Das von Paul Diepgen gegründete Institut für Geschichte der Medizin und Naturwissenschaften war in der Universitätsstraße 3b in einem ehemaligen Geschäftshaus aus dem Jahre 1904 nahe dem heutigen Hauptgebäude der Humboldt-Universität untergebracht.[13] Nach Abschluss der Bauarbeiten standen ab Frühjahr 1931 im zweiten Stock des Gebäudes 21 Räume für Bibliothek und Mitarbeiter zur Verfügung. Ein im Erdgeschoss vorgesehener Hörsaal wurde aus finanziellen Gründen nicht realisiert. Während des Zweiten Weltkriegs wurde das Gebäude durch Luftangriffe zwar beschädigt, war jedoch bereits 1946 größtenteils wieder bezugsfähig. Allerdings konnten die wenigen verbliebenen Mitarbeiter in den Nachkriegsjahren nicht mehr über alle ursprünglich genutzten Räume verfügen. 1990 zog das Institut nach jahrelangen Vorplanungen in die auf der anderen Seite der Spree gelegene Ziegelstraße 5–9, in einen Trakt der ehemaligen Ersten Chirurgischen Universitätsklinik. Die seit 1907 von dem berühmten Chirurgen August Bier (1861–1949) geleitete Klinik war nach dessen Emeritierung 1932 wegen des schlechten baulichen Zustands zunächst geschlossen geworden. Im Zusammenhang mit der von Hitler persönlich gewünschten Berufung des Unfallchirurgen Georg Magnus (1883–1942) nach Berlin erfolgte 1933 die Wiedereröffnung. Nach Magnus' Weggang 1936 nach München übernahm sein Oberarzt, der 1941 zum ordentlichen Professor berufene Paul Rostock (1892–1956), bis zur Streichung des Ordinariats durch die Alliierten 1945 die Klinikleitung. Nach dem Krieg diente das Klinikgebäude als Standort verschiedener klinischer und theoretischer Arbeitsgruppen.

Das 1963 von Heinz Goerke (1917–2014) an der Freien Universität gegründete Institut für Geschichte der Medizin war die ersten 25 Jahre seines Bestehens in einem 1910 erbauten Haus in der Augustastraße 37 in Berlin-Lichterfelde ansässig. Das ursprünglich von einem jüdischen Kaufmann in dem für die südwestlichen Villenvororte Berlins typischen Stil errichtete Gebäude hatte während des Zweiten Weltkriegs als Archiv und Vorführort sogenannter ausländischer Beutefilme gedient.[14] Es besaß eine Nutzfläche von 370 Quadratmetern sowie einen 2.300 Quadratmeter großen, parkähnlichen Garten. Im Dachgeschoss befand sich eine Hausmeisterwohnung.[15]

Ende der 1980er-Jahre konnte das Institut in mehreren Etappen in eine größere und ausdrücklich für die Geschichte der Medizin umgebaute Villa umziehen. Sie lag in unmittelbarer Nachbarschaft des Universitätsklinikums Steglitz, später Benjamin Franklin, in der Klingsorstraße 119. Im Dezember 1987 bezog die seit März 1986 existierende Forschungsstelle Zeitgeschichte die Dachetage. Nach Abschluss der Renovierungsarbeiten erfolgte im Frühjahr 1988 der Umzug des Instituts in die neuen Räumlichkeiten. Große Teile der Bibliothek mussten noch bis zur Fertigstellung eines Anbaus, der eigens für die Bedürfnisse der Bibliothek nach einem Architektenwettbewerb errichtet worden war, im Juli 1990 warten. Der Anbau beherbergte zudem einen besonderen Seminarraum.

Die Villa in der Klingsorstraße war 1906 als »Privatpflegeanstalt für gemütskranke Damen« errichtet und mit dem Namen »Tanneck« versehen worden. Sie diente dann als »Katholisches St. Ludwig Altersheim«, konnte aber seit 1984

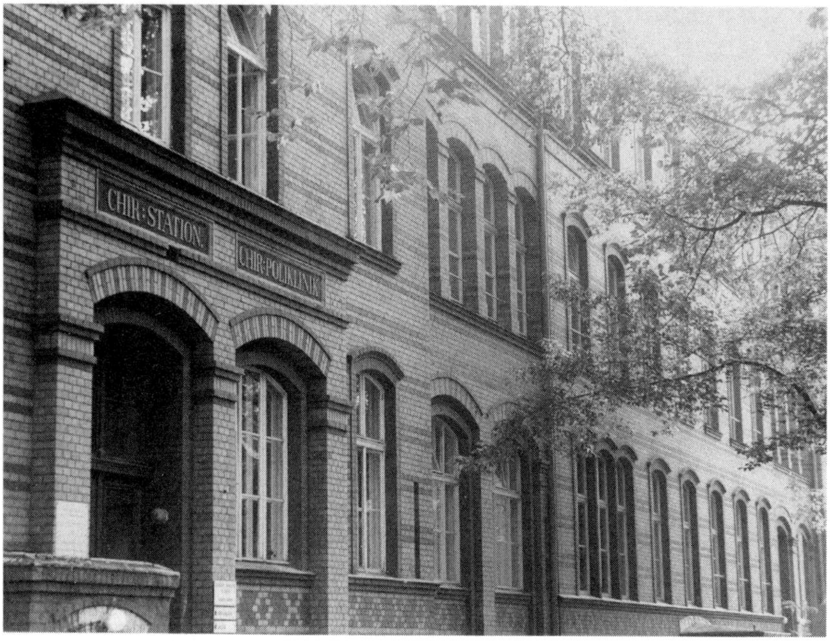

Poliklinischer Trakt der Chirurgischen Universitätsklinik in der Ziegelstraße 5–9, Standort des Instituts 1990–2013

von der Caritas wegen bestehender Bauauflagen nicht mehr als Seniorenheim genutzt werden.[16] Dass die erheblichen Mittel für die Grundsanierung des Altbaus und die vom Wissenschaftsrat genehmigten Kosten für den Neubau in Höhe von immerhin 2,8 Millionen DM überhaupt zur Verfügung standen, war einer glücklichen Konstellation zu verdanken. Einerseits waren im Zuge der Vorbereitungen für die 750-Jahr-Feier Berlins 1987, noch in Systemkonkurrenz der beiden Teile der Stadt, gute Kontakte des Institutsdirektors zum Regierenden Bürgermeister entstanden: 1987 konnte – mit einem Geleitwort des Regierenden Bürgermeisters Eberhard Diepgen, der dabei auf seinen Großvater Paul Diepgen Bezug nahm – die grundlegende Monografie *Medizin in Berlin* erscheinen.[17] Andererseits habe, so Rolf Winau, der gemeinsame Wille, mit der neu gegründeten Forschungsstelle Zeitgeschichte »unter einem Dach« zu arbeiten, »wesentlich dazu beigetragen, daß das Haus Klingsorstraße 119 dem Institut mit der Forschungsstelle zur Verfügung gestellt wurde und daß sogar eine Erweiterung errichtet werden konnte«.[18]

2010 musste das Gebäude in der Klingsorstraße aufgegeben werden. Ab dem Jahr 2002 waren die Institute im Ost- und Westteil Berlins organisatorisch verbunden worden, 2003 wurden sie im Zuge der Vereinigung der medizinischen Fakultäten der Humboldt-Universität und der Freien Universität in der Charité zusammengeführt. Das Land Berlin wollte Geld sparen und das Gebäude veräußern. Nach einschneidendem Stellenabbau in beiden Instituten kam es 2010 zum Umzug des ehemaligen FU-Instituts nach Berlin-Mitte. Als Provisorium kamen die meisten Mitarbeiter zusätzlich zu den dort bereits ansässigen in der Ziegelstraße 5–9 unter. Die Bibliothek und weitere Mitarbeiterräume wurden im 2. und 9. Stockwerk des Charité-Hochhauses untergebracht.

Augustastraße 37, vor Einzug des Instituts

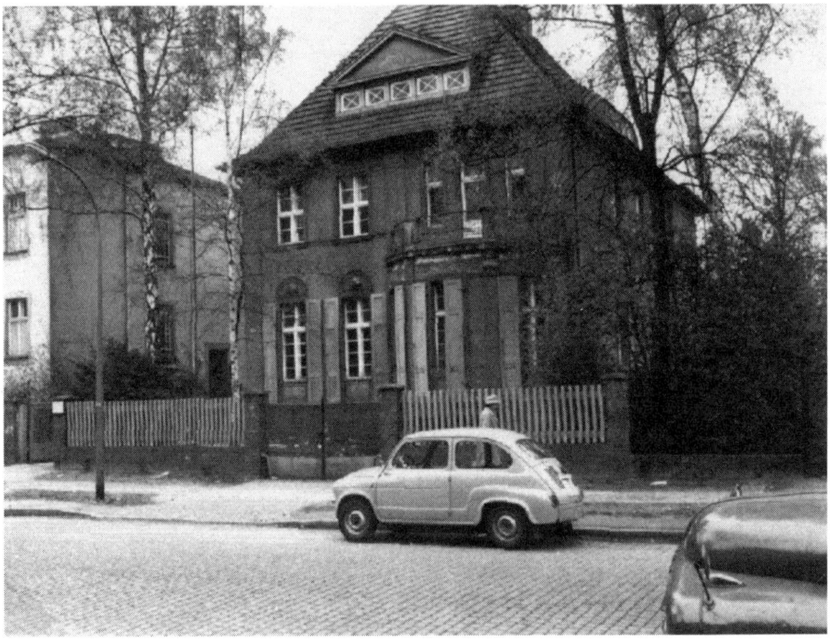

Der neue Standort des Instituts für Geschichte der Medizin

Das bereits oben genannte, ehemalige Praktikumsgebäude in der Dahlemer Thielallee 71 ist ein inzwischen unter Denkmalschutz stehender Bau. Das 34 mal 25 Meter große, zweigeschossige, würfelförmige Gebäude ist von der Konstruktionsweise geprägt. Aus wirtschaftlichen und nutzungstechnischen Gründen hatte man sich für eine Stahlbetonskelett-Konstruktion in Fertigteilbauweise mit flexiblen Grundrissen entschieden. Diese Konstruktionsart mit einem modularen Grundrissprinzip wurde Anfang der 1960er-Jahre für die Marburger Universitätsbauten auf den Lahnbergen entwickelt. Bis in die 1970er-Jahre war diese rationelle Bauweise für den bundesrepublikanischen Universitätsbau maßgeblich.[19]

Vor dem rückwärtigen Hauseingang befindet sich seit 1969 auf einer inzwischen kaum noch gepflegten Grünfläche, teils zugewachsen, eine von Alexander Gonda geschaffene abstrakte Freiplastik. Das Ensemble aus im Raum verteilten, stehenden und liegenden, schalen- oder pilzförmigen Eternit-Elementen war ursprünglich als Wasserlandschaft konzipiert, die aber niemals verwirklicht wurde. Sie besteht aus Asbestzement. Die durch Witterungseinflüsse nagende Alterung ist zwar nicht direkt gefährdend. Trotzdem besteht nach Auskunft der Charité-Bauverwaltung in Berlin generell die Auffassung, dass bis auf Ausnahmen die Pflege solcher Denkmäler mit den fälligen Erhaltungsmaßnahmen sehr aufwendig ist und daher nicht sicher vom Erhalt des Denkmals ausgegangen werden kann.

Im neuen Gebäude hat die Bibliothek des Instituts eine optimale Unterbringung gefunden und ist nutzerfreundlicher denn je in ihrer langen Geschichte

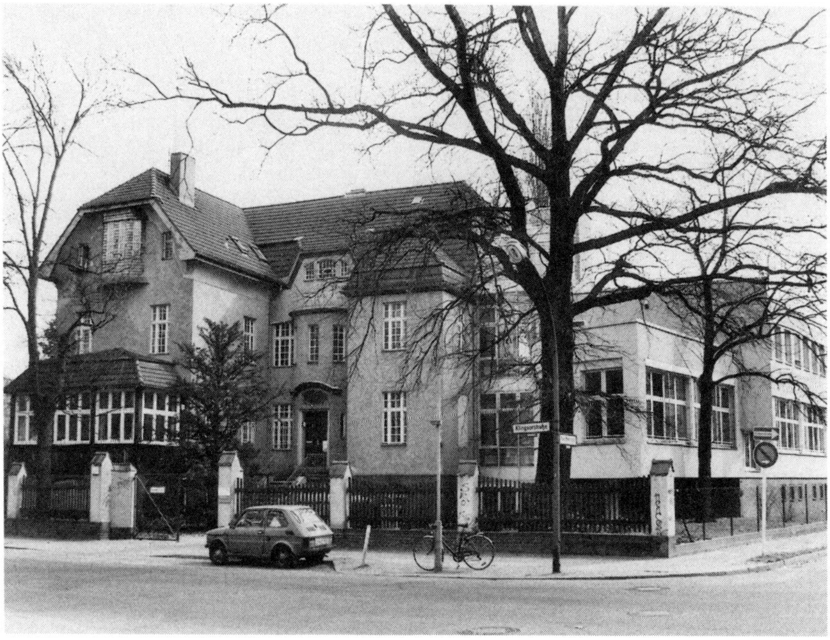

Klingsorstraße 119 mit Bibliotheksanbau, Standort des Instituts 1988–2010

aufgestellt.[20] Die Mitarbeiter des Instituts arbeiten ansonsten teils etwas beengt auf wenigen Quadratmetern. Die Wege zu den Studenten und für die Studenten sind durch die exzentrische Lage zur Medizinischen Fakultät insgesamt (Charité – Universitätsmedizin Berlin) sehr lang geworden; Fahrtzeiten von einer Stunde zu den Charité-Campi Mitte und Virchow sind die Regel. Ob der Nutzen der guten räumlichen Unterbringung die Nachteile der weiten Entfernung zu den theoretisch-experimentellen und klinischen Einrichtungen aufwiegt, kann nur die Zeit erweisen. Das Institut hofft umso mehr auf einen produktiven Austausch mit den nun auch räumlich nahen geisteswissenschaftlichen und historischen Instituten der Freien Universität und der Max-Planck-Gesellschaft.

Anmerkungen

1 Namensgeber der Thielallee ist seit 1911 der Landwirt Hugo Thiel (1839–1918), 1869 Professor der Landwirtschaft in Darmstadt, 1872 in München, 1897 Ministerialdirektor der Domänenabteilung im preußischen Landwirtschaftsministerium. Er erneuerte die landwirtschaftliche Lehranstalt Preußens, gründete landwirtschaftliche Versuchsstationen und war maßgeblich an der Entwicklung der Saatgutzucht beteiligt. 1874–77 Mitglied des Reichstags und des Preußischen Abgeordnetenhauses, 1901–11 Vorsitzender der Kommission zur Aufteilung der königlichen Domäne Dahlem. Auf seine Initiative hin wurde 1903 die *Königliche Gärtner-Lehranstalt* nach Dahlem verlegt. Die Garystraße ist seit 1927 nach Max Louis Wilhelm Richard Gary (1859–1923) benannt. Nach Studium der Architektur und Ingenieurwissenschaften war Gary als leitender Angestellter im Materialprüfungsamt in Lichterfelde beschäftigt. Er gilt als Wegbereiter der Baustoffkunde, speziell der Mörtel- und Betontechnik. Der Geheime Regierungsrat war einer der ersten Dahlemer Ansiedler und Vorsitzender der Freien Vereinigung Dahlemer Villenbesitzer. Nach: http://berlin.kauperts.de/Bezirke/Steglitz-Zehlendorf/Ortsteile/Dahlem/Strassen [Zugriff: 28.7.2014].

2 Das Folgende im Wesentlichen nach: Eckart Henning/Marion Kazemi, Dahlem – Domäne der Wissenschaft. Max-Planck-Gesellschaft. Berichte und Mitteilungen 3/1993, S. 7–15, 107–114.

3 Ebd. S. 109–112.

4 Hinderk Conrads/Brigitte Lohff, Carl Neuberg – Biochemie, Politik und Geschichte. Lebenswege und Werk eines fast verdrängten Forschers, Stuttgart 2006. Siehe auch Lothar Jaenicke, »Bevor ick mir so wund're, jloob ick's nicht«. Carl Neuberg 1877–1956. Biospectrum 7 (2001), Heft 2, S. 133–136.

5 Zu Butenandt siehe z. B.: Max-Planck-Gesellschaft, 100. Geburtstag Adolf Butenandt. Veranstaltung zur Würdigung seines Lebenswerks, München 2003.

6 Siehe u. a. die Schilderung bei Hans Herken, Die Berliner Pharmakologie in der Nachkriegszeit. Erinnerungen an ein Stück bewegter Universitätsgeschichte der Jahre 1945–1960, Berlin/Heidelberg 1999, S. 23–34.

7 Zu Heubner, von Bergmann und Havemann siehe Udo Schagen, Von der Freiheit – und den Spielräumen – der Wissenschaft(ler) im Nationalsozialismus: Wolfgang Heubner und die Pharmakologen der Charité 1933 bis 1945, in: Sabine Schleiermacher/Udo Schagen (Hg.), Die Charité im Dritten Reich. Zur Dienstbarkeit medizinischer Wissenschaft im Nationalsozialismus, Paderborn 2008, S. 207–227.

8 Henning/Kazemi, Dahlem (wie Anm. 2), S. 60, 80, 114.

9 Athineos Philippu, Geschichte und Wirken der pharmakologischen, klinisch-pharmakologischen und toxikologischen Institute im deutschsprachigen Raum, Innsbruck 2004, S. 47, 101 f.

10 Günter Schultz, Zum Tode von Hans Herken 1912–2003, in: Berliner Ärzte 5/2004, S. 28.

11 Philippu, Geschichte (wie Anm. 9), S. 59–68.

12 Ebd., S. 55–58.

13 https://www.hu-berlin.de/ueberblick/geschichte/bau_html#uni3b [Zugriff: 28.7.2014]. Siehe den Beitrag von Florian Bruns in diesem Band.

14 Vgl. Heinz Goerke, Am Puls der Medizin. Arzt im 20. Jahrhundert. Eine Autobiographie, Hildesheim [u. a.] 1996, S. 186. Auf die offensichtliche »Arisierung« der Villa nach 1933 geht Goerke nicht näher ein.

15 Eine detaillierte Beschreibung des Institutsgebäudes findet sich in: Otto Winkelmann, Das Institut für Geschichte der Medizin der Freien Universität Berlin, in: Forschung, Praxis, Fortbildung 17 (1966), S. 466–469.

16 Eberhard Göbel/Michael Krauss, Was war eigentlich vorher in diesem Haus?, in: Eberhard Göbel/Udo Schagen, 10 Jahre Forschungsstelle Zeitgeschichte im Institut für Geschichte der Medizin der Freien Universität Berlin, Berlin 1996, S. 70–72.

17 Rolf Winau/Arleen Tuchman, Medizin in Berlin, Berlin 1987.

18 Rolf Winau, Vorwort, in: Eberhard Göbel/Udo Schagen, 10 Jahre Forschungsstelle Zeitgeschichte im Institut für Geschichte der Medizin der Freien Universität Berlin, Berlin 1996, S. 7.

19 Vgl. Denkmaldatenbank der Berliner Senatsverwaltung für Stadtentwicklung und Umwelt (OBJ-Dok-Nr. 09085042,T), http://www.stadtentwicklung.berlin.de/cgi-bin/hidaweb/getdoc.pl?DOK_TPL=lda_doc.tpl&KEY=obj%2009085042 [Zugriff: 28.7.2014].

20 Siehe den Beitrag von Melanie Scholz in diesem Band.

Vera Seehausen, Florian Bruns

Zwischen Fusion und Abwicklung

Das Institut in der Ziegelstraße zwischen 1989 und 2003 – ein Interview mit Petra Lennig

Dr. phil. Petra Lennig, geboren 1955, studierte Philosophin und seit 1998 Mitarbeiterin am Medizinhistorischen Museum der Charité, arbeitete von 1980 bis 1997 am Institut für Geschichte der Medizin der Humboldt-Universität zu Berlin. Im Interview schildert sie die Arbeitssituation am Institut in den 1980er-Jahren sowie in der Zeit nach der politischen »Wende« in der DDR, die an der Charité mit tiefgreifenden Umstrukturierungen verbunden war. Das hier in gekürzter Fassung wiedergegebene Interview mit Petra Lennig führten Vera Seehausen und Florian Bruns am 3. Juni 2014 in den Räumen des Berliner Medizinhistorischen Museums der Charité. Die Transkription übernahm Vera Seehausen. Wir danken Petra Lennig für ihre Bereitschaft zur Teilnahme und für die Erlaubnis zum Abdruck.

Wie sind Sie als Philosophin in der Medizingeschichte gelandet?

Dass ich in der Medizingeschichte landete, hatte ich nicht geplant. Mir wurde die Stelle nach meinem Studium über die Hochschul-Vergabestelle zugewiesen, das Institut kannte ich vorher gar nicht. Gegen Ende unseres Studiums waren wir gefragt worden, in welchem Bereich wir tätig sein wollten, und ich hatte mich für die Wissenschaft entschieden. Das war mir vertraut durch meinen Vater, der Chemiker war. Für Wissenschaftsgeschichte als Spezialisierungsrichtung hatte ich mich schon während des Philosophie-Studiums entschieden. Ich besuchte unter anderem Vorlesungen und Kolloquia bei Professor Hermann Ley, einem Wissenschaftshistoriker, Freidenker und Spezialisten für die Geschichte der Aufklärung.[1] Auf diesem Weg bekam ich also mit 25 Jahren meine erste Stelle im medizinhistorischen Institut, fing im September 1980 dort an und machte im Dezember meinen Diplomabschluss. Danach begann ich mit meiner Dissertation zu Gustav Theodor Fechner, die an der Schnittstelle von Philosophie-, Psychologie- und Medizingeschichte im 19. Jahrhundert angesiedelt war und wiederum vom Ley-Bereich betreut wurde.[2] So hielt ich mich weiterhin viel an der Philosophischen Fakultät auf. Räumlich war ich aber am Lehrstuhl Zeitgeschichte der Medizin in der Scharnhorststraße angesiedelt, wo nach der Emeritierung von Gerhard Misgeld 1978 noch Max Laumann als wissenschaftlicher Mitarbeiter tätig war. Das medizinhistorische Institut selbst befand sich noch bis 1990 in der Universitätsstraße 3b.

Wie waren die Anfänge am Institut, wer war zu der Zeit dort tätig?

Geleitet wurde das Institut damals noch von Dietrich Tutzke, einem früheren Militärarzt, sein Nachfolger wurde 1985 Georg Harig. Andere Kollegen waren Rainer Nabielek, Peter Schneck, Dieter Wagner, außerdem Irena Winter und Ruth Lange-Pfautsch. Es gab zwei Sekretärinnen: Edeltraud Colbatz und Ursula Rohde. Adelheid Kasbohm leitete die Bibliothek. Hier arbeiteten außerdem Ehrentraud Holz und Christa Jahns. Mit mir zusammen kam Hans-Uwe Lammel ans Institut, den Harig unter seine Fittiche nahm. Später folgten Valentin Pawlow (ab 1982), Ilona Marz (ab 1986) und Günther Grau (ab 1991).

An meinem ersten Tag sah ich mich einer Riege dunkel gekleideter, etwas grimmig blickender Herren gegenüber und mir erschien auf den ersten Blick alles grau: die Räume, die Bücher, das ganze Institut. Zunächst war auch nicht klar, welche Aufgaben ich übernehmen sollte. Unter anderem assistierte ich Harig während seiner Vorlesungen; ich musste die Namen der von ihm erwähnten historischen Persönlichkeiten im Hörsaal an die Tafel schreiben und dazu gleichzeitig deren Lebensdaten parat haben. Diese Vorlesungen zur Medizingeschichte waren ein echtes Erlebnis. Besonders wenn er die Antike behandelte, blühte Harig förmlich auf. Sein früher Tod im August 1989 war ein großer Verlust für das Institut, das zeigte sich auch und gerade in den Jahren nach der Wende.

Nach und nach arbeitete ich dann auch intensiver in der Abteilung Zeitgeschichte der Medizin an der Presseausschnittsammlung mit, in der westdeutsche Artikel aus dem Bereich der Wissenschaft archiviert wurden. Da konnte ich also West-Artikel zur Pharmakologie, zur Psychologie usw. lesen, das fand ich toll. Eigene Artikel konnte ich erst später schreiben, meine erste Arbeit sollte ein Aufsatz über Walter Friedrich werden.

Wie kamen Sie zu Ihren Themen? Wie hat sich Ihre Arbeit über die Jahre entwickelt?

Die Themen wurden an mich herangetragen, wir konnten nicht frei unsere Schwerpunkte wählen, und hatten auch nur geringe Publikationsmöglichkeiten. Ich musste mir die Medizingeschichte ja auch erst erarbeiten. Bis zur Wende, also von 1980 bis 1989, hatte ich fünf Veröffentlichungen, die erste war die Rezension eines tschechischen Sammelbandes mit medizinhistorischen Biografien. Von 1989 bis 1994 veröffentlichte ich dann 30 Arbeiten – darunter biografische Artikel, Beiträge zum Medizinstudium im 19. Jahrhundert und auch einen zu Frauen in der Wissenschaft.

Außerdem war ich eingebunden in die Lehre und die Prüfungen. Die Teilnahme an den Vorlesungen war für die Studierenden Pflicht, sogar mit Anwesenheitsnachweis, wenn ich mich richtig erinnere. Es gab Seminargruppen mit festem Stundenplan und festgelegten Prüfungen, die man zu absolvieren hatte. In der Medizingeschichte mussten die Studierenden schriftliche und später in Vierergruppen mündliche Prüfungen absolvieren und zudem ausführliche Aufsätze verfassen (»Bitte erklären Sie das Prinzip der Iatrophysik.«, »Was hat man unter ›Anatomia animata‹ zu verstehen?« oder: »Beschreiben Sie

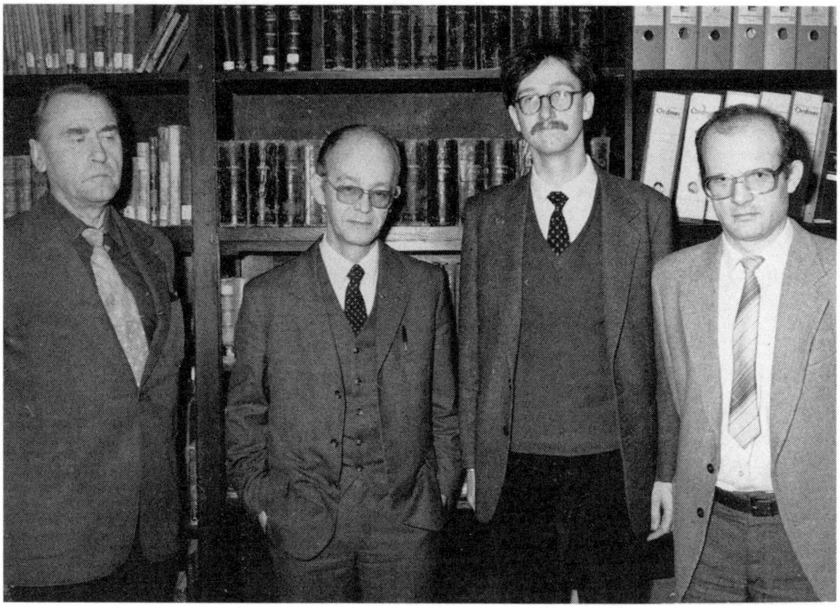

Dieter Wagner, Georg Harig, Hans-Uwe Lammel und Rainer Nabielek (v.l.) um 1980

die galenische Form der Humoralpathologie.«). Die Hausarbeiten wurden in den Seminaren besprochen. Das waren richtig schwere Prüfungen, die die Medizinstudierenden zu bewältigen hatten.

Wir haben beispielsweise Seminare zur Geschichte der Charité im 18. und 19. Jahrhundert sowie im Nationalsozialismus angeboten oder mit den Studierenden einen medizinhistorischen Spaziergang über das Gelände gemacht, auch in den heutigen Museumsbau hinein, in dem es ein Virchow-Gedenkzimmer gab und wo im Flur die Präparate-Sammlung untergebracht war.

Welche Rolle spielte die Medizingeschichte damals an der Fakultät?

Die Medizingeschichte wurde wichtiger genommen als heute, wichtig unter anderem auch aus Gründen der sogenannten Traditionspflege – der »Pflege fortschrittlicher und humanistischer Traditionen«. Hinzu kam der Bezug auf Paul Diepgen, in dessen Räumen wir ja saßen. In dieser Tradition sah man sich schon, als ehemaliges Diepgen-Institut, auch wenn weder die politische Ausrichtung noch die inhaltlichen Schwerpunkte, wie z. B. der neue Bereich Sozialmedizin, zusammenpassten. Diepgen war durchaus geachtet, allerdings wurde später mit einer Arbeit von Thomas Jaehn zu Diepgen im Nationalsozialismus an seinem Bild gekratzt.[3]

Thematisch haben wir daneben die Geschichte der Charité respektive der Medizinischen Fakultät, mit Harig speziell die Antike und mit Nabielek die arabisch-islamische Heilkunde abgedeckt. Grau und auch Nabielek arbeiteten zur Sexualwissenschaft, Tutzke, Harig und Schneck zur Medizin im 19. Jahrhundert, Ilona Marz zur Geschichte der Zahnmedizin.

Hat vor der »Wende« die Zugehörigkeit zur SED am Institut eine Rolle gespielt?

Es waren gar nicht alle in der Partei, und die Parteizugehörigkeit spielte am Institut allgemein keine so große Rolle.

Wir sitzen hier vor vielen Fotos der Institutsmitarbeiter, die meist zu geselligen Anlässen aufgenommen wurden. War das typisch, hatte es solche Anlässe vor 1989/90 häufig gegeben?

Es gab den Titel »Kollektiv der sozialistischen Arbeit«, den wir verteidigen mussten, und z. B. gewerkschaftliche Aktionen. Ich weiß gar nicht mehr, was wir alles gemacht haben. Es gab immer wieder Fahrten, Betriebsausflüge. Einen Tag vor der Währungsunion[4] haben wir noch eine Spreewaldfahrt gemacht und unser letztes Gewerkschaftsgeld ausgegeben.

Wurden diese Aktivitäten nach dem Ende der DDR weniger?

Ja, klar, es gab ja keine staatlichen Gelder mehr dafür – und dann waren wir ja alle Konkurrenten plötzlich, das hat sich schnell gezeigt. Das war schrecklich, ganz schrecklich. Und dann ging das mit dem Stellenabbau irgendwann los, das fing 1992 an.

Hatten Sie Kontakte zum 1963 gegründeten West-Institut? Wen kannten Sie von dort?

Gerhard Baader kannte man von Vorträgen, die er bei uns hielt, oder durch seine Teilnahme an unseren medizinhistorischen Nachmittagen, ebenso Johanna Bleker und Rolf Winau. Ragnhild Münch arbeitete für ihr Forschungsprojekt ein Jahr lang im Staatsarchiv in Merseburg und war formal bei uns angesiedelt, sie kam fast jeden Tag mit einem Tagesvisum nach Ost-Berlin. Mit ihr war ich 1988, als ich Verwandte besuchen durfte, in West-Berlin unterwegs. Harig musste für mich bürgen, dass ich auch wiederkomme. Von der anderen Seite aus konnte ich einen Blick auf die Charité werfen, über die Mauer hinweg.

Die West-Kollegen nahmen auch an den von uns veranstalteten internationalen Tagungen zur Medizingeschichte teil. Umgekehrt konnten von unserer Seite Harig und später auch Lammel in den Westen reisen, d. h. an Kongressen teilnehmen oder das Institut in der Klingsorstraße besuchen. Harig hatte aufgrund seiner Eltern, die im Widerstand gekämpft hatten und bekannte Wissenschaftler waren, einen Sonderstatus. Er besaß eine Reiseerlaubnis. Obwohl er kein »Parteigänger« war und sich eher als bürgerlich-humanistischer Wissenschaftler verstand. Fachlich war er mit westlichen Kollegen auf Augenhöhe. In seinen Vorlesungen erzählte er auch nicht irgendwas von der Arbeiterklasse oder so, solche Schwafelsätze hat er nicht von sich gegeben.

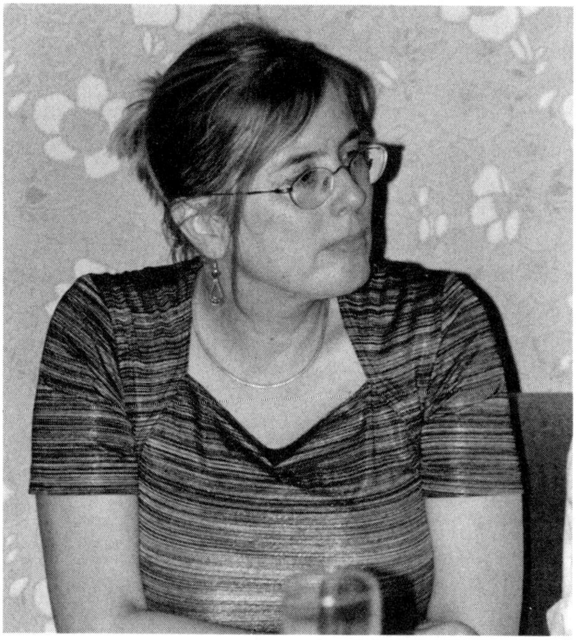

Petra Lennig vor der Blumentapete in der Ziegelstraße

Bot sich das ein bisschen an in der Medizingeschichte? Weil Sie ja vorhin meinten, das Fach sei wichtig gewesen.

Na, das war eher in der Zeitgeschichte so, aber das habe ich nicht wirklich mitbekommen. Ich habe da meine Fechner-Geschichten gemacht, das war 19. Jahrhundert.

Von seinen West-Besuchen brachte mir Harig wichtige Artikel aus der Bibliothek des FU-Instituts für meine Dissertation mit. Ich habe ihm gesagt, was ich brauchte, und er hat das dann kopiert. Die Ost-Bibliotheken standen zwar auch in Tauschbeziehungen und konnten Vieles besorgen, aber manche Literatur wie bestimmte englischsprachige oder ganz spezielle psychologiehistorische Aufsätze, wie ich sie brauchte, konnten sie nicht beschaffen. Das war dann nach der Wende das Schönste: in die Buchläden gehen ...

Wie war der Kontakt zu den West-Kollegen?

Wir hatten gute Beziehungen zueinander, vor und auch gleich nach der Wende. Neben den Erwähnten waren das z. B. auch Heinz-Peter Schmiedebach, Volker Hess, Eva Brinkschulte oder Udo Schagen. Wir haben gemeinsam Doktorandenseminare angeboten, z. B. zur Krankenhausgeschichte. Das hat großen Spaß gemacht. Vor der Währungsunion war es ein bisschen blöd, weil es im Anschluss an die Seminare immer zum Italiener ging und wir kaum Westgeld hatten. Wir wurden dann manchmal eingeladen, das war immer etwas peinlich. Wir sind auch zusammen zu Kongressen gefahren, etwa zur letzten Tagung der Gesellschaft für Geschichte der Medizin in der DDR im September 1990 in Magdeburg. Johanna Bleker hat uns alle, gefühlte acht Personen, in einem kleinen Auto mit zurückgenommen, und in Berlin angekommen haben wir erst mal bei ihr Spaghetti gegessen. Das Untereinander war richtig herzlich. Und sehr hilfsbereit: Als ich z. B. plötzlich Terminologie unterrichten musste – das Fach wurde in der DDR nicht von Medizinhistorikern, sondern von Altphilologen unterrichtet – hat mir Eva Brinkschulte ihre Unterlagen gegeben. Für eine Unterrichtsstunde musste ich mich zehn Stunden vorbereiten. Ich habe mich auch bei Nabielek, der gut Latein konnte und einen erfrischenden, witzigen Unterricht gemacht hat, in den Kurs gesetzt.

Udo Schagen hat im Übrigen organisiert, dass wir ausrangierte Computer des West-Instituts übernehmen konnten, und Birgit Sander, die Nachfolgerin von Frau Colbatz, und ich haben in der Klingsorstraße eine kleine Schulung erhalten. Überhaupt: Das war ein Aufschwung damals, das war wirklich schön!

Das war schon das Gefühl?

Ja, natürlich.

Gab es auch Skepsis?

Skeptisch waren wir alle. Es war einerseits ein schöner Aufschwung, man konnte so viel Neues machen, auch in der Arbeit. Dafür konnten wir uns wirklich begeistern. Gleichzeitig kam Unsicherheit auf und es entstanden Konkurrenzen, vor allem ab 1992. An der Charité wurden im großen Stil Stellenstreichungen geplant, insgesamt standen 300 wissenschaftliche Stellen zur Disposition. Man hat uns gesagt, dass beide medizinhistorischen Institute zur Fusion ausreichend Stellen bekommen sollten, sodass wir alle untergekommen wären. Aber daraus wurde nichts, im Stellenplan blieben für uns noch vier Stellen übrig: eine C4-, eine C1-, eine wissenschaftliche und eine Funktionsstelle. Besetzt wurden dann aber nur eine C3-Stelle und eine sogenannte Kustos-Stelle für das Archiv und die Sammlungen. An der ganzen Charité war das mit harten Einschnitten und Folgen für die Betroffenen verbunden, im besten Fall noch mit »Angeboten«, auf schlechter dotierte Stellen zu wechseln, teils mit Halbierung der Bezüge. Das war eine wirklich schreckliche Situation.

Anfangs gab es noch eine Überleitungsvereinbarung in Form von Zwei-Jahres-Verträgen, die die meisten unterschrieben haben. Das schützte aber nicht vor den anfangs »vereinigungsbedingten« und später dann betriebsbedingten Kündigungen. Die erste Kündigungswelle war 1993/94, die zweite dann 1995 – stets begleitet von langwierigen Rechtsstreitigkeiten, Verhandlungen, Berufungsanträgen, Stellungnahmen, bis hin zu Anhörungen im Abgeordnetenhaus.

Parallel dazu verlief die Evaluation, einerseits eine fachliche, die in unserem Fall durch Medizinhistoriker und andere Wissenschaftler aus dem Westen nach Aktenlage durchgeführt wurde, andererseits eine Überprüfung durch die damalige Gauck-Behörde. Das Schreiben, das wir dann erhielten, war im Grunde eine Frechheit, denn da hieß es in etwa: »Hiermit bescheinigen wir Ihnen, dass wir bis jetzt nichts gegen Sie gefunden haben«, implizierte also erst mal einen grundlegenden Verdacht. Das alles passierte gleichzeitig: Evaluation, Stellenstreichungen und existenzielle Verunsicherung, neue Kontakte, neue Aufgaben in der Lehre, Aufbruchsstimmung ...

Wie sahen die Folgen für das Institut aus?

Die Stelle von Schneck blieb erhalten als C3-Stelle, die wissenschaftliche Mitarbeiterstelle hatte Lammel inne, bis er 1994 nach Rostock wechselte, und Frau Marz übernahm die Kustos-Stelle. Nach Lammels Weggang wurde die Stelle nicht nachbesetzt, sodass das »Ost-Institut« noch über zwei Stellen von ehemals sechs verfügte. Das kam einer Auflösung gleich.

Nabielek arbeitete als freiberuflicher Medizinhistoriker weiter, Pawlow und Grau gingen in Rente. Ich »landete« nach längeren, auch juristischen Auseinandersetzungen mit der Charité-Verwaltung im Museum, das gerade aufgebaut und im März 1998 eröffnet wurde. Der Leiter der Pathologie und damalige Dekan, Manfred Dietel, den ich im September 1997 wegen einer eigentlich formalen Vertragsfrage ansprach, fragte mich spontan, ob ich nicht Lust hätte, das Museum mit aufzubauen. Das habe ich natürlich sehr gern zugesagt, ich wusste allerdings nicht, was alles auf mich zukam. Mir hat das aber sehr viel Spaß gemacht, das Museum zu leiten – das Ganze war jedoch zunächst mit einer Halbierung des Gehalts verbunden.

Gab es von irgendeiner Seite Unterstützung während dieser Auseinandersetzungen um Stellenstreichungen?

Am meisten hat der Personalrat geholfen. Intern waren wir inzwischen ja notgedrungen Konkurrenten geworden – das kannten wir gar nicht. Da kämpfte jeder für sich, es gab keine gemeinsamen Aktivitäten. Auch an anderen Ost-Instituten sah es ähnlich aus, in Leipzig z. B., aber da jeder mit seiner Situation ausreichend beschäftigt und belastet war, gab es auch da keinen Zusammenschluss.

Gab es im Ost-Berliner Institut in dieser Situation das Gefühl, wir müssen »dran glauben«, weil das West-Institut besser aufgestellt und vernetzt ist?

Ja, das war eindeutig so, zumal es in dieser Sache auch von dort keine Unterstützung gab. Wir hatten ja anfangs die unbefristeten Stellen; arbeitsrechtlich waren wir da eigentlich überlegen. Aber vielleicht kam dann von dort auch nichts, weil die West-Kollegen ja schon immer mit einer solchen Unsicherheit gelebt hatten, d.h. mit befristeten (Drittmittel-)Verträgen. Einige von ihnen besuchten uns im Institut und erzählten, dass sie jetzt mal eine Stelle für drei Jahre da und da hätten, aber danach nicht weiter wüssten. Wir hatten dagegen unbefristete, abgesicherte Stellen. Als ich 1980 ans Institut kam, war es umge-

Treffen der Ehemaligen des HU-Instituts im Dezember 2007. Hintere Reihe v.l.: Rainer Nabielek, Birgit Sander, Edeltraud Colbatz, Valentin Pawlow, Ilona Marz. Vordere Reihe v.l.: Dieter Wagner, Christa-Maria Jahns, Ehrentraud Holz, Petra Lennig

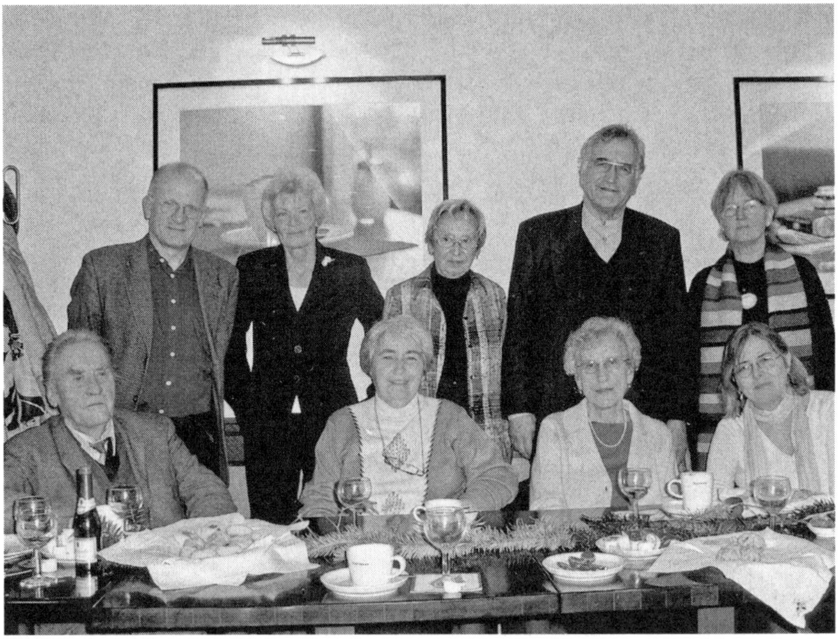

kehrt eher so, dass ich dachte, hier bleibe ich für immer. Und hier muss ich für immer bleiben, wenn mir nichts »Besseres« einfällt. Da kamen also ganz unterschiedliche Befindlichkeiten zusammen, eine ganz andere Kultur.

Und aus heutiger Sicht: Was ist geblieben?

Ich freue mich, dass ich es geschafft habe, in der Medizingeschichte zu bleiben. Auch die guten Kontakte innerhalb der Charité sind geblieben, ebenso zu den »West«-Kollegen und zum Universitätsarchiv. Ilona Kalb und Winfried Schulze haben uns immer sehr unterstützt, das ist bis heute für die Museumsarbeit von enormem Vorteil. Die meisten der früheren »Ost«-Kollegen treffen sich regelmäßig einmal jährlich im privaten Rahmen, diese Beziehungen sind also ebenfalls geblieben bzw. lebten nach der schwierigen Wendezeit wieder auf.

Anmerkungen

1 Hermann Ley (1911–1990) war von 1962 bis 1977 Professor mit Lehrstuhl für Philosophische Probleme der Naturwissenschaften an der Humboldt-Universität Berlin.

2 Petra Lennig, Von der Metaphysik zur Psychophysik. Gustav Theodor Fechner (1801–1887). Eine ergobiographische Studie, Frankfurt am Main 1994 (teilw. zugl. Diss. phil. Berlin (HU) 1990).

3 Thomas Jaehn, Der Medizinhistoriker Paul Diepgen (1878–1966). Eine Untersuchung zu methodologischen, historiographischen und zeitgeschichtlichen Problemen und Einflüssen im Werk Paul Diepgens unter besonderer Berücksichtigung seiner persönlichen Rolle in Lehre, Wissenschaftspolitik und Wissenschaftsorganisation während des Dritten Reiches, Diss. med. Berlin (HU) 1991.

4 Die sogenannte Währungs-, Wirtschafts- und Sozialunion zwischen beiden deutschen Staaten trat am 1. Juli 1990 in Kraft.

Sabine Schleiermacher

Der Forschungsschwerpunkt Zeitgeschichte der Medizin

»Die Gründung der Forschungsstelle Zeitgeschichte im Institut für Geschichte der Medizin war ungewöhnlich. Sie erfolgte zum 1. März 1986 im Einvernehmen mit dem Fachbereichsrat des Fachbereichs Natur- und Sozialwissenschaftliche Grundlagenmedizin und Medizinische Ökologie, dem Präsidenten der Freien Universität sowie dem Senator für Wissenschaft und Forschung, ausdrücklich zusätzlich und ergänzend zu den bereits vorhandenen Aufgaben des Instituts«.[1] Zu ihrem zehnjährigen Bestehen schrieb der damalige Institutsdirektor Rolf Winau: »Das Institut für Geschichte der Medizin ist stolz, daß es seit 10 Jahren die Forschungsstelle beheimatet.«[2]

Die Leitung dieser neuen Einrichtung hatte Udo Schagen inne und ging nach seinem Ausscheiden im Jahr 2004 auf Sabine Schleiermacher über. Der Forschungsstelle, die heute unter dem Titel Forschungsschwerpunkt Zeitgeschichte firmiert, gehörten eine wissenschaftliche Angestellte, eine Bibliothekarin/Archivarin und eine Sekretärin an. Zudem kamen und kommen projektbezogen Mitarbeiterinnen und Mitarbeiter hinzu. Udo Schagen ist weiterhin als Gastwissenschaftler im Forschungsschwerpunkt tätig. Inhaltliche Schwerpunkte des Forschungsschwerpunktes Zeitgeschichte sind Gesundheitspolitik sowie Struktur und Entwicklung des Gesundheitswesens, Wissenschaftsentwicklung und Hochschulpolitik/medizinische Ausbildung sowie Sozialhygiene/-medizin und Public Health im 20. Jahrhundert.

Seit der Gründung speisen sich Forschungsthemen des Forschungsschwerpunktes aus aktuellen gesundheits- und hochschulpolitischen Fragestellungen. Mit dem Wechsel der wissenschaftlichen Angestellten, dem Ausscheiden von Eberhard Göbel (1951–2004)[3] und dem Eintritt von Sabine Schleiermacher im Jahr 1999, wurde das Forschungsfeld zunehmend zugunsten der historischen Perspektive erweitert.

Ausgehend von aktuellen Problemlagen wird nach der »Vorgeschichte« der »Gegenwart«, nach Entwicklungs- und Traditionslinien etwa von Gesundheits- und Hochschulpolitik, der Gestaltung medizinischer Versorgungssysteme sowie von Leitideen in der Medizin gefragt und eine historische Kontextualisierung in längerer zeitlicher Perspektive, von der Kaiserzeit über die Weimarer Republik und das NS-System bis in die BRD und die DDR vorgenommen.

Die Frage nach Kontinuität und Diskontinuität von Strukturen, Ideologien und Akteuren ist eng verbunden mit der Frage nach Genese und Persistenz von Traditionen, ihrer Beeinflussung durch wechselnde externe Faktoren sowie ihrer Aneignung durch Akteure und deren Interessen in sich verändernden politischen und gesellschaftlichen Kontexten, wie etwa in den beiden deutschen Staaten nach 1945.

Der Forschungsschwerpunkt Zeitgeschichte, der seit seiner Gründung auch die gesundheitspolitischen Entwicklungen in der DDR in den Blick genommen hat, konnte nach den politischen Entwicklungen mit dem Ende der DDR 1989/90 und der damit zusammenhängenden Entdeckung der DDR als Gegenstand historischer Forschung nicht nur auf eine mehrjährige Beschäftigung mit dem Thema, sondern auch einen umfänglichen und schnell anwachsenden Fundus an Materialien zurückgreifen.[4] So waren im Forschungsschwerpunkt bereits vor der Vereinigung der beiden deutschen Staaten Grundlagen für das Forschungsfeld Zeitgeschichte der Medizin in der DDR gelegt worden. Schließlich zogen die aus den politischen Entwicklungen erwachsenden Folgen für die ost- und westdeutschen Gesundheitssysteme und die damit verbundene medizinische Ausbildung an den Hochschulen neue Fragestellungen nach sich, um sich mit der Entwicklung des Gesundheits- und Hochschulwesens in beiden deutschen Staaten wie deren Vorgeschichte auch in vergleichender Perspektive zu befassen.

1990 entstand eine Kooperation mit der Universität Jena und der Gesellschaft für Medizinische Ausbildung (GMA). Sie hatte das Ziel, mit Rückbezug auf die Entwicklung in Ost- und Westdeutschland Reformvorschläge für das Medizinstudium und die ärztliche Ausbildung zu diskutieren und zu entwickeln. In die Ergebnisse, die 1993 publiziert wurden,[5] flossen die Erfahrungen des Forschungsschwerpunktes aus langjähriger Beschäftigung mit dem Themenkomplex medizinische Ausbildung ein.

Im Forschungsschwerpunkt Zeitgeschichte wird eine öffentlich zugängliche Literatur-Datenbank zur medizinischen Zeitgeschichte sowie eine Sammlung grauer Literatur gepflegt und zudem ein ständig wachsendes Archiv unterhalten. In dieses werden gezielt Vor- und Nachlässe sowie Sammlungen einflussreicher Gesundheitspolitiker aus der BRD (u.a. Erwin Jahn, 1911–1997, Sozialmediziner, Gesundheitspolitiker und Vizepräsident des Bundesgesundheitsamtes) und der DDR (u.a. Günter Ehmann, 1930–1992, Direktor für Weiterbildung an der Akademie für Ärztliche Fortbildung und Ludwig Mecklinger, 1919–1994, Gesundheitsminister der DDR von 1971 bis 1989) aufgenommen.

Gesundheitspolitik sowie Struktur und Entwicklung des Gesundheitswesens im Nachkriegsdeutschland

Auf Anfrage des Bundesministeriums für Arbeit und Sozialordnung und des Bundesarchivs verfassten Udo Schagen und Sabine Schleiermacher für das zehnbändige Handbuch zur *Geschichte der Sozialpolitik in Deutschland seit 1945* Beiträge zur Reorganisation und zu den Grundzügen des Gesundheitswesens in SBZ/DDR sowie in Berlin im Zeitraum von 1945 bis 1961.[6] Ausgehend von den Anfängen gesundheitlicher Versorgung im Kaiserreich und ihrer in der Weimarer Republik und im Nationalsozialismus ausdifferenzierten Strukturen sowie der Reorganisation nach der Befreiung im Jahr 1945 wurde nach Anknüpfungspunkten bzw. Kontinuitäten oder Diskontinuitäten bis in SBZ und DDR gefragt. Besonderes Augenmerk lag auf dem in der SBZ/DDR veränderten System der Krankenkassen, auf der Neukonstruktion und präventiven Ausrichtung der Strukturen medizinischer Versorgung, wie auf der Reform der medizinischen Ausbildung, der Betonung des Gesundheitsschutzes der Frauen[7] sowie auf den sich wandelnden Profilen ärztlicher Berufstätigkeit.[8]

Im Jahr 2000 richtete die *Deutsche Gesellschaft für Sozialmedizin und Prävention* (DGSMP) die Arbeitsgruppe *Geschichte von Sozialmedizin, Sozialhygiene und Public Health* ein, die Schagen und Schleiermacher bis 2006 leiteten.[9] Anlässlich der 100-jährigen Geschichte von Sozialhygiene in Deutschland gab der Forschungsschwerpunkt für die DGSMP eine CD-ROM mit Literatur, Biografien und Dokumenten sowie Beiträgen heraus, die sich mit Leitbildern in Medizin und Gesundheitswesen befassen.[10]

Die Leitideen Prävention und Prophylaxe sowie die Frage nach externen Einflüssen etwa von Besatzungsbehörden, ausländischen Experten oder Remigranten auf die Neugestaltung des Gesundheitswesens in der SBZ/DDR sowie in den Westzonen/BRD sind weitere Themen, mit denen sich der Forschungsschwerpunkt beschäftigt.[11] So zeigt das Beispiel der vergeblichen Versuche der Einflussnahme angloamerikanischer Besatzungsbehörden auf die Gestaltung der Gesundheitspolitik in dem späteren Land Niedersachsen, dass im Gegensatz zur sowjetischen Besatzungszone die Chance einer Umorientierung nicht genutzt wurde, sondern vielmehr Elemente nationalsozialistischer Gesundheits- und Bevölkerungspolitik fortbestehen konnten.[12] In vergleichender Perspektive schloss sich daran die Frage an, warum und in welcher Weise trotz gleicher gesundheitspolitischer Voraussetzungen in Ost- und Westdeutschland unterschiedliche Konzepte gesundheitlicher Versorgung entwickelt und installiert wurden und auf welche Traditionen dabei zurückgegriffen wurde.[13]

Dissertationen, die vom Forschungsschwerpunkt Zeitgeschichte betreut wurden, ergänzen das Spektrum. So wurden Konzeption und Umsetzung von Polikliniken in Brandenburg,[14] die Gesundheitspolitik im geteilten Berlin unter den Bedingungen des Kalten Krieges und der Systemkonkurrenz in den Jahren von 1948 bis 1961,[15] die rechtlichen Rahmenbedingungen für die Niederlassung frei praktizierender Ärzte in der DDR,[16] die Reform des Medizinstudiums[17] und die Einführung des Diploms fur Mediziner und Stomatologen sowie die Abschlussprüfungen von Zahnarzthelferinnen in der DDR[18] untersucht.

Wissenschaftsentwicklung, Hochschulpolitik und medizinische Ausbildung – Weimarer Republik, Nationalsozialismus und Nachkriegszeit

Ein weiteres Forschungsfeld des Forschungsschwerpunktes Zeitgeschichte bilden Wissenschaft, Hochschule und medizinische Ausbildung in den vier Besatzungszonen sowie in BRD und DDR im Kontext der historischen Entwicklung und unter besonderer Berücksichtigung politischer Umbrüche (1933 und 1945) in vergleichender Perspektive.

So wurde nach Bewertung und Umgang mit der nationalsozialistischen Vergangenheit in der unmittelbaren Nachkriegzeit gefragt, inwiefern an medizinischen Fakultäten westdeutscher Universitäten die Chance einer Neuorientierung ergriffen wurde oder sich vielmehr restaurative Tendenzen durchsetzen konnten. Von Interesse waren hier die »institutionellen und persönlichen Strategien im Umgang mit der Vergangenheit«,[19] Selbstreinigungsrituale in der Medizin, wie sie in der semantischen Umdefinition nach dem Nürnberger Ärzteprozess inkriminierter medizinischer Forschung als »Pseudowissenschaft« zu finden sind,[20] sowie der Versuch der Reform medizinischer Ausbildung durch die Integration geisteswissenschaftlicher Inhalte (»humanities«) in das Medizinstudium.[21] Besonderes Augenmerk liegt hier auf dem Einfluss alliierter Förderpolitik, wie etwa die *Rockefeller Foundation* die Neuausrichtung von Forschung und Lehre in der frühen Bundesrepublik zu befördern suchte. Mit Unterstützung des *Rockefeller Archive Centers* konnten umfangreiche Recherchen in US-amerikanischen Archiven vorgenommen werden, deren Auswertung noch nicht abgeschlossen ist.[22]

Am Beispiel des Konfliktes zwischen der Medizinischen Fakultät der Berliner Universität und der Hochschulverwaltung im Vorfeld der Gründung der FU Berlin im Jahr 1948[23] sowie am Beispiel der Errichtung eines Studienganges für Militärmediziner an der Universität Greifswald im Jahr 1955, auf den die Medizinstudierenden mit einem eintägigen Streik reagierten, wurde das Verhältnis von Staat und Partei zu den Hochschulen in der frühen Nachkriegszeit in SBZ/DDR untersucht.[24]

Eben diesem Verhältnis von staatlicher Einflussnahme auf zentrale Bereiche der Hochschule (Selbstverwaltung, Personalpolitik, wissenschaftliche Orientierung, Zugang, Graduierung, Organisation) mit ihren eigenen Zielen und Interessen und den Reaktionen hierauf seitens der Akteure in den wissenschaftlichen Einrichtungen geht das von der DFG geförderte Projekt »Wissenschaftlicher Anspruch und staatliches Interesse. Die Hochschulmedizin an der Charité im Wechsel staatlicher Systeme 1933 und 1945« nach.[25]

Das Beispiel der Charité zeigt, dass es wissenschaftliche Institutionen wie ihre Trägerpersönlichkeiten nicht nur vermochten, sich mit den jeweils veränderten politischen Gegebenheiten zu arrangieren, sondern auch die durch den politischen Wechsel freigesetzte Dynamik für eigene Interessen zu nutzen. Ein Vergleich der Entscheidungen und Positionierungen während der politischen Umbruchphasen von 1933 und 1945 lässt nicht nur Gemeinsamkeiten und Unterschiede erkennen. Er macht auf hochschulimmanente Dynamiken, restaurative bzw. modernisierende Elemente von Wissenschaft aufmerksam und es wird deutlich, dass politische Umbrüche selbst nur vermittelte Auswirkungen auf interne Entwicklungen hatten. Der Vergleich der politischen Umbruchphasen 1933 und 1945 gibt Hinweise darauf, wie weit politische Einflussnahme, Steuerung und Durchdringung der Universitäten in der Vergangenheit reichte.

Danach kann nicht davon gesprochen werden, dass sich das Verhältnis von Politik und Wissenschaft/Hochschule während des Nationalsozialismus sowie in der Zeit der sowjetischen Besatzungszone und späteren DDR mit den Parametern Herrschaft und Unterwerfung beschreiben lässt. Trotz veränderter politischer Rahmenbedingungen ist 1933 wie 1945 eine erstaunliche Persistenz des Systems Hochschule sowohl in struktureller wie personaler Hinsicht und hier besonders des gehobenen Lehrkörpers zu beobachten. So gingen die Veränderungen des Umbruchs von 1933 zu Lasten der vielen jüdischen wie politisch nicht ins nationalsozialistische System passenden Personen, während nach 1945 nur wenige Hochschullehrer im Verfahren der Entnazifizierung bleibende Nachteile hinnehmen mussten. Die Mitglieder der Medizinischen Fakultät konnten in beiden politischen Systemen, je nach eigener wissenschaftlicher und politischer Interessenlage, Karrierebedürfnisse und Statusfragen ihre Handlungsspielräume nicht nur nutzen, sondern oftmals sogar erweitern. Ausgestattet mit einem robust elitären Selbstverständnis und in antidemokratisch ständischem Denken tief verwurzelt, wurden grundsätzliche strukturelle Reformen und Modernisierungen sowie Demokratisierungen des Bildungssystems nach 1945 abgelehnt.

Auf die Nachkriegsentwicklung in der Charité bezogen wurden die Entnazifizierung,[26] die Berufungs- und Zulassungspraxis,[27] der Einfluss von Medizinern auf wissenschafts- und gesundheitspolitische Entscheidungen und ihre Verbindung zu Staat und Partei, die Etablierung der Sozialhygiene als Leitwissenschaft und der damit verbundene Bruch mit dem rassistischen Biologismus in der Medizin sowie die daraus resultierenden Auswirkungen auf Forschung, Lehre und medizinische Versorgung,[28] die Neuausrichtung des Medizinstudiums, die Rolle von Partei, Massenorganisationen, betrieblicher Gewerkschaftsarbeit sowie die Struktur und Mitarbeiter des Ministeriums für Staatssicherheit thematisiert.[29]

In der SBZ war es ein akuter Personalnotstand, der unter anderem durch eine Abwanderung von Medizinern in die Westzonen verursacht war,[30] der die von der zentralen Hochschulverwaltung beabsichtigten Entnazifizierungsmaßnahmen konterkarierte, indem Hochschullehrer, die wegen ihrer Mitgliedschaft in der NSDAP eigentlich hätten entfernt werden müssen, in den Hochschulbetrieb integriert wurden, wenn sie nachweisen konnten »sich fern jeder politisch-ideologischen Tendenz ausschließlich in den Dienst der Wissenschaft gestellt« zu haben. So scheint die personelle »Säuberung« in der unmittelbaren Nachkriegszeit für diese Hochschullehrer weniger ein »Bruch« in der Karriere, als vielmehr nur eine »zeitweilige Unterbrechung« gewesen zu sein.[31]

Gleichzeitig gingen Projekte des Forschungsschwerpunktes einer Reihe von Einzelfragen die Zeit des Nationalsozialismus betreffend nach, wie der Umsetzung hochschul- und rassenpolitischer Gesetzgebung,[32] der Personalpolitik und Nachwuchsförderung sowie der damit verbundenen wissenschaftlichen Schwerpunktsetzung,[33] wie mit den »Handlungsspielräumen«, »Handlungsalternativen« oder dem widerständigen Verhalten,[34] wie mit politisch und rassistisch motivierter Verfolgung,[35] oder allgemein mit der »Enthumanisierung« der Medizin an der Charité.[36] Darüber hinaus wurden die Rassenhygiene als Leitidee medizinischen Handelns[37] sowie die Etablierung der Geomedizin auch an der Charité und ihre Verbindung zur Bevölkerungspolitik[38] und hier konkret zur »Ostraumplanung« untersucht[39] und in der Ausstellung der DFG zum »Generalplan Ost« national wie international präsentiert.[40]

An Karrieren ausgesuchter Wissenschaftler, wie einzelner im Nürnberger Ärzteprozess angeklagter Mitglieder der Charité[41] und ihren Forschungsfeldern wurden Selbst-Indienstnahme und Abgrenzung gegenüber dem nationalsozialistischen Staat thematisiert.[42]

Die Auswirkungen politischer Veränderungen in Phasen politischer Umbrüche auf Universitäten in Deutschland, Österreich, Japan und der Tschechoslowakei waren zentraler Gegenstand der Tagung »Hochschulen und politische Systemwechsel – Vergleich 1933 und 1945«. Anhand von Fallbeispielen wurde das Verhältnis von Hochschule, Staat und Politik in vergleichender Perspektive diskutiert. Im Zentrum standen dabei die Fragen, ob und in welchem Maße die unterschiedlichen Staaten hinsichtlich der Hochschulen vergleichbare Strukturen etabliert hatten, ob sie ähnliche Ziele verfolgten und dafür eine gleichartige Politik der Intervention betrieben, welche Strategien und Verhaltensmuster im Umgang mit ihnen entwickelt wurden, ob und für wen welche Konsequenzen daraus für die Hochschulen erwuchsen und schließlich ob und in welcher Beziehung Differenzen, Kongruenzen oder Analogien erkennbar sind.[43]

In den Jahren 2006/07 führte der Forschungsschwerpunkt die über zwei Semester laufende Ringvorlesung *Die Charité im Nationalsozialismus und der Nürnberger Ärzteprozeß 1946/47* durch. Darüber hinaus wurde der Sammelband *Die Charité im Dritten Reich*, der die an Themen, Disziplinen, Instituten und Personen orientierten Vorträge sowie den seinerzeitigen Forschungsstand dokumentiert, herausgegeben.[44] Die Autoren fragten nach der grenzüberschreitenden »Enthumanisierung der Medizin«, nach einer »dienenden« oder »willfährigen Wissenschaft«, nach den Entlassungen im Zusammenhang einer politischen und rassistischen Personalpolitik, nach Entscheidungsspielräumen der Akteure sowie nach Gedenken und Konsequenzen für eine heutige Ethik in der Medizin.

In weitergehenden wissenschaftshistorischen Fragestellungen befasste sich der Forschungsschwerpunkt Zeitgeschichte eher allgemein mit der Entwicklung von Wissenschaft und Technologie in SBZ und DDR und der »Beziehung zwischen Wissenschaft und Politik« unter »totalitären bzw. diktatorischen Herrschaftsformen«.[45]

So untersuchte das von der DFG geförderte Projekt »Biowissenschaften/Biomedizin im Spannungsfeld von Wissenschaft und Politik in der DDR und der Bundesrepublik in den sechziger und siebziger Jahren«[46] die Institutionalisierung biowissenschaftlicher Forschung im Rahmen der Medizin in DDR und BRD zwischen 1962 und 1975. Am Beispiel komplexer Forschungsplanungen und -institutionen, der sogenannten »Biologieprognose« (1968) und des Großforschungsvorhabens MOGEVUS[47] (1971) aufseiten der DDR sowie des 1969 von der Bundesregierung aufgelegten Querschnittsprogramms »Neue Technologien«, wurden im Rahmen eines deutsch-deutschen Vergleichs die Problemwahrnehmung an existierenden und die Entwicklung von neuen Modellen der Forschungsförderung, ihre Planung und konkrete Realisierung in Biowissenschaften/Biomedizin analysiert. Dabei wurden Aushandlungsprozesse zwischen Wissenschaft, Staat und beiderseits auch Wirtschaft, der detektierte und definierte Forschungsbedarf der ost- wie westdeutschen Nachkriegsgesellschaft, Förderungs- und Steuerungsprogramme sowie Handlungsspielräume, die sich für die Wissenschaft und ihre Akteure ergaben, betrachtet.[48]

Die im Forschungsschwerpunkt Zeitgeschichte untersuchten Themenfelder sowie die hier bearbeiteten historischen Kontexte von Weimarer Republik, der Zeit des Nationalsozialismus und der Nachkriegszeit in BRD und DDR spiegeln sich auch in den laufenden Projekten. So wird in einem vom Bundesverband der Ärztinnen und Ärzte des Öffentlichen Gesundheitsdienstes e.V. und dem Bundesministerium für Gesundheit geförderten Projekt die Rolle der Amtsärzte in Nationalsozialismus und Nachkriegszeit in West- und Ostdeutschland untersucht werden. Der Datenbestand von Biografien von Angehörigen der Charité, insbesondere jener Personen, die während des Nationalsozialismus aus ihren Positionen gedrängt wurden und emigrieren konnten, wird kontinuierlich durch Informationen, die in internationalen Archiven recherchiert wurden, erweitert. Über die Rolle der Charité in der DDR hinaus ist allgemein die Gesundheitspolitik der DDR, zu der ein Buch in Vorbereitung ist, weiterhin Gegenstand der Forschung in diesem Schwerpunkt.

Der Forschungsschwerpunkt Zeitgeschichte stellt eine reine Forschungsstelle dar. Seine Mitarbeiterinnen und Mitarbeiter stellen ihre Expertise in der Beantwortung von Anfragen, in Gutachten und in Vorträgen zur Verfügung. Die Studierenden profitieren von den Ergebnissen seiner Arbeit sowohl in Lehrveranstaltungen, die in den verschiedenen Studiengängen der Charité angeboten werden und in denen sie etwa eine Ausstellung zur Charité im Nationalsozialismus konzipierten und öffentlich präsentierten,[49] als auch durch seine Mitarbeit in verschiedenen Gremien der curricularen Entwicklung.

Das vertiefte Wissen aus langjähriger Forschung zum Themenkomplex »Aus, Fort- und Weiterbildung der Gesundheitsberufe«, bei der die Entwicklung der ärztlichen Ausbildung, ihre Reformstudiengänge und Modellprojekte im In- und Ausland kontinuierlich verfolgt und dokumentiert wurden, sowie eigene Lehrerfahrungen in den Disziplinen Geschichte der Medizin, Ethik der Medizin und Geschichte von Public Health flossen in die leitende Mitarbeit bei curricularen Fragen des Studienschwerpunktes »Grundlagen ärztlichen Denkens und Handelns« im Reformstudiengang der Charité[50] sowie in die Entwicklung des Moduls »Mensch und Gesellschaft« für den Modellstudiengang der Charité ein.

So profitieren schließlich die Studierenden von der im Sinne der Forschung initiierten Eingebundenheit des Forschungsschwerpunktes Zeitgeschichte in internationale Kooperationen.

Anmerkungen

1 Eberhard Göbel/Udo Schagen, 10 Jahre Forschungsstelle Zeitgeschichte im Institut für Geschichte der Medizin der Freien Universität Berlin, Berlin 1996, S. 9.

2 Rolf Winau, Vorwort, in: Göbel/Schagen, Forschungsstelle (wie Anm. 1), S. 7.

3 Im Herbst 1996 erhielt Eberhard Göbel einen Ruf auf die Professur für Gesundheitsförderung mit Schwerpunkt betriebliche Gesundheitsförderung am Fachbereich Sozial- und Gesundheitswesen der Fachhochschule Magdeburg.

4 Schon Rolf Winau wies auf diese Besonderheit hin. Vgl. Winau, Vorwort (wie Anm. 2), S. 7.

5 Dietrich Habeck/Udo Schagen/Günther Wagner (Hg.), Reform der Ärzteausbildung. Neue Wege in den Fakultäten, Berlin 1993.

6 Udo Schagen/Sabine Schleiermacher, Gesundheitswesen und Sicherung bei Krankheit und im Pflegefall. Einleitung: Rahmenbedingung für die Reorganisation des Gesundheitswesens. Die Sowjetische Besatzungszone und Berlin, in: Udo Wengst (Hg.), Besatzungszonen 1945–1949. Sozialpolitik zwischen Kriegsende und der Gründung zweier deutscher Staaten. Geschichte und Sozialpolitik in Deutschland seit 1945, hg. vom Bundesministerium für Arbeit und Sozialordnung und dem Bundesarchiv, Bd. 2/1, Baden-Baden 2001, S. 464–485 und 511–528. Dazugehörige Dokumente in Bd. 2/2; dies., Gesundheitswesen und Sicherung bei Krankheit und im Pflegefall, in: Dierk Hoffmann/Michael Schwartz (Hg.), Im Zeichen des Aufbaus des Sozialismus. Geschichte der Sozialpolitik, Bd. 8, DDR 1949–1961, Baden-Baden 2004, S. 387–433. Dazugehörige Dokumente auf CD-ROM.

7 Ebd., S. 416–422.

8 Vgl. hierzu auch Sabine Schleiermacher, »Humanistisch, dem Menschen dienend, ist deshalb das Ethos des Arztberufes«. Die Beschreibung des Nationalsozialismus in ärztlichen Autobiographien in der DDR, in: Angelika Schaser (Hg.), Erinnerungskartelle. Zur Konstruktion von Autobiographien nach 1945, Bochum 2003, S. 141–166. Schagen/Schleiermacher, Gesundheitsschutz (1949–1961) (wie Anm. 6), S. 423–429.

9 Udo Schagen/Sabine Schleiermacher, Die Arbeitsgruppe Geschichte von Sozialmedizin, Sozialhygiene und Public Health in der DGSMP seit ihrer Gründung von 2000 bis 2006. DGSMP-Mitgliederrundbrief 1 (2007), S. 21–23.

10 Udo Schagen/Sabine Schleiermacher (Hg.), 100 Jahre Sozialhygiene, Sozialmedizin und Public Health in Deutschland. CD-ROM, Berichte und Dokumente zur Zeitgeschichte der Medizin 8, Berlin 2005 und Dokumente zur Zeitgeschichte der Medizin 8. Berlin 2005. Online: www.100-jahre-sozialmedizin.de

11 Sabine Schleiermacher, Prävention und Prophylaxe: Eine gesundheitspolitische Leitidee im Kontext verschiedener politischer Systeme, in: Alfons Labisch/Norbert Paul (Hg.), Historizität. Erfahrung und Handeln – Geschichte und Medizin, Stuttgart 2004, S. 171–178; Sabine Schleiermacher, Rückkehr der Emigranten: ihr Einfluss auf die Gestaltung des Gesundheitswesens in der SBZ/DDR, in: Sabine Schleiermacher/Norman Pohl (Hg.), Wissenschaft in der SBZ und DDR: Organisationsformen, Inhalte, Realitäten, Husum 2009, S. 79–94; Udo Schagen, Kongruenz der Gesundheitspolitik von Arbeiterparteien, Militäradministration und der Zentralverwaltung für das Gesundheitswesen in der Sowjetischen Besatzungszone?, in: Wolfgang Woelk/Jörg Vögele (Hg.), Geschichte der Gesundheitspolitik in Deutschland. Von der Weimarer Republik bis in die Frühgeschichte der »doppelten Staatsgründung«, Berlin 2002, S. 379–404.

12 Sabine Schleiermacher, Gesundheitspolitische Traditionen und demokratische Herausforderung: Gesundheitspolitik in Niedersachsen nach 1945, in: Woelk/Vögele, Geschichte (wie Anm. 11), S. 265–283.

13 Sabine Schleiermacher, Contested Spaces: Models of Public Health in Occupied Germany, in: Susan Gross Solomon/Lion Murard/Patrick Zylberman (Eds.), Shifting Boundaries of Public Health. Europe in the Twentieth Century, Rochester 2008, S. 175–204.

14 Heike Krumbiegel, Polikliniken in der SBZ / DDR. Konzeption und Umsetzung öffentlicher, poliklinischer Einrichtungen unter der besonderen Berücksichtigung Brandenburgs, Frankfurt am Main 2007.

15 Melanie Arndt, Gesundheitspolitik im geteilten Berlin 1948 bis 1961, Köln [u. a.] 2009.

16 Gerhard Naser, Hausärzte in der DDR. Relikte des Kapitalismus oder Konkurrenz für die Polikliniken, Bergatreute 2000.

17 Gero Bühler, Medizinstudium und Studienreform in der SBZ und in der DDR (1945–1990), Frankfurt am Main 1999.

18 Peter Seigewasser, Das Diplom für Mediziner und Stomatologen in der DDR unter besonderer Berücksichtigung der Immatrikulation- und Absolventenzahlen der Charité, Diss.med. Berlin 2006; Anke Handrock, Untersuchung über die Ergebnisse von Abschlussprüfungen von Zahnarzthelferinnen in Abhängigkeit von den Ergebnissen der Zwischenprüfungen und von der schulischen Allgemeinbildung, Diss.med.dent. Berlin (FU) 1994.

19 Andras Malycha, Institutionelle und individuelle Strategien im Umgang mit der nationalsozialistischen Vergangenheit an der Medizinischen Fakultät der Berliner Universität in den Jahren 1945 bis 1949, in: Sigrid Oehler-Klein/Volker Roelcke (Hg.), Vergangenheitspolitik in der universitären Medizin nach 1945: Institutionelle und individuelle Strategien im Umgang mit dem

Nationalsozialismus, Stuttgart 2007, S. 147–168; Sabine Schleiermacher, Die universitäre Medizin nach dem Zweiten Weltkrieg – institutionelle und persönliche Strategien im Umgang mit der Vergangenheit, in: ebd., S. 21–42; dies., Neuorientierung? Politik und Medizin in den Nachkriegsjahren, in: Ursula Ferdinand/Hans-Peter Kröner/Ioanna Mamali (Hg.), Medizinische Fakultäten in der deutschen Hochschullandschaft 1925–1950, Heidelberg 2013, S. 305–328.

20 Sabine Schleiermacher/Udo Schagen, Medizinische Forschung als Pseudowissenschaft. Selbstreinigungsrituale der Medizin nach dem Ärzteprozess, in: Veronika Lipphardt/Dirk Rupnow/Jens Thiel/Christina Wessely (Hg.), Pseudowissenschaft. Konzeptionen von Nicht-Wissenschaftlichkeit in der Wissenschaftsgeschichte, Frankfurt am Main 2008, S. 251–278.

21 Sabine Schleiermacher, Reformation oder Restauration? Vorschläge für das Medizinstudium in der amerikanischen und der sowjetischen Besatzungszone, in: Rüdiger vom Bruch/Uta Gerhardt/Aleksandra Pawliczek (Hg.), Kontinuitäten und Diskontinuitäten in der Wissenschaftsgeschichte im 20. Jahrhundert. Wissenschaft, Politik und Gesellschaft, Bd. 1, Stuttgart 2006, S. 247–261.

22 Sabine Schleiermacher, »Ich habe große Zweifel ob es in Deutschland in der Mentalität oder im Denken einen fundamentalen Wandel gegeben hat«: Die Rockefeller Foundation und ihr Engagement bei einer Neuorientierung von Medizin und Public Health in Deutschland in den 50er Jahren, in: Medizinhistorisches Journal 45 (2010), S. 43–65; dies., The Primacy of the Political: The Rockefeller Foundation and post WW II Germany, in: The Rockefeller Archive Center – Research Report, Tarry Town/New York 2011 (http://www.rockarch.org/publications/resrep/schleiermacher.pdf).

23 Andreas Malycha/Udo Schagen, Die Medizinische Fakultät der Berliner Universität und ihr Verhältnis zur zentralen Hochschulbehörde 1945–1949. Zentrale Konflikte im Vorfeld der Gründung der Freien Universität Berlin, in: Michael Lemke (Hg.), Schaufenster der Systemkonkurrenz. Die Region Berlin-Brandenburg im Kalten Krieg, Köln [u. a.] 2006, S. 225–245.

24 Udo Schagen, Widerstand gegen Partei- und Regierungsbeschluss. Der Greifswalder Medizinstudentenstreik 1955. Ein Beitrag zur Historiographie des kalten Krieges, in: Heinz-Peter Schmiedebach/Karl-Heinz Spiess (Hg.), Studentisches Aufbegehren in der frühen DDR. Der Widerstand gegen die Umwandlung der Greifswalder Medizinischen Fakultät in eine militärmedizinische Ausbildungsstätte im Jahr 1955, Stuttgart 2001, S. 59–102.

25 Das von Udo Schagen und Sabine Schleiermacher geleitete Projekt wurde von 2003 bis 2006 mit Andreas Malycha und Johannes Vossen bearbeitet. »Charité« wird hier als Kurzbezeichnung und pauschaler Sammelbegriff für die Medizinische Fakultät der Berliner Universität (Friedrich-Wilhelms-Universität, ab 1945 Universität Berlin, ab 1948 Humboldt-Universität zu Berlin) einschließlich der ihren Mitgliedern zuzuordnenden Kliniken und Institute benutzt.

26 Andreas Malycha, Der Umgang mit politisch belasteten Hochschulprofessoren an der Medizinischen Fakultät der Universität Berlin in den Jahren von 1945 bis 1949, in: vom Bruch et al., Kontinuitäten (wie Anm. 21), S. 93–110.

27 Udo Schagen, Wer darf studieren? Ausgrenzung und Chancengleichheit 1933 und 1945, in: Sabine Schleiermacher/Udo Schagen (Hg.), Wissenschaft macht Politik. Hochschule in den politischen Systembrüchen 1933 und 1945, Stuttgart 2009, S. 49–61.

28 Udo Schagen, Sozialhygiene als Leitkonzept für Wissenschaft und Gesellschaft. Der Bruch mit dem Biologismus in der Medizin der SBZ, in: vom Bruch et al., Kontinuitäten (wie Anm. 21), S. 223–232.

29 Udo Schagen/Sabine Schleiermacher, Charité in Trümmern (1945–1949), in: Johanna Bleker/Volker Hess (Hg.), Die Charité: Geschichte(n) eines Krankenhauses, Berlin 2010, S. 188–203; Sabine Schleiermacher/Udo Schagen, 1949–1961: Rekonstruktion und Innovation, in: ebd., S. 204–242. In dem Beitrag sind folgende Exkurse enthalten: Andreas Malycha, Die Struktur der SED an der Berliner Charité 1945–1989, S. 220–223; Jutta Begenau, Hauptamtliche Mitarbeiter des MfS an der Charité, S. 224–226; dies., Betriebliche Gewerkschaftsarbeit in der Charité, S. 226–229.

30 Schagen/Schleiermacher, Gesundheitswesen (1949–1961) (wie Anm. 6), S. 425–428.

31 Malycha, Strategien (wie Anm. 19), S. 167; ders., Hochschulpolitik in den vier Besatzungszonen Deutschlands. Inhalte und Absichten der Alliierten und der deutschen Verwaltung 1945–1949, in: Sabine Schleiermacher/Udo Schagen (Hg.), Wissenschaft macht Politik. Hochschule in den politischen Systembrüchen 1933 und 1945, Stuttgart 2009, S. 29–47. Udo Schagen, Das Selbstbild Berliner Hochschulmediziner in der SBZ und ihre Verantwortung für die Universität

im Nationalsozialismus, in: Oehler-Klein/Roelcke, Vergangenheitspolitik (wie Anm. 19), S. 121–144.

32 Johannes Vossen, Der politische Systemwechsel von 1933 und seine Auswirkungen auf die Hochschulpolitik, in: Schleiermacher/Schagen, Wissenschaft (wie Anm. 31), S. 19–27.

33 Johannes Vossen, Die Medizinische Fakultät der Berliner Universität und der Systemwechsel von 1933. Kontinuitäten und Diskontinuitäten im Bereich Personalpolitik, in: vom Bruch et al., Kontinuitäten (wie Anm. 21), S. 291–304; ders., Willfährige Wissenschaft: Die Medizinische Fakultät der Berliner Universität und der Nationalsozialismus, in: Sabine Schleiermacher/Udo Schagen (Hg.), Die Charité im Dritten Reich. Zur Dienstbarkeit medizinischer Wissenschaft im Nationalsozialismus, Paderborn [u. a.] 2008, S. 23–36; ders., Keine Experimente: Habilitationen an der Medizinischen Fakultät der Berliner Universität in den Jahren 1930 bis 1935 und 1946 bis 1951 im Vergleich, in: Ferdinand et al., Fakultäten (wie Anm. 19), S. 137–149.

34 Vgl. unter anderem Udo Schagen, Handlungsspielräume und Handlungsalternativen der Wissenschaft(ler) im Nationalsozialismus zwischen Anpassung, Kollaborationsverhältnis und Widerstand, in: Ferdinand et al., Fakultäten (wie Anm. 19), S. 153–167; ders., Widerständiges Verhalten im Meer von Begeisterung, Opportunismus und Antisemitismus. Der Pharmakologe Otto Krayer (1899–1982), Professor der Berliner Universität 1933, in: Jahrbuch für Universitätsgeschichte 10 (2007), S. 223–247.

35 Udo Schagen, Wer wurde vertrieben? Wie wenig wissen wir? Die Vertreibungen aus der Berliner Medizinischen Fakultät 1933 – Überblick, in: Schleiermacher/Schagen, Charité (wie Anm. 33), S. 51–66.

36 Sabine Schleiermacher/Udo Schagen, Enthumanisierung der Medizin und die Charité im »Dritten Reich«, in: ebd., S. 9–22.

37 Sabine Schleiermacher, Rassenhygiene und Rassenanthropologie an der Universität Berlin, in: Christoph Jahr (Hg.), Die Berliner Universität in der NS-Zeit. Bd. 1: Strukturen und Personen, Stuttgart 2005, S. 71–88; dies., Biologie und Gesellschaft: Eugenik und Rassenhygiene im medizinischen Diskurs, in: Hanns-Werner Heister (Hg.), Biologismus, Rassismus, Rentabilität. Die Ambivalenz der Moderne, Bd. 3, Berlin 2007, S. 187–201.

38 Sabine Schleiermacher, Der Hygieniker Heinz Zeiss und sein Konzept der »Geomedizin des Ostraums«, in: Rüdiger vom Bruch (Hg.), Die Berliner Universität in der NS-Zeit. Bd. 2: Fachbereiche und Fakultäten, Stuttgart 2005, S. 35–54; dies., Raumplanung und Seuchenbekämpfung. Geomedizin im Dienste der Kriegsführung, in: Matthias Berg/Jens Thiel/Peter Th. Walther (Hg.), Mit Feder und Schwert. Militär und Wissenschaft – Wissenschaftler im Krieg, Stuttgart 2009, S. 197–209.

39 Sabine Schleiermacher, The Scientist as Lobbyist: Zeiss and Auslandsdeutschtum. In: Susan Gross Solomon (Ed.), Doing medicine together. Germany and Russia between the wars, Toronto [u. a.] 2006, S. 291–322.

40 Die DFG-Ausstellung »Wissenschaft, Planung, Vertreibung. Der Generalplan Ost der Nationalsozialisten« wurde von Isabel Heinemann, Willi Oberkrome, Sabine Schleiermacher und Patrick Wagner erarbeitet und ab 2006 in der Bundesrepublik in 20 Universitätsstädten gezeigt. Im Herbst 2008 wurde sie unter dem Titel »Science, Planning, Expulsion. The National Socialist Plan for the East« an der University of Toronto (unter Mitwirkung von Susan Gross Solomon) und von April bis September 2012 mit dem Titel »Nauka Planowanie Wypędzenia. Generalny Plan Wschodni narodowych socjalistów« unter Schirmherrschaft des Bundestagspräsidenten in Warschau, Lublin, Wrocław, Poznań und Gdingen ausgestellt.

41 Sabine Schleiermacher, Kurzbiografien der im Nürnberger Ärzteprozess Angeklagten und der an Verbrechen beteiligten Mitglieder der Berliner Medizinischen Fakultät, in: Schleiermacher/Schagen, Charité (wie Anm. 33), S. 255–260.

42 Marc Dewey/Udo Schagen/Wolfgang U. Eckart/Eva Schönenberger, Ernst Ferdinand Sauerbruch and His Ambiguous Role in the Period of National Socialism, in: Annals of Surgery 244 (2006), S. 315–321; Udo Schagen, Die Forschung an menschlichen Organen nach »plötzlichem Tod« und der Anatom Hermann Stieve (1862–1952), in: vom Bruch, Universität (wie Anm. 38), S. 35–54; Udo Schagen, Von der Freiheit – und den Spielräumen – der Wissenschaft(ler) im Nationalsozialismus: Wolfgang Heubner und die Pharmakologen der Charité 1933 bis 1945, in: Schleiermacher/Schagen, Charité (wie Anm. 33), S. 207–227; Udo Schagen, Walter Stoeckel (1871–1961) als (un)politischer Lehrer – Kaiser der deutschen Gynäkologen?, in: Matthias David/

Andreas D. Ebert (Hg.), Geschichte der Berliner Universitäts-Frauenkliniken. Strukturen, Personen und Ereignisse in und außerhalb der Charité, Berlin/New York 2010, S. 200–218; Sabine Schleiermacher, Grenzüberschreitung der Medizin: Vererbungswissenschaft, Rassenhygiene und Geomedizin an der Charité im Nationalsozialismus, in: Schleiermacher/Schagen, Charité (wie Anm. 33), S. 169–188.

43 Vgl. hierzu den Tagungsband Schleiermacher/Schagen, Wissenschaft (wie Anm. 31).

44 Vgl. Schleiermacher/Schagen, Charité (wie Anm. 33).

45 Vgl. Schleiermacher/Pohl, Wissenschaft (wie Anm. 11).

46 Das von Sabine Schleiermacher geleitete Projekt wurde von 2008 bis 2010 durchgeführt und von Andreas Malycha und Ulrike Thoms bearbeitet.

47 Molekulare Grundlagen der Entwicklungs-, Vererbungs- und Steuerungsprozesse.

48 Andreas Malycha/Ulrike Thoms, Aufbruch in eine neue Zukunft? Biowissenschaftliche Prognosen in der DDR und der Bundesrepublik in den 1960er und 1970er Jahren, in: Heinrich Hartmann/Jakob Vogel (Hg.), Zukunftswissen. Prognosen in Wirtschaft, Politik und Gesellschaft seit 1900, Frankfurt am Main 2010, S. 107–134; Andreas Malycha, Biowissenschaften im Zeichen von Forschungsplanung und Fortschrittsdenken in Ost und West in den 1960er-Jahren, in: Deutschland Archiv 43 (2010), S. 1024–1033.

49 Die Charité im Nationalsozialismus – Enthumanisierung der Medizin. Poster-Ausstellung erarbeitet im Rahmen des Seminars Grundlagen ärztlichen Denkens und Handelns (GÄDH) im Wintersemester 2009/10. Eröffnung der Dauerausstellung im Reformstudiengang Medizin, Charité am 8. Juni 2010.

50 Claudia Kiessling/Thomas Müller/Claudia Becker-Witt/Jutta Begenau/Vincent Prinz/Sabine Schleiermacher, A Medical Humanities Special Study Modul on Principles of Medical Theory and Practice at the Charité, Humboldt University, Berlin, Germany, in: Academic Medicine 78 (2003), S. 1031–1035.

Thomas Beddies

Geschichte und Ethik der Medizin

Die Planungen zum GeDenkOrt.Charité – Wissenschaft in Verantwortung

Zu den ärztlichen Ausbildungszielen werden seit Jahren auch Kenntnisse der »geistigen, historischen und ethischen Grundlagen ärztlichen Verhaltens« gerechnet.[1] Doch ist festzustellen, dass durch die Vermittlung ständig zunehmender naturwissenschaftlicher Inhalte und Methoden geistes- und sozialwissenschaftliche Inhalte in der ärztlichen Ausbildung hinter das humanbiologische Kerncurriculum zurückzutreten haben. Für eine an breiter Bildung orientierte Ergänzung von Ausbildungsinhalten geistes-, kultur- und sozialwissenschaftlicher Prägung bleibt kaum Muße und Raum.

Die Charité – Universitätsmedizin Berlin ist vor diesem Hintergrund bestrebt, angehenden und praktizierenden Angehörigen der Gesundheitsberufe weiter gehende Bildungserfahrungen zu ermöglichen und ihr Bewusstsein für die Pluralität und Historizität moderner Medizin in Wissenschaft und Praxis zu schärfen. Ziel ist es, die naturwissenschaftlich grundierte Medizin für ethische, ethnologische und kulturelle Fragestellungen weiter zu öffnen, indem Räume zur Erörterung medizinischer Themen in Geschichte und Literatur, in Philosophie und Religion, in Volks- und Völkerkunde, in bildender und darstellender Kunst geschaffen werden. Die so geweiteten Perspektiven auf das Feld der Medizin können etwa die Arzt-Patienten-Beziehung, das Erleben und Bewältigen von Krankheit sowie die kontroversen gesellschaftlichen Konzeptualisierungen von Medizin und Krankheit in der Geschichte, der Gegenwart und der Zukunft betreffen.[2]

Unvermeidbar und wichtig ist es dabei, auch destruktive Potenziale der Medizin zu thematisieren. Wie jede Wissenschaft vom Menschen, so berührt die Medizin unweigerlich Fragen der Menschenwürde. Die Akteure stehen fortwährend in der Pflicht, ihr Denken und Handeln an den Rechten der oder des Einzelnen zu orientieren, sich stets der Risiken der Missachtung dieses Grundsatzes bewusst zu sein und Verletzungen der Menschenwürde abzuwenden. Eine derartige Haltung verbindlich einzunehmen und für die Medizin insgesamt, vor allem aber für die Charité in Forschung und Lehre, in der Krankenversorgung und gegenüber der Öffentlichkeit zum Ausdruck zu bringen – das ist das zentrale Anliegen, das die Universitätsmedizin Berlin mit der Einrichtung eines *GeDenkOrts.Charité – Wissenschaft in Verantwortung* verfolgt.

Ganz bewusst wird dabei auf die Zeit des Nationalsozialismus Bezug genommen, in der die Medizin den Anspruch an eine »Wissenschaft in Verantwortung« mit fatalen Konsequenzen für Leib und Leben ihrer Schutzbefohlenen aufgekündigt hatte. Vor dem historischen Hintergrund und angesichts neuer, ethisch umstrittener Handlungsmöglichkeiten der Medizin, die sich vom Anfang bis zum Ende des menschlichen Lebens erstrecken (Reproduktionsmedizin, Präimplantations- und Pränataldiagnostik, Organtransplantation, Intensiv- und Palliativmedizin), versteht die Charité den *GeDenkOrt* als aktuelle Aufgabe von gesamtgesellschaftlicher Bedeutung.

Der *GeDenkOrt.Charité*, an dessen Aufbau unser Institut aufgrund seiner langjährigen Expertise vielfältig mitwirkt, zielt damit zum einen auf eine Sensibilisierung der Auszubildenden und Studenten, der Pflegenden, Ärzte und Wissenschaftler für die potenziellen Herausforderungen und Gefährdungen der moralischen Integrität der Medizin, zum anderen auf ein klares Bekenntnis zu »Wissenschaft in Verantwortung« gegenüber der breiten Öffentlichkeit. Vor diesem Hintergrund sind umfassende Informationen über die Ereignisse und Zusammenhänge, die für die Medizin im Nationalsozialismus – auch in Berlin – ein massives Versagen belegen, unverzichtbar.

Folgende Themenkomplexe sind als wesentliche Ausprägungen der Veränderungen nach 1933 auch an der Charité anzusprechen: Entlassungen und Vertreibungen nicht-arischer und/oder politisch unliebsamer Mitarbeiter und Studenten, Zwangssterilisationen aus eugenischer Indikation, verbrecherische Menschenversuche, Einsatz von Zwangsarbeitern, Konzeption, Popularisierung und Exekution der NS-Rassen- und Gesundheitspolitik bis hin zum Krankenmord.

Bis 1933 hatten zur wissenschaftlichen Reputation der Charité vielfach auch Ärzte und Gelehrte beigetragen, die nach der Machtübernahme als »nicht-arisch« oder politisch links stehend in den Fokus der Verfolgungsmaßnahmen gerieten. Wissenschaftliche und nichtwissenschaftliche Beschäftigte wurden schikaniert, entlassen und vertrieben, nicht wenige wählten den Freitod oder wurden schließlich Opfer der Shoah. Von diesen Maßnahmen blieben auch Studierende der Medizin nicht verschont. Auf der anderen Seite waren es aber gerade auch Studenten und Medizinalpraktikanten, die als Anhänger der NS-Bewegung Entlassungen und Relegationen forderten und durchsetzten.

Welche Auswirkungen die Entlassungen auf die medizinische Versorgung der Berliner Bevölkerung hatten, wie sie den universitären Alltag veränderten, ist bislang nur ansatzweise bekannt. Festzuhalten ist aber, dass sich 1933 die Bedingungen für Forschung, Lehre und Krankenversorgung grundlegend änderten, indem das Verhältnis zwischen Wissenschaft und Politik durch »Gleichschaltung«, »Führerprinzip« und »Arisierung« sowie durch eine ideologisierte Berufungspolitik und Förderung NS-spezifischer Forschungsschwerpunkte radikal verändert wurde. Indem sich die Berliner Medizinische Fakultät zwischen 1933 und 1945 umfassend und bereitwillig für die Ziele des NS-Regimes einsetzte, machte sie ihre Kliniken und Institute in Berlin zu Tatorten einer menschenverachtenden Rassen-, Leistungs- und Vernichtungsmedizin.[3]

Enge Beziehungen zum NS-System – um hier nur einige zu nennen – sind belegt für Walter Stoeckel (Gynäkologie), Max de Crinis (Psychiatrie), Georg Bessau (Kinderheilkunde), Karl Gebhardt (Chirurgie) und Joachim Mrugowsky (Hygiene). Die Reihe ließe sich fortsetzen mit den Forschungen des Anatomen Hermann Stieve an den Leichen hingerichteter Widerstandskämpferinnen, der

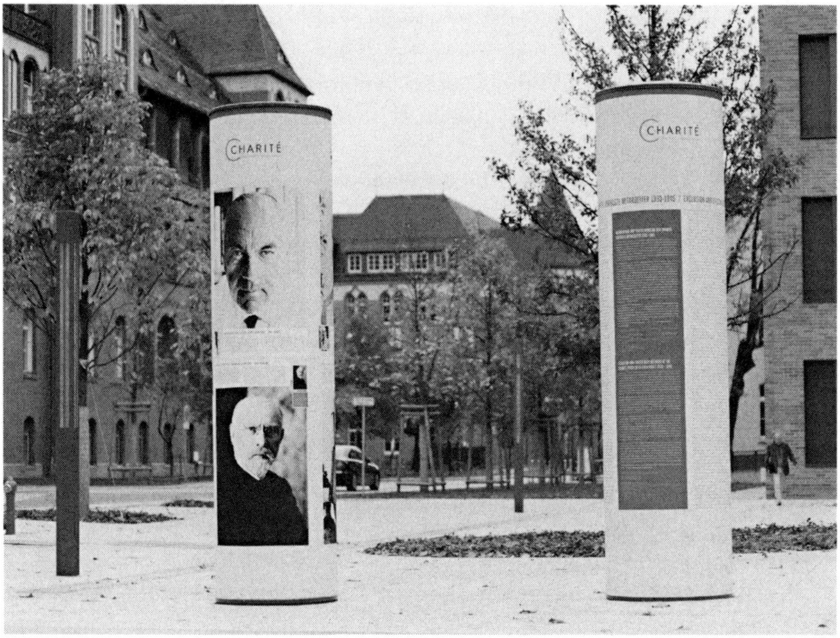

Gedenksäulen vor dem CharitéCross-Over-Gebäude am Campus Mitte im Rahmen des Themenjahres »Zerstörte Vielfalt« 2013, erarbeitet von Udo Schagen

kontrovers diskutierten Haltung des Chirurgen Ferdinand Sauerbruch gegenüber dem NS-System, dem Bedeutungszuwachs der Rassenhygiene (Fritz Lenz) und der Geomedizin (Heinz Zeiss) an der Berliner Universität. Entscheidend unter dem Aspekt der »Wissenschaft in Verantwortung« ist dabei weniger ein strafrechtlich relevantes Verhalten als vielmehr die Tatsache, dass die Wissenschaftler bei ihren Forschungen von den Möglichkeiten einer weitgehend verantwortungsfreien Wissenschaft im NS-Staat profitierten. Patienten und Probanden hatten kaum eine Chance auf Entkommen, den Tätern eröffneten sich jedoch zahlreiche Rechtfertigungsmöglichkeiten, und zwar sowohl in Bezug auf ihr individuelles Handeln als auch auf eine übergeordnete ethisch-moralische Bewertung. Von widerständigem Verhalten ist wenig bekannt; hier wären die Namen des Pharmakologen Wolfgang Heubner und – im Hinblick auf die Krankentötungen – des Psychiaters Karl Bonhoeffer zu nennen.

Konzeption und Umsetzung

Der *GeDenkOrt.Charité* wird sich in zentrale und dezentrale Elemente auf dem historischen Campus in Berlin-Mitte gliedern, wobei über verbindende Formelemente eine gestalterische Klammer der verschiedenen Bau-, respektive Raum- und Kunstkörper angestrebt wird. Das Vorhaben strebt die Realisierung folgender Kernelemente an:

- eines zentralen Ortes des Gedenkens. Durch die künstlerische Gestaltung eines Denkmals soll die intellektuelle und emotionale Auseinandersetzung mit der Thematik »Wissenschaft in Verantwortung« angeregt werden.

- dezentraler Orte der Information. Über ein gestaltetes Arrangement von Objekten, Bildern und Texten soll auf dem historischen Charité-Campus eine konkret an die Institutionen – Kliniken und Forschungseinrichtungen – gekoppelte Auseinandersetzung mit der Thematik »Wissenschaft in Verantwortung« ermöglicht werden.
- eines kontinuierlichen, lebendigen Diskurses über aktuelle und künftige Aufgaben und Erfordernisse einer »Wissenschaft in Verantwortung«. Diese wissenschaftlichen und kulturellen Aktivitäten sollen innovativ, kreativ – auch provokativ – in Form und Inhalt gestaltet und in verschiedenen Veranstaltungsformaten durchgeführt werden. Interdisziplinäre, projektgebundene Kooperationen (»science meets art«) sind ausdrücklich gewünscht und vorgesehen.

Das Denkmal soll nahe dem Medizinhistorischen Museum auf dem Gelände der Psychiatrischen und Nervenklinik in Berlin-Mitte errichtet werden. Dafür ist ein künstlerscher Gestaltungswettbewerb geplant, für den Vorschläge erwartet werden, die der historischen und gegenwärtigen Bedeutung der Charité – Universitätsmedizin Berlin als international bekannter Ort medizinischer Ausbildung, Forschung und Krankenversorgung entsprechen.

Für die dezentral zu vermittelnden Informationen werden moderne, didaktisch anspruchsvolle Lösungen angestrebt, die eine dem öffentlichen Raum angemessene Dokumentation der Komplexität der Geschichte der Charité, der NS-Medizin und der Medizinverbrechen gewährleisten. Eine besondere Herausforderung stellen im Rahmen des vielschichtigen Erinnerungs- und Vermittlungszusammenhangs zweifellos die zahlreichen Menschen dar, die aus vielen Ländern als Gäste, Patienten, Studierende, Ärzte und Wissenschaftler in die Charité kommen, dort nur kurz verweilen oder auch für längere Zeit bleiben.

Eine Projekt-Website soll unterstützend als Plattform für die Dokumentation und Vermittlung von Hintergrundwissen genutzt werden, das auch nach Eröffnung des *GeDenkOrts* über geeignete Medienzugänge (mobile Endgeräte) in deutscher und englischer Sprache abrufbar sein soll. So können über virtuelle Rundgänge topografische Bezüge hergestellt und die Geschichte des Campus durch Bilder, Film- und Tondokumente anschaulich gemacht werden. Biografische Skizzen und medizinhistorische Vignetten sollen das Angebot komplettieren.

Dem Grundgedanken des Vorhabens entspricht es, dass der Internetauftritt des *GeDenkOrts* keinesfalls statisch, sondern prozesshaft im Sinne ständiger Erweiterung und Aktualisierung gedacht ist. Hier könnte ein Forum zur Geschichte der Berliner Universitätsmedizin im 20. Jahrhundert entstehen, zu dem mit ihren Erinnerungen und Bildern die Berliner Bürger ebenso beitragen können wie die Mitarbeiter und Studenten der Charité.

Durch Eröffnung erweiterter, auch fachfremder Perspektiven auf die Medizin bietet der *GeDenkOrt* die Möglichkeit einer umfassenden, integrativen Sichtweise auf die Forschung, Ausbildung und Praxis an der Charité. Ein so erweiterter Zugang fördert Fähigkeiten wie Beobachten, (Selbst-)Reflexion, Empathie und Neugier. Vor diesem Hintergrund ist vorgesehen, »Wissenschaft in Verantwortung« in die Studiengänge an der Charité dauerhaft zu implementieren. In einer Kombination aus Wahl- und Pflichtangeboten soll eine Auseinandersetzung der Studierenden über Fächergrenzen hinweg nicht nur mit der Wissenschaftsgeschichte der Charité, sondern auch mit aktuellen medizinethischen Fragestellungen sowie mit kultur- und geisteswissenschaftlichen Themen bezogen auf die Medizin erfolgen.

Das Projekt *GeDenkOrt.Charité – Wissenschaft in Verantwortung* ist zunächst auf mindestens drei Jahre angelegt; eine Verstetigung im Sinne einer kontinuierlichen Auseinandersetzung mit den beschriebenen Inhalten ist vorgesehen; dafür sollen auch die strukturellen Voraussetzungen geschaffen bzw. fortgeführt werden.

Anmerkungen

1 Approbationsordnung für Ärzte vom 27. Juni 2002 (BGBl. I S. 2405), zuletzt geändert durch Artikel 2 der Verordnung vom 2. August 2013 (BGBl. I S. 3005), http://www.gesetze-im-internet.de/_appro_2002/BJNR240500002.html [Zugriff: 15.6.2014].

2 Siehe hierzu Walter Bruchhausen, Medical Humanities in Deutschland – komplementäre und kritische Beiträge zur Medizin, in: Bioethica Forum 4 (2011), S. 135-142 sowie Akademien der Wissenschaften Schweiz (Hg.), Medical Humanities in der Schweiz, Bern 2012, http://www.akademien-schweiz.ch/index/Schwerpunktthemen/Gesundheitssystem-im-Wandel/Medical-Humanities.html [Zugriff: 15.6.2014].

3 Siehe Christoph Jahr (Hg.), Die Berliner Universität in der NS-Zeit. Bd. 1: Strukturen und Personen, Stuttgart 2005; Rüdiger vom Bruch (Hg.), Die Berliner Universität in der NS-Zeit. Bd. 2: Fachbereiche und Fakultäten, Stuttgart 2005 sowie Sabine Schleiermacher/Udo Schagen (Hg.), Die Charité im Dritten Reich. Zur Dienstbarkeit medizinischer Wissenschaft im Nationalsozialismus, Paderborn [u.a.] 2008. Weitere Literatur unter: http://gedenkort.charite.de/informationen_links/publikationen/ [Zugriff: 15.6.2014].

Rainer Herrn

Wahnsinnsforschung

Psychiatriegeschichte am Berliner medizinhistorischen Institut

Seit den ausgehenden 1960er-Jahren intensivierte sich in der Bundesrepublik die Diskussion, ob und inwieweit die moderne Gesellschaft psychisches Anderssein, das Abweichen vom vermeintlich Normalen, nicht auch aus sich selbst heraus hervorbringt, ob nicht gar die »Herrschenden« ihre normative Gestaltungsmacht missbrauchen, um Menschen als »Verrückte« der Psychiatrie zu überantworten. Diese Auseinandersetzung ist an sich viel älter und verweist auf den Prozess der »Verwissenschaftlichung des Sozialen«,[1] der im 19. Jahrhundert die moderne Industriegesellschaft in allen Bereichen durchsetzte. Der Psychiatrie wurde dabei die medizinische Bewertung abweichenden Verhaltens übertragen, die Psychiater, euphorisiert durch einen in der naturwissenschaftlichen Methode wurzelnden Erkenntnisoptimismus, ergriffen die Möglichkeit zur Erweiterung ihrer medizinisch legitimierten Macht.

Das Verhältnis von Psychiatrie und Gesellschaft wurde in den 1970er- und 1980er-Jahren zunehmend vor dem Hintergrund der in dieser Zeit skandalisierten Missstände in der bundesdeutschen Psychiatrie diskutiert. Inzwischen wurden diese Missstände längst ihrerseits Gegenstand historischer Untersuchungen.[2] »Nebenbei« führte die damalige Debatte dazu, dass man sich zunehmend für die Ursprünge der Psychiatrie und ihre Geschichte im Kaiserreich, der Weimarer Republik und im Nationalsozialismus interessierte. Und so wurden seit dem Ende der 1970er-Jahre psychiatriehistorische und -politische Fragen auch am medizinhistorischen Institut der FU intensiv und kontrovers erörtert. Engagiert betreut nicht nur, aber vor allem auch durch Gerhard Baader befassten sich Studenten und Dissertanten seit dem Sommersemester 1978 im Rahmen von Colloquien mit der Entwicklung der Psychiatrie unter philosophischen, literarischen, politisch-ökonomischen und naturwissenschaftlichen Fragestellungen.

In Abkehr von der an den »großen Männern« orientierten Historiografie entstanden hier zunächst Untersuchungen über die im 19. Jahrhundert aufkommenden psychiatrischen Fachgesellschaften. Paul-Otto Schmidt untersuchte die psychiatrische Sektion der Naturforscherversammlung, Gabriele Feger den Psychiatrischen Verein zu Berlin, Peter Schmiedebach die Berliner medicinisch-psychologische Gesellschaft.[3]

Arbeiten über bekannte Psychiater wurden jetzt in der Erwartung durchgeführt, psychiatrische Konzeptionen oder Umsetzungen psychiatrischer Versorgungsansätze paradigmatisch untersuchen zu können. Bio-ergografische Forschungen (zu Ernst Horn[4] oder Carl Friedrich Flemming[5]) stellten Verbindungen zu anderen Themengebieten her, so zum Beispiel zur Geschichte der Psychoanalyse, über die Ludger M. Hermanns umfangreich publizierte,[6] oder zur Psychiatrie im Nationalsozialismus, die Gerhard Baader und Michael Hubenstorf erforschten und erforschen ließen (Max de Crinis und Wilhelm Weygandt).[7]

Das Thema Psychiatrie und Nationalsozialismus brachte auch Kontakte zu Forschergruppen in der DDR, besonders nach Leipzig, wo Achim Thom[8] entsprechende Arbeitszusammenhänge initiiert hatte und über die historische Forschung selbst die ansonsten in der DDR nicht sehr geschätzte Psychoanalyse in die dortige Diskussion einführen konnte.[9]

Auch die Aufarbeitung der Geschichte einzelner psychiatrischer Krankenhäuser wurde befördert.[10] Sichtbare Zeugnisse dieser dezentralen psychiatriehistorischen Forschung bildeten die Ausstellungen zur Geschichte der »Maison de Santé« in Schöneberg und der Karl-Bonhoeffer-Nervenklinik.[11] Die über solche Aktivitäten hergestellten Kontakte zwischen den Institutionen schufen die Voraussetzungen für weitere psychiatriehistorische Forschungsprojekte, so etwa das von Rolf Winau Mitte der 1990er-Jahre betreute Projekt zu den Patienten der Karl-Bonhoeffer-Nervenklinik (ehem. Wittenauer Heilstätten). Diese »Patientenbeschreibung« für die Jahre 1919–60 war eine erste quantitative, EDV-gestützte Studie auf der Basis von Patientenunterlagen. Sie erfolgte anhand einer repräsentativen Auswahl von Krankengeschichten[12] und sollte Merkmale psychischer Erkrankung und psychiatrischer Versorgung einer großstädtischen Bevölkerung unter wechselnden politischen Systemen und ökonomischen Rahmenbedingungen sichtbar machen.

Patientenunterlagen waren dann in den folgenden Jahren auch die hauptsächlichen Quellen weiterer, groß angelegter psychiatriehistorischer Untersuchungen. Längst hatte sich herausgestellt, dass große Aktenbestände, beginnend etwa mit dem letzten Viertel des 19. Jahrhunderts, erhalten geblieben waren; das gilt sowohl für die Berliner Städtischen Anstalten als auch für die Psychiatrische und Nervenklinik der Charité (Universitätspsychiatrie). Insgesamt handelt es sich um mehrere Hunderttausend Psychiatrie-Akten allein im Raum Berlin und Brandenburg.

Es wurde und wird also weiterhin umfangreich und intensiv mit diesen Beständen geforscht: zur (Sozial-)Geschichte der Psychiatrie und ihrer Patienten, zum Verhältnis von Stadt, Land und Psychiatrie, zu Psychiatrie und Krieg, zur »Sozialpsychiatrie« der Weimarer Jahre, zu diversen Versorgungsmodellen, zur Klassifikation psychiatrischer Erkrankungen, zu einzelnen Krankheitsbildern, zu den Therapien von der Beschäftigung über die sogenannten heroischen Therapien bis hin zur Einführung der psychopharmakologischen Behandlung nach 1945; auch zur psychiatrischen Versorgung in den beiden deutschen Staaten.

Und seit 2008 beschäftigen wir uns interdisziplinär und gewinnbringend unter kulturhistorischer Perspektive mit dem Wahnsinn, mit Verrückten und Exzentrikern. Diese kulturgeschichtliche Herangehensweise, davon gehen wir aus, erlaubt die notwendige »produktive Destabilisierung und Dynamisierung«, ermöglicht das Aufbrechen geläufiger Vorstellungen und Begriffe, indem zum Beispiel medizinisches Wissen und Handeln sowie die Objektivitäts- und

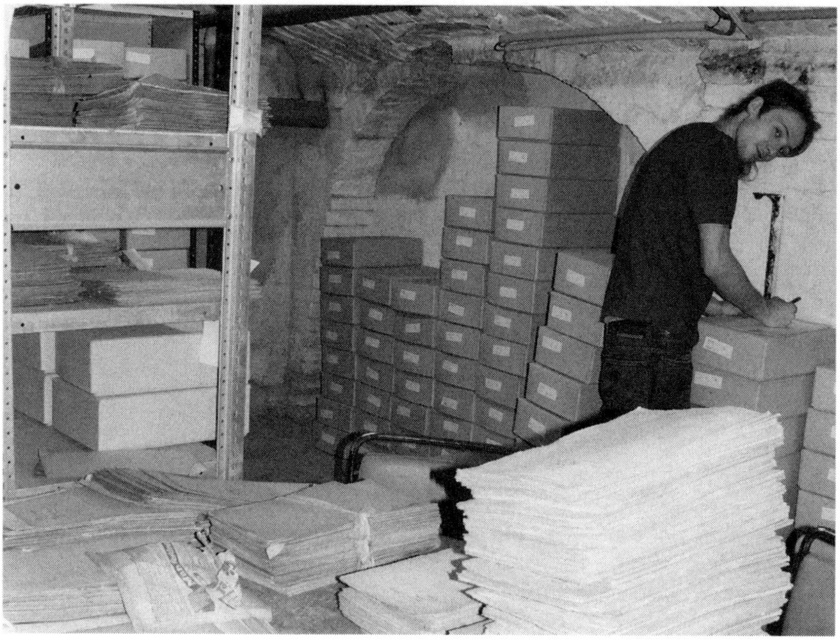

Alexander Friedland beim Verpacken und Sortieren der Krankenakten im Keller der Psychiatrischen und Nervenklinik der Charité (2004)

Rationalitätsansprüche der Medizin innerhalb kultureller und sozialer Zusammenhänge verhandelt und einer kritisch-historischen Betrachtung unterzogen werden können.

Diesen Ansatz verfolgen wir in der DFG-Forschergruppe *Kulturen des Wahnsinns. Schwellenphänomene der urbanen Moderne (1870–1930)*, um ein aktuelles Beispiel psychiatriehistorischer Forschung herauszugreifen.[13] Ziel ist es, eine moderne Kulturgeschichte des Wahnsinns aus multidisziplinärer Perspektive zu entwickeln.[14] Dazu werden jene Diskurse, Praktiken und Techniken untersucht, mit denen der Wahnsinn in die Gestaltungen und Vielfalt unseres modernen Verständnisses eingegangen ist. Wir betrachten den »Wahnsinn« in diesem Zusammenhang als Feld einer Neubestimmung von Subjektivität und Individuation, die sich in den Jahren zwischen der Gründung des Deutschen Reiches und dem Vorabend des Faschismus vollzog und den Beginn einer »urbanen Moderne« markiert. Untersucht wird der »Wahnsinn« unter dem epistemologischen Ansatz eines Schwellenraumes, der sich für einen interdisziplinären Zugriff anbietet, da er es erlaubt, Ausdrucks-, Regulierungs- und Diskursivierungsformen im urbanen Setting zu analysieren. Übergangs- oder Schwellenphänomene markieren die Aushandlungsbereiche sehr unterschiedlicher Wissensräume und soziokultureller Lebens- und Erfahrungsbereiche: Biografisch können sie von den Betroffenen und ihren Angehörigen als Einbruch und Dekompensation des Alltags erlebt und verarbeitet werden, politisch von Fürsorge- und Sozialeinrichtungen in Interventions- und Unterstützungsstrategien bürokratisiert werden, institutionell von Heilanstalten durch administrative Regelwerke verwaltet und medizinisch schließlich als psychiatrische Symptomatik konzeptualisiert werden.

Einleitungstafel einer 2012 vom medizinhistorischen Institut erarbeiteten Ausstellung über die Geschichte des Neubaus der Psychiatrischen und Nervenklinik

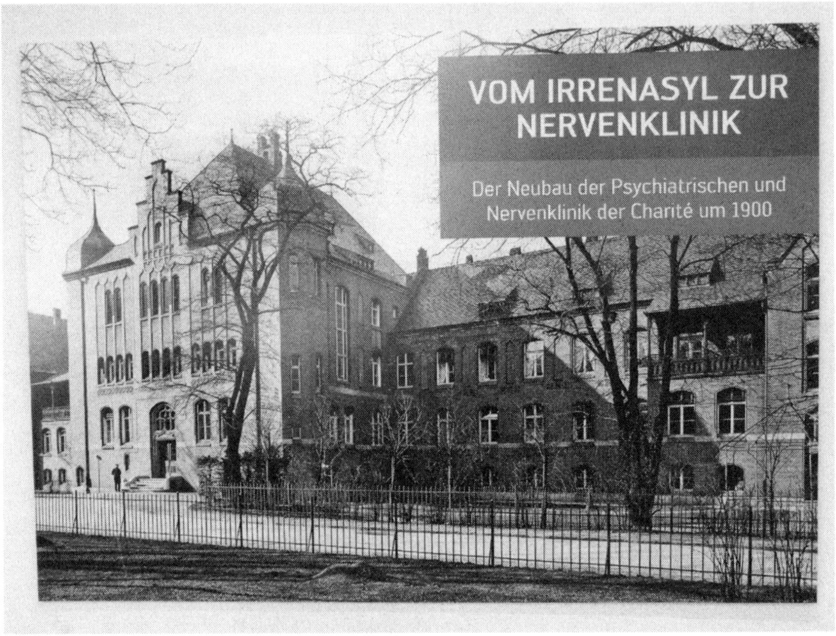

Im Zentrum mehrerer Teilprojekte steht die Psychiatrische und Nervenklinik der Charité um die Wende vom 19. zum 20. Jahrhundert als einer der maßgeblichen Orte in Berlin, an dem gesellschaftliche Vorstellungen, soziale Urteile und Normen, wie auch wissenschaftliche Annahmen psychischer Alterität verhandelt und reflektiert wurden. Als Materialbasis dienen unter anderem die etwa 60.000 Krankenakten aus der Klinik im besagten Zeitraum, die heute im Psychiatriehistorischen Archiv des Instituts für Geschichte und Ethik in der Medizin liegen. Neben vielen anderen Forschungsfragen lassen sich anhand der Akten mit quantitativen oder qualitativen[15] Methoden weitreichende Aussagen über die Wechselwirkungen zwischen Psychiatrie und Großstadt,[16] aber auch der ärztlichen Aufschreibesysteme analysieren.[17] Zwei dieser Teilprojekte sollen hier näher vorgestellt werden:

Ein Teilprojekt mit dem Titel *Die Breite des Normalen* untersucht den Umgang mit Kindern im Schwellenraum zwischen »gesund« und »geisteskrank« an der »Kinder-Kranken- und Beobachtungsstation« (1918–1933) der Psychiatrischen und Nervenklinik der Charité. Im Fokus steht dabei der fürsorgerische, pädagogische und medizinische Umgang mit psychisch kranken (»psychopathischen«) Berliner Kindern und Jugendlichen in der Zeit der Weimarer Republik als Übergangsbereich von fraglicher Gesundheit zu sicher zu konstatierender Erkrankung. Insbesondere wird der Beitrag der beteiligten Fachgebiete (Psychiatrie, Konstitutionsmedizin, Pädagogik, Fürsorge) mit ihrer Klientel beschrieben und analysiert. Der Schwellenraum schließt sowohl den Übergang von »Normalität« zur Krankheit als auch die (Rück-)Überschreitung der Krankheitsschwelle in eine »normale« Umwelt ein, zumeist mittels gestufter sozialpsychiatrischer Maßnahmen.[18]

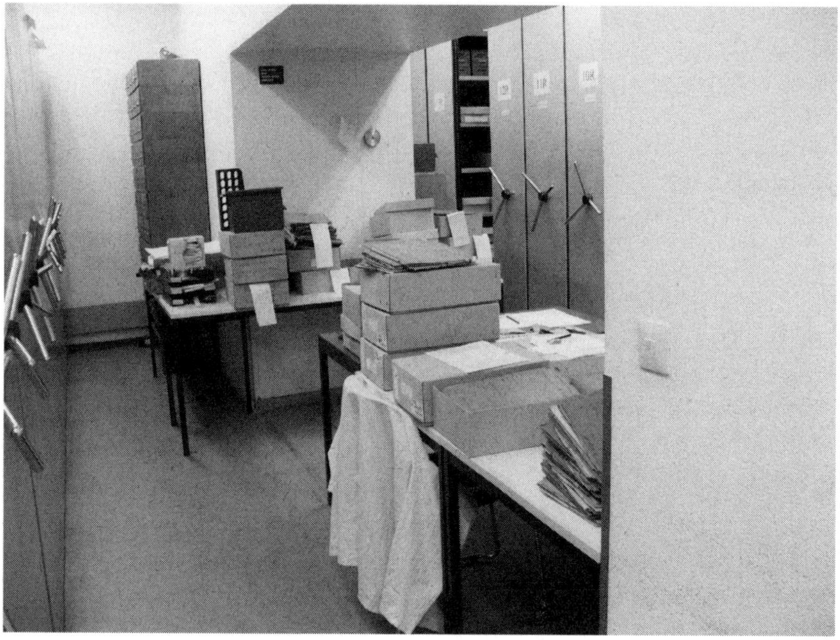

Neuer Archivraum im Keller des Klinikums Benjamin Franklin (2014)

Im Teilprojekt *Psychopathologische Grenzzustände, psychiatrische Diagnosen der Berliner Universitätsnervenklinik* geht es um die Herausbildung der modernen Psychopathologie als Übergangsraum, der sich mit der psychopathologischen Etikettierung der Nervosität Ende des 19. Jahrhunderts durch George Miller Beard und Klaus Conrads klassischer Studie über die beginnende Schizophrenie Mitte des 20. Jahrhunderts markieren lässt. Am empirischen Material der Krankenakten wird unter dieser Perspektive die Entwicklung und lokale Ausgestaltung psychiatrischer Diagnosen untersucht.[19] Dabei zeigt sich, dass traditionelle Einteilungen psychischer Auffälligkeiten ihre bislang bekannte Bedeutung verloren, neu differenziert, kombiniert, bewertet und zusammengestellt wurden, bis sie schließlich zu einer neuen psychopathologischen Ordnung entlang der binären Opposition von »normal und anomal« und »gesund und krank« re-arrangiert wurden.[20] Dies kommt in der seit 1900 vehement geführten Diskussion um die reichsweite Vereinheitlichung der psychiatrischen Diagnoseklassifikation zum Ausdruck, in der sich die eher pragmatische Krankheitseinteilung des seit 1912 amtierenden Direktors der Klinik Karl Bonhoeffer, der gleichzeitig Vorsitzender des maßgeblichen Deutschen Vereins für Psychiatrie war, durchsetzte. 1933 verabschiedete man auf der in Würzburg stattfindenden Jahrestagung des Vereins reichsweit verbindlich den »Würzburger Schlüssel«, der also eigentlich ein Berliner Schlüssel ist.

Den Forschungsschwerpunkt in der 2013 begonnenen zweiten Projektphase bildet der Zusammenhang zwischen den urbanen Lebensweisen, den sich manifestierenden Störungen (psychische Auffälligkeit, Suizid, Verweigerung) und deren psychiatrischer Bewertung, Einordnung und Behandlung. Mit dem Begriff der Störung wird der Aushandlungsprozess neuer psychiatrischer

Krankheitsbegriffe (u. a. Schizophrenie, Psychopathie und traumatische Neurose) bzw. nicht in den psychiatrischen Kanon aufgenommenen Kategorien (Suizid) als medizinische Übersetzung solcher Störungen untersucht, mit den hierbei eingesetzten Praktiken und Techniken das psychiatrische Wissen charakterisiert und schließlich der kategoriale Wandel des psychiatrischen Klassifikationssystems dargestellt.

Um die Vielfalt weiterer aktueller psychiatriehistorischer Forschungsschwerpunkte am Institut wenigstens anzudeuten, sei auf das deutsch-französische Projekt *Early Psychosis* hingewiesen, das dem Diskurs über die Früherkennung der Schizophrenie gewidmet ist. Ein weiteres binationales Projekt untersucht den Wissenstransfer und vergleicht die psychiatrische Praxis zwischen Berlin und Strasbourg. Andere laufende Forschungen beschäftigen sich mit der deutsch-deutschen Psychiatriegeschichte, so das zur Arzneimittelforschung in der DDR (1961–1989).

Für die Vernetzung der Arbeitsschwerpunkt haben sich regelmäßige Treffen der sogenannten »Psych-AG« bewährt, die auch dem wissenschaftlichen Nachwuchs als Plattform dient, Forschungsprojekte und -ergebnisse in einem Expertenkreis zu diskutieren.

Anmerkungen

1 Vgl. Lutz Raphael, Die Verwissenschaftlichung des Sozialen als methodische und konzeptionelle Herausforderung für eine Sozialgeschichte des 20. Jahrhunderts, in: Geschichte und Gesellschaft 22 (1996), S. 165–193.

2 Franz-Werner Kersting, (Hg.), Psychiatriereform als Gesellschaftsreform. Die Hypothek des Nationalsozialismus und der Aufbruch der sechziger Jahre, Paderborn [u. a.] 2003; Peter Treppner, Der Gesundheitsnotstand Nr. 1. Die Psychiatrie der 70er Jahre in den Print- und elektronischen Medien an ausgesuchten Beispielen, Diss. med. Greifswald 1996. Der Bericht der Enquête-Kommission des Bundestages über die Lage der Psychiatrie in der Bundesrepublik Deutschland ist nachzulesen unter www.dgppn.de/schwerpunkte/versorgung/enquete [Zugriff: 22.7.2014].

3 Paul-Otto Schmidt, Asylierung oder familiale Versorgung. Die Vorträge auf der Sektion Psychiatrie der Gesellschaft Deutscher Naturforscher und Ärzte bis 1885, Husum 1982; Heinz-Peter Schmiedebach, Psychiatrie und Psychologie im Widerstreit. Die Auseinandersetzung in der Berliner medicinisch-psychologischen Gesellschaft (1867–1899), Husum 1986; Gabriele Feger, Die Geschichte des psychiatrischen Vereins zu Berlin 1889–1920, Berlin 1983.

4 Hans Schneider, Ernst Horn (1774–1848) – Leben und Werk. Ein ärztlicher Direktor der Berliner Charité an der Wende zur naturwissenschaftlichen Medizin, Diss. med. Berlin (FU) 1986.

5 Margarete Leopoldt, Carl Friedrich Flemming (1799–1880), ein Vertreter der deutschen Psychiatrie im 19. Jahrhundert, Diss. med. Berlin (FU) 1984.

6 Ludger M. Hermanns, Psychoanalyse in Selbstdarstellungen (I), Tübingen 1992, (II), Tübingen 1994, (III), Tübingen 1995.

7 Hinrich Jasper, Maximinian de Crinis (1889–1945). Eine Studie zur Psychiatrie im Nationalsozialismus, Husum 1991; Elisabeth Weber-Jasper, Wilhelm Weygandt (1870–1939). Psychiatrie zwischen erkenntnistheoretischem Idealismus und Rassenhygiene, Husum 1996.

8 Siehe zum Beispiel Achim Thom (Hg.), Zur Geschichte der Psychiatrie im 19. Jahrhundert, Berlin 1984.

9 Achim Thom (Hg.), Psychoanalyse. Ausgewählte Schriften zur Neurosenlehre, zur Persönlichkeitspsychologie, zur Kulturtheorie. Sigmund Freud, Leipzig 1984.

10 Vgl. den frühen Beitrag von Gerhard Baader, Stadtentwicklung und psychiatrische Anstalten, in: Gundolf Keil (Hg.), gelêrter der arzenîe, ouch apotêker. Beiträge zur Wissenschaftsgeschichte. Festschrift zum 70. Geburtstag von Willem F. Daems, Pattensen 1982, S. 239–253.

11 Insa Eschenbach [u. a.], Maison de Santé. Ehemalige Kur- und Irrenanstalt, Berlin 1989; Arbeitsgruppe zur Erforschung der Geschichte der Karl-Bonhoeffer-Nervenklinik (Hg.), Totgeschwiegen 1933–1945. Zur Geschichte der Wittenauer Heilstätten, seit 1957 Karl-Bonhoeffer-Nervenklinik, 2. erw. Aufl. Berlin 1989.

12 Ergebnisse der Studie wurden vorgelegt in: Thomas Beddies/Andrea Dörries (Hg.), Die Patienten der Wittenauer Heilstätten in Berlin 1919–1960, Husum 1999.

13 Das Projekt läuft von 2009–2015, detaillierte Angaben zu weiteren Teilprojekten siehe: www.kulturen-des-wahnsinns.de/forschergruppe.

14 An diesem Projekt sind neben Medizin- auch Wissenschafts-, Sozial-, Kultur- und Kunsthistoriker sowie Stadtethnologen beteiligt.

15 Rainer Herrn/Alexander Friedland, Ärztliche Normativität in der Schizophrenie-Diagnostik an der Charité um 1920. Eine Anwendung der Grounded Theory auf historische Krankenakten, in: Medizinhistorisches Journal 47 (2012), S. 257–295.

16 Zu weiteren Funktionen der Charité-Psychiatrie, insbesondere der Poliklinik im Berliner Stadtraum. Vgl. Volker Hess/Sophie Ledebur, Psychiatrie in der Stadt. Die Poliklinik als Schwellenphänomen einer urbanen Moderne, in: Volker Hess/Heinz-Peter Schmiedebach (Hg.), Am Rande des Wahnsinns. Schwellenräume einer urbanen Moderne, Wien [u. a.] 2012, S. 19–55.

17 Sophie Ledebur, Sehend schreiben, schreibend sehen. Vom Aufzeichnen psychischer Phänomene in der Psychiatrie, in: Yvonne Wübben/Carsten Zelle (Hg.), Krankheit schreiben. Aufzeichnungsverfahren in Medizin und Literatur, Göttingen 2013, S. 82–108 sowie dies., Schreiben und Beschreiben. Zur epistemischen Funktion von Psychiatrischen Krankenakten, ihrer Archivierung und deren Übersetzung in Fallgeschichten, in: Berichte zur Wissenschaftsgeschichte 34 (2011), S. 102–124.

18 Vgl. dazu Petra Fuchs/Wolfgang Rose/Thomas Beddies, Heilen und Erziehen: Die Kinderbeobachtungsstation an der Psychiatrischen und Nervenklinik der Charité, in: Hess/Schmiedebach, Rande (wie Anm. 16), S. 111–148.

19 Alexander Friedland/Rainer Herrn, Die Einführung der Schizophrenie an der Charité, in: Hess/Schmiedebach, Rande (wie Anm. 16), S. 207–258.

20 Sophie Ledebur, Zur Epistemologie einer Ausschlussdiagnose. Unwissen, Diskurs und Untersuchungstechniken bei Simulation psychischer Erkrankungen, in: Martina Wernli (Hg.), Wissen und Nicht-Wissen in der Klinik. Dynamiken der Psychiatrie um 1900, Bielefeld 2012, S. 17–50.

Johanna Bleker[1]

Ärztinnen in der Medizingeschichte – gab es die überhaupt?

Wie ein Forschungsprojekt entstand

Die Frage nach dem weiblichen Element in der Medizingeschichte geht auf eine Art Graswurzelbewegung zurück, die etwa Mitte der 1980er-Jahre unser Westberliner Institut enterte und zwar in zweifacher Weise. Einmal von innen in der Person von Jutta Buchin, die 1985 eine Stelle in der Institutsbibliothek angenommen hatte, und einmal von außen durch Medizinstudentinnen, die etwa um die gleiche Zeit nach einer Möglichkeit suchten, ihr feministisches Selbstverständnis mit studienrelevanten Inhalten zu verbinden.

Jutta Buchins Engagement ging auf den empörten Ausruf von Rolf Winau zurück: »Frauen in der Medizin – die gibt es doch praktisch nicht!« Anlass war der Wunsch des Verlages von Otto Helfers illustrierten Kurzbiografien *Männer der Medizin*, die nächste Neuauflage möge dem zeitgemäßeren Titel *Männer und Frauen der Medizin* inhaltlich Rechnung tragen.[2] Winaus Behauptung hatte Jutta Buchins Widerspruchsgeist geweckt und sie hatte begonnen, nach Dienstschluss in den Reichs-Medizinal-Kalendern, Adressbüchern und Zeitschriften nach den Frauen in der Medizin zu suchen. Ihre Suche war so erfolgreich, dass das Material gegen Ende der 1980er-Jahre die Kräfte einer einsamen Hobby-Forscherin überstieg. Mit den denkwürdigen Worten »Johanna, ich hab da mal ein Problem«, stellte sie mir ihre Sammlung vor und bat um Rat für weiteres Vorgehen.

Inzwischen hatte ich dem Drängen der Studentinnen nachgegeben, die unter meiner Obhut eine frauenbezogene Dissertation beginnen wollten. Ab 1987 wurden die ersten Themen zur Geschichte von Ärztinnen vergeben, die allerdings zunächst nicht den persönlich-biografischen Aspekt verfolgen sollten. Ich wollte die Geschichte der »Großen Ärzte« nicht durch Hagiografien der »Pionierinnen« ersetzt sehen. Auch wollten wir über die Schilderungen der Erinnerungsliteratur und über die Darstellung der gern zitierten misogynen Äußerungen bedeutender Zeitgenossen hinauskommen. Deshalb versuchten wir aus sozialhistorischem Blickwinkel den Weg der Frauen in die medizinischen Institutionen wie z.B. Krankenhäuser, Krankenkassen und Gesundheitsdienste zu verfolgen. Da es hierfür noch so gut wie keine Vorarbeiten gab, bildeten die Doktorandinnen eine Arbeitsgruppe, in der sie sich gegenseitig auf Recherchemöglichkeiten und neue Literatur hinwiesen, Methodenprobleme diskutierten und arbeitsteilig mit der systematischen Durchsicht von medizinischen Zeitschriften aus der Zeit um 1900 begannen. Eva Brinkschulte, die ich 1989 als Mitarbeiterin für das DFG-Projekt zur Sozialgeschichte des Krankenhauses

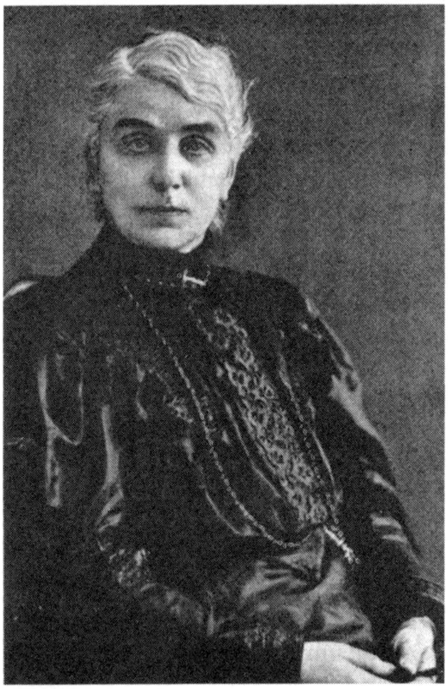

Franziska Tiburtius (1843–1927), die erste (in Zürich) promovierte deutsche Ärztin, gründete zusammen mit Emilie Lehmus 1878 eine Poliklinik für minderbemittelte Frauen in Berlin.

gewonnen hatte, regte die Lektüre von damals grundlegenden Texten der historischen Frauenforschung an.

Etwa 1990 waren Jutta Buchin und meine Doktorandinnen zu einem sehr fruchtbaren Team geworden und wir überlegten, wie die immer umfangreichere Materialsammlung untergebracht, erfasst und gezielt erweitert werden könnte. 1991 konnten aus Restmitteln der neu gegründeten Kommission zur Förderung von Nachwuchswissenschaftlerinnen Werkverträge für Archivrecherchen abgeschlossen werden. 1992 wurde Eva Brinkschulte als Frauenbeauftragte des Fachbereichs Grundlagenmedizin eingestellt und entwickelte die Idee einer Ausstellung zur Geschichte der ersten Ärztinnen. Für deren Realisierung konnte sie Jutta Buchin und die Mehrheit der Doktorandinnen gewinnen. Sie stellten ihre inzwischen zusammengetragenen Kenntnisse und Materialien zur Verfügung und trugen als Autorinnen zu dem Sammelband *Weibliche Ärzte* bei, der die Ausstellung begleitete.[3] Im Gegenzug konnten Geldmittel für eine erste elektronische Personendatenbank und für weitere Recherchen eingesetzt werden. Die Ausstellung *Weibliche Ärzte* wurde im November 1993 eröffnet und war ein großer Erfolg.[4] Die grundlegenden Vorarbeiten von Jutta Buchin wurden 1995 mit dem Margherita-von-Brentano-Preis der Freien Universität Berlin gewürdigt, der seit 1995 für hervorragende wissenschaftliche Leistungen oder Projekte im Bereich der Frauenförderung oder der Geschlechterforschung vergeben wird. Das Preisgeld von 20.000 DM, das an wissenschaftliche Verwendungen gebunden war, erlaubte die Anschaffung eines Laptops und die Finanzierung von kleineren Archivreisen und Werkverträgen.

Indessen hatte die Frage nach den Existenzformen und Rollen von Sex und Gender in der Geschichte der Medizin und der Wissenschaften den wis-

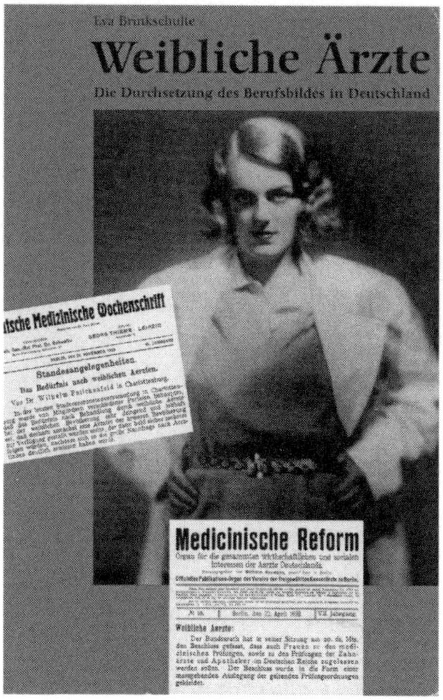

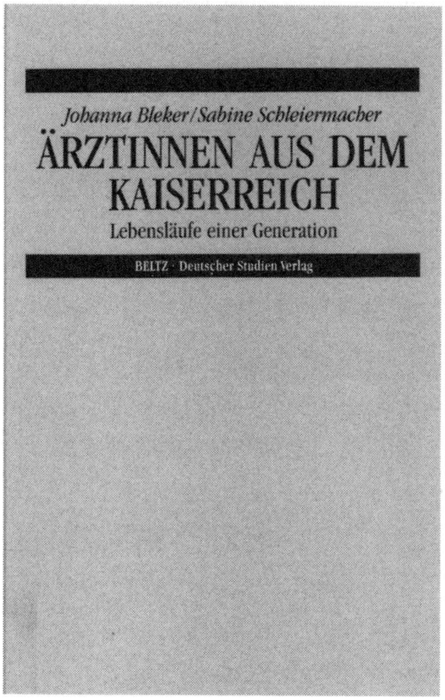

Links: Das Titelbild der Publikation *Weibliche Ärzte* (1995) zeigt die Berliner Ärztin Dr. med. Maria Daelen (1903–1993), die 1930 ihre Approbation erhielt und ab den 1950er-Jahren in der hessischen Gesundheitspolitik und dann im Bundesministerium für Gesundheitswesen tätig war.

Rechts: Publikation des DFG-Projektes *Ärztinnen aus dem Kaiserreich* (2000)

senschaftshistorischen Mainstream erreicht. Auf der überregionalen Tagung *Geschlechterverh*ältnisse in der Geschichte der *Medizin, Naturwissenschaft und Technik* 1995 in Bonn waren fünf Mitarbeiter unseres Instituts mit Vorträgen vertreten.[5] Auf dem Deutschen Wissenschaftshistorikertag in Berlin 1996 (Generalthema: Zeitenwenden in Wissenschaft und Gesellschaft um 1600 und um 1900) organisierten wir einen Workshop über den *Eintritt der Frauen in die Gelehrtenrepublik*.[6]

Schon in ihrem kurzen Beitrag zum Ausstellungskatalog von 1993 hat Jutta Buchin eindrücklich beschrieben, was das Ärztinnenprojekt von analogen, nicht gender-sensitiven Projekten unterscheidet: »Frauen wechseln bei der Eheschließung ihren Namen! Es nützte also nichts, nur die Register durchzusehen, sondern ich war gezwungen, die Reichsmedizinalkalender von der ersten bis zur letzten Seite zu lesen, in der Hoffnung, dass die verheirateten Ärztinnen ihren Mädchennamen mitgenannt hatten. Die üblichen biografischen Nachschlagewerke, über die man die Daten bekannter männlicher Ärzte ermitteln kann, versagten bei der Identifizierung. Varianten in der Namensschreibung in den einzelnen Jahrgängen, unterschiedliche Angaben der Approbationsjahre, Namensgleichheiten und sogar der Wechsel der Vornamen bei einer Person erschwerten die Suche.« Und sie schloss: »Noch immer ist jede Biographie ein Puzzlespiel. Eine Sammlung von Daten ergibt kein Gesamtbild einer Person. Eines jedenfalls kann nicht mehr geleugnet werden: es hat diese Ärztinnen gegeben. Die weitere Aufgabe ist es nun, ihre Rolle in der Geschichte der Medizin zu erkennen und ihre Leistungen zu würdigen.«[7]

Zu diesem Zeitpunkt war klargeworden, dass für eine nachhaltige Erschließung des ausufernden Bestandes und seine systematische Erweiterung mehr nötig sein würde, als gelegentliche kleine Geldspritzen oder kurzfristige Werkverträge. So wurde das DFG-Projekt Ärztinnen aus dem Kaiserreich (1996–1999) auf den Weg gebracht, das sowohl die Datenbank, die später ins Netz gestellt werden konnte, wie auch eine Buchveröffentlichung umfasste. Hier waren neben Jutta Buchin und mir auch drei studentische Mitarbeiterinnen beteiligt, während Sabine Schleiermacher als wissenschaftliche Projektmitarbeiterin einschlägige Archiverfahrungen mitbrachte. Zahlreiche Schicksale von »nichtarischen« Ärztinnen und auch die Tätigkeiten der »arischen« Kolleginnen nach 1933 wurden durch ihre Arbeit greifbar. Das gemeinsam veröffentlichte Buch enthält acht chronologisch aufeinander abgestimmte Beiträge, in denen Sabine Schleiermacher und ich den Weg der ersten deutschen Ärztinnengeneration durch die ersten fünf Jahrzehnte des 20. Jahrhunderts verfolgen. Der zweite Teil enthält in tabellarischer Form die wichtigsten Ausbildungs- und Sozialdaten der Ärztinnen, auf denen die Essays aufbauen. In den rund 40 Tabellen kann unter anderem nach Universitäten wie auch nach Geburts- und Niederlassungsorten gesucht werden. Der dritte Teil beinhaltet das von Jutta Buchin verfasste Lexikon. Das Buch war entgegen der vertraglichen Vereinbarungen zunächst offenbar nur per »print on demand« verfügbar und gilt inzwischen als vergriffen.[8]

Im Lauf dieser Jahre konnte der Datenbestand erheblich erweitert werden. 1993 handelte es sich um rund 400 Ärztinnen, die bis 1914 approbiert worden waren. Im Rahmen des DFG-Projekts wurden weitere 390 in die Datenbank aufgenommen, die vor Ende des Ersten Weltkriegs ihre Approbation erhalten hatten. Diese insgesamt 792 Frauen verbergen sich unter über 1.200 Nachnamen! Die Spurensuche wurde zudem dadurch erschwert, dass 189 von ihnen – das heißt etwa ein Viertel der frühen Ärztinnen – nach 1933 von der Rassengesetzgebung der Nationalsozialisten betroffen waren. Bei etwa der Hälfte von ihnen gelang es, die Emigration nachzuweisen. Das Schicksal der anderen ist teilweise in den Gedenkbüchern und Deportationslisten dokumentiert, blieb aber auch in vielen Fällen unbekannt.

Hier konnte ein weiteres Projekt anschließen, das Informationen über »Verfolgte Ärztinnen und Ärzte des städtischen Berliner Gesundheitswesens (1933 bis 1945)« für eine weitere Online-Datenbank und ein Gedenkbuch zusammenstellte.[9] Auch das von der Kassenärztlichen Vereinigung initiierte Gedenkbuch jüdischer Kassenärzte in Berlin profitierte von der Ärztinnen-Datenbank.[10]

Indessen ist der Datenbestand weiter gewachsen und enthält nun die Namen aller bis 1933 in Deutschland approbierten Ärztinnen. Überhaupt zeigt das Ärztinnenprojekt beispielhaft die fruchtbare wechselseitige Ergänzung von unermüdlicher Datenerfassung und darauf aufbauender thematischer Datennutzung, die wiederum neue Informationen in die Hängeregistraturen der Dokumentation spült. Insgesamt konnten zwischen 1990 und 2006 zwölf Dissertationen abgeschlossen werden, die von den Materialien unserer Sammlung ausgingen und dafür neu gewonnene Daten und Dokumente zurückgaben.[11]

Eine besondere Rolle spielten und spielen dabei Korrespondenzen, nicht nur mit Einwohnermeldeämtern und Stadtarchiven, sondern auch mit Nachkommen der frühen Ärztinnen. Sie haben uns Briefe, Bilder und berufliche Dokumente aus dem Familienbesitz, Tagebücher und andere Erinnerungen über-

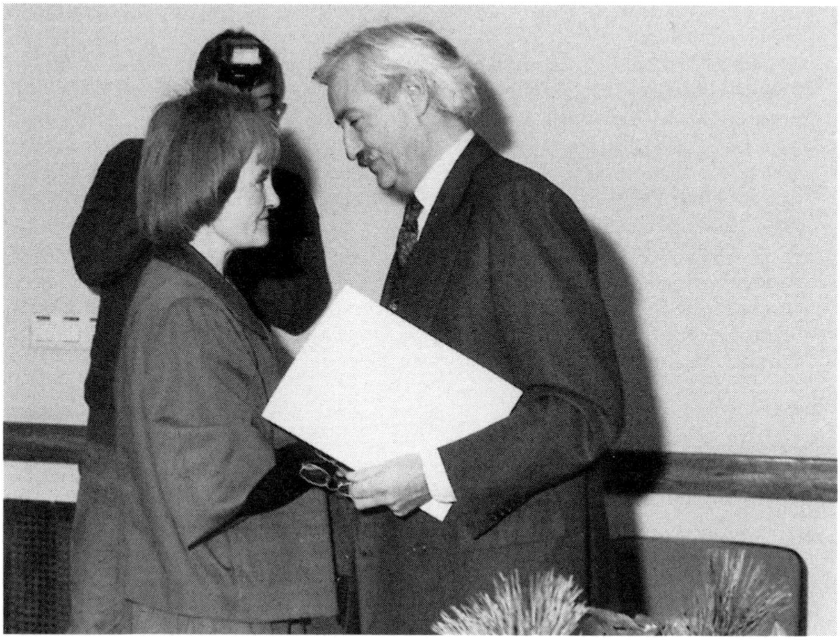

FU-Präsident Johann W. Gerlach überreicht Jutta Buchin den Margherita-von-Brentano-Preis (1995)

lassen. So besitzt das Institut neben der online zugänglichen Datenbank, die eine kontinuierliche Pflege benötigt, ein umfangreiches Archiv, das Aufmerksamkeit und Raum beansprucht, aber ein großartiges Arbeitsinstrument für viele Forscherinnen und Forscher sein könnte, oder Ausgangsbasis für einige neue Doktorarbeiten (nicht nur zur Existenz von Ärztinnen im Kaiserreich). Ende 2014 soll die Ärztinnen-Datenbank relauncht werden und – nun erweitert um die Ärztinnen der Weimarer Republik – mit noch besseren Suchfunktionen zur Verfügung stehen.

Anmerkungen

1 Jutta Buchin danke ich für die Unterstützung und kritische Durchsicht dieses Beitrags.

2 Vgl. Rolf Winau/Otto Helfer, Männer und Frauen der Medizin. Illustrierte Kurzbiographien zur Geschichte der Medizin, 6. völlig überarb. Aufl., Berlin 1986.

3 Eva Brinkschulte (Hg.), Weibliche Ärzte. Die Durchsetzung des Berufsbildes in Deutschland, Berlin 1993.

4 Die Ausstellung wurde inzwischen an vielen Universitäten und Kliniken, eine englische Version sogar in Kanada gezeigt.

5 Die Tagung wurde ausgerichtet von der Deutschen Gesellschaft für Geschichte der Medizin, Naturwissenschaft und Technik. Siehe auch die Beiträge von Johanna Bleker, Anja Burchardt, Michael Hubenstorf, Udo Schagen und Sabine Schleiermacher in: Christoph Meinel/Monika Renneberg (Hg.), Geschlechterverhältnisse in Medizin, Naturwissenschaft und Technik, Bassum/Stuttgart 1996.

6 Siehe die Beiträge von Johanna Bleker, Eva Brinkschulte, Ugo D'Orazio und Sabine Schleiermacher in Johanna Bleker (Hg.), Der Eintritt der Frauen in die Gelehrtenrepublik. Zur Geschlechterfrage im akademischen Selbstverständnis und in der wissenschaftlichen Praxis am Anfang des 20. Jahrhunderts, Husum 1998.

7 Jutta Buchin, Die mühsame Suche nach den weiblichen Ärzten. Zur Entstehungsgeschichte der Dokumentation Ärztinnen im Kaiserreich, in: Brinkschulte, Ärzte (wie Anm. 3), S. 156, 158.

8 Johanna Bleker/Sabine Schleiermacher, Ärztinnen aus dem Kaiserreich. Lebensläufe einer Generation, Weinheim 2000. Der Deutsche Studienverlag wurde zu diesem Zeitpunkt vom Beltz Verlag übernommen, der auf jegliche Vertriebsanstrengung verzichtete.

9 Siehe http://geschichte.charite.de/verfolgte-aerzte/ sowie Susanne Doetz/Christoph Kopke, »und dürfen das Krankenhaus nicht mehr betreten«. Der Ausschluss jüdischer und politisch unerwünschter Ärztinnen und Ärzte aus dem städtischen Berliner Gesundheitswesen (1933–1945), Berlin 2014 [im Druck].

10 Rebecca Schwoch (Hg.), Berliner jüdische Kassenärzte und ihr Schicksal im Nationalsozialismus. Ein Gedenkbuch, Berlin 2009.

11 Vgl. die Dissertationen von Balschbach, Eckelmann, Ziegeler, Hoesch, Burchardt, Mohme, Graffmann-Weschke, Heermann, Ludwig, Böhm, Eichler und Sach. Siehe auch die Dokumentation abgeschlossener Dissertationen im Anhang dieses Bandes.

Melanie Scholz

Auf dem Weg zur Bibliothek Medical Humanities

Um es gleich voranzustellen: Die seit 2013 in Berlin-Dahlem beheimatete Institutsbibliothek ist nicht identisch mit der des Instituts für Geschichte der Medizin der Humboldt-Universität (HU) in der Ziegelstraße bzw. Universitätsstraße – eine Frage, die mir oft gestellt wird und nicht ohne, dass der Fragende ins Schwärmen gerät. In der Prä-Internet-Ära stellte diese Bibliothek mit ihrem umfassenden Bestand zur Medizin- und Wissenschaftsgeschichte eine Besonderheit dar. Nicht zuletzt durch die Verdienste der dort tätigen Bibliothekarinnen und Bibliothekare, darunter an erster Stelle Adelheid Kasbohm, konnte ein Arbeitsinstrument geschaffen werden, das besonders in Form seiner Spezialkataloge, z. B. des *Bibliographischen Nachweises zur Geschichte der Medizin und Naturwissenschaften* durch die Auswertung in- und ausländischer (!) Zeitschriften 1875–1990 oder auch der *Charité-Bibliographie* mit 13.000 Nachweisen zur Geschichte der Charité die Forscherherzen noch heute höher schlagen lässt. Gerne hätte ich sie selbst einmal gesehen, aber leider ist diese Zweigbibliothek der Humboldt-Universität inzwischen in das Jacob-und-Wilhelm-Grimm-Zentrum, integriert worden und dort kaum noch als solche erkennbar. Am Institut verblieben und beim letzten Umzug aus der Ziegelstraße geborgen worden sind einige Spezialkataloge und kleinere Bestände.[1] Obwohl in den heutigen Zeiten vieles online recherchierbar ist, so zeigt sich in meiner täglichen Arbeit, dass auch mit den besten Suchstrategien nur das in den Datenbanken und im Internet gefunden werden kann, was einmal eingeben oder als Quelle digitalisiert wurde – im besten Falle von bibliothekarischem Fachpersonal. Viele historisch relevante Fakten stehen nur dem zu Verfügung, der noch mit den Bibliografien und Spezialkatalogen umzugehen weiß.

Über die in vieler Hinsicht besondere Bibliothek des HU-Instituts ist in der Vergangenheit schon mehrfach berichtet worden,[2] deshalb soll es hier um ihr Westberliner Pendant gehen, die Bibliothek des Instituts für Geschichte der Medizin der Freien Universität (FU) bzw. der heutigen Charité – Universitätsmedizin Berlin.

Entstanden ist die Bibliothek zusammen mit dem Institut für Geschichte der Medizin der Freien Universität im Jahre 1963. Die ersten Bücher wurden im Rahmen des Lehrauftrags für Geschichte der Medizin angeschafft, den der Gründungsdirektor des Instituts, Heinz Goerke, seit dem Wintersemester 1960/61 innehatte. Innerhalb von drei Jahren vermehrte sich die Zahl der Bücher auf 12.000 Bände. Die Ausrichtung des Bibliotheksbestandes orien-

Blick in die Institutsbibliothek, Universitätsstraße 3b (1943)

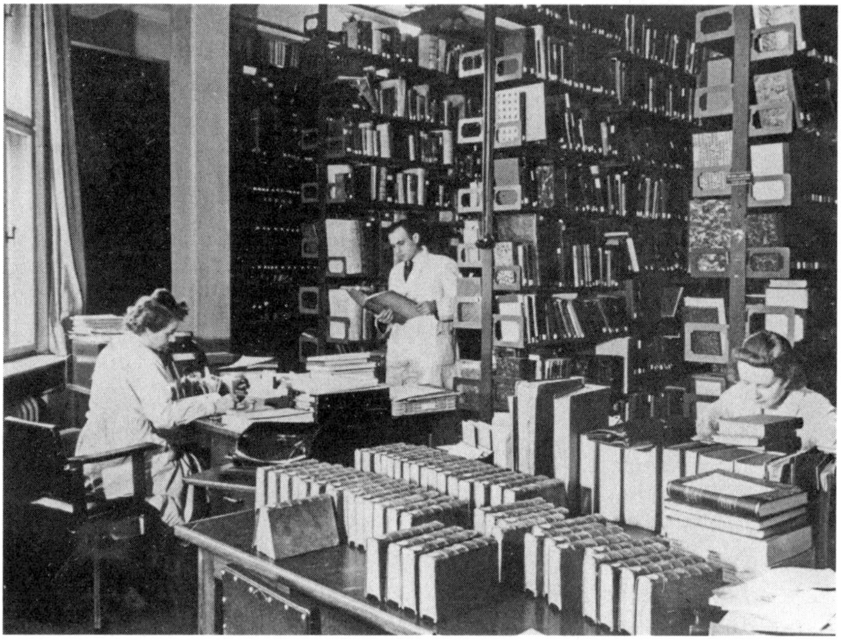

tierte sich, ähnlich wie heute, an den Lehr- und Forschungsaufgaben der angestellten wissenschaftlichen Mitarbeiter. In den 1960er-Jahren lag der Schwerpunkt vor allem auf der Antiken Medizin, der Medizingeschichte Osteuropas und der Zahnheilkunde. Zu allen Zeiten wurde und wird jedoch immer versucht, auch die jenseits der Spezialgebiete relevante Literatur zur Medizin und Medizingeschichte zu sammeln. Ähnlich der medizinhistorischen Bibliothek der Humboldt-Universität, deren Bestandsschwerpunkt unter anderem auf der Charité-Geschichte lag, konzentrierte sich die Bibliothek des FU-Instituts auf die Entwicklung der Medizin an der noch jungen Freien Universität und des (West-)Berliner Gesundheitswesens. 1969 umfasste der Gesamtbestand bereits 28.000 Bände.

Durchschnittlich war die Bibliothek mit ein bis zwei Diplom-Bibliothekarinnen und einer Bibliotheksassistentin besetzt. Mit Abstand am längsten in der Bibliothek tätig und um deren Belange bemüht war meine Vorgängerin Almuth Kliesch.[3] Sie war von 1969 bis 2008 an den Institutsstandorten in der Augustastraße in Lichterfelde und in der Klingsorstraße in Steglitz tätig. In dieser Zeit wuchs der Bestand kontinuierlich an. Neben dem Kauf neuer Bücher wurden ältere Werke aus Nachlässen und Privatbibliotheken übernommen, genannt seien die des Anatomen Kurt Fahrenholz (1890–1946) und des Dermatologen Georg Alexander Rost (1877–1970). Daneben wurden geschlossene Sammlungen gekauft, so zum Beispiel 1.500 medizinische Schriften des 16. und 17. Jahrhunderts. Schnell waren die vorgesehenen Bibliotheksräume nicht mehr ausreichend und man wich auf die Mitarbeiterzimmer, Keller und Dachgeschosse aus. Das Gebäude in der Klingsorstraße bekam eigens einen Bibliotheksanbau, doch dem Wachstum war auch dieser auf Dauer nicht gewachsen. Exakte

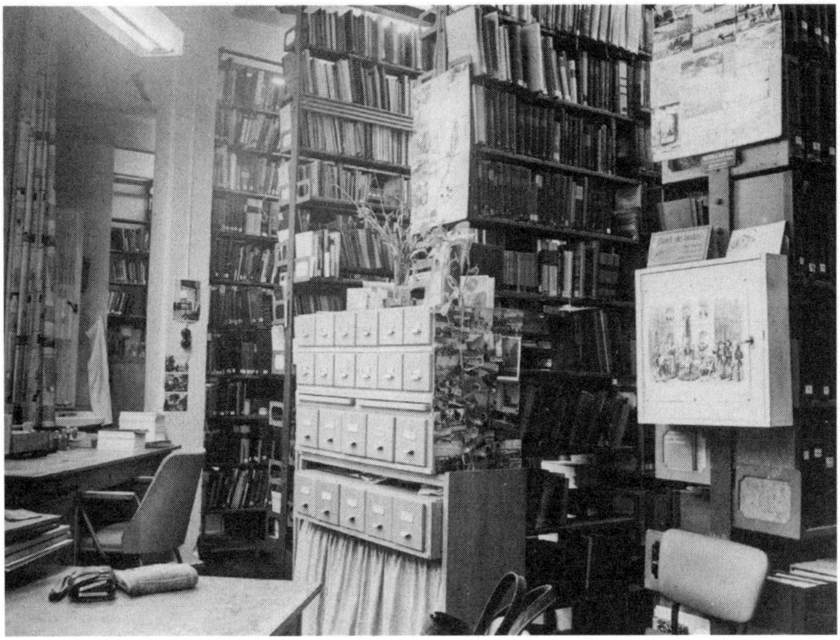

Die Institutsbibliothek aus einer ähnlichen Perspektive (vgl. S. 90) im Jahr 1978

Bestandszahlen für die Vergangenheit anzugeben, ist schwierig, da einerseits die Unterteilung nach Medienart – Bücher, Zeitschriften, Sonder- und Mikromaterialen – oftmals unterschiedlich berücksichtigt wurde (besonders Sonder- und Mikromaterialien sind mengenmäßig schwer zu erfassen) und andererseits unzählige Bücher ausgelagert sind und noch nicht katalogisiert werden konnten.

Vor einer vollständigen Erfassung aller Materialien in Onlinekatalogen müssen alle Angaben nur Schätzungen bleiben. Der Bestand, der derzeit an unserem neuen Standort in der Thielallee zur Verfügung steht, umfasst ca. 120.000 Bände an Büchern und Zeitschriften. Sondermaterialien und nicht erfasste, provisorisch an anderen Charité-Standorten untergebrachte Bestände belaufen sich auf ca. 700 Meter. Sie harren einer baldigen Erfassung, die seit der Berentung meiner Kollegin Jutta Buchin, Bibliotheksassistentin von 1985 bis 2013, und der Streichung ihrer Stelle auch in Zukunft kaum zu leisten sein wird. Abzuwarten bleibt, wie sich die Abschaffung eines eigenen, aus der Grundausstattung finanzierten Bibliotheks-Etats auswirken wird. Zurzeit werden Bücher über die sogenannte leistungsorientiere Mittelvergabe finanziert. Diese ist in ihrer Höhe jedoch von der Drittmitteleinwerbung des Instituts abhängig und bietet damit keine institutionelle Garantie für Anschaffung der dringend benötigten Forschungsliteratur.

Eine während meiner Zeit am Institut fast jährlich auftretende Frage ist die des Standorts, ausgelöst durch den geplanten Verkauf der Villa in der Klingsorstraße. Als größte Herausforderung für alle Umzugsplanungen stellte sich die Bibliothek heraus. Sie schien zu groß und mit 3.200 Regalmetern zu schwer, um mit allen Institutsmitarbeitern an einem gemeinsamen Standort untergebracht

Arbeiten im weißen Kittel: Eva Fahrenholz, Gerhard Baader, Almuth Kliesch (Anfang der 1970er-Jahre)

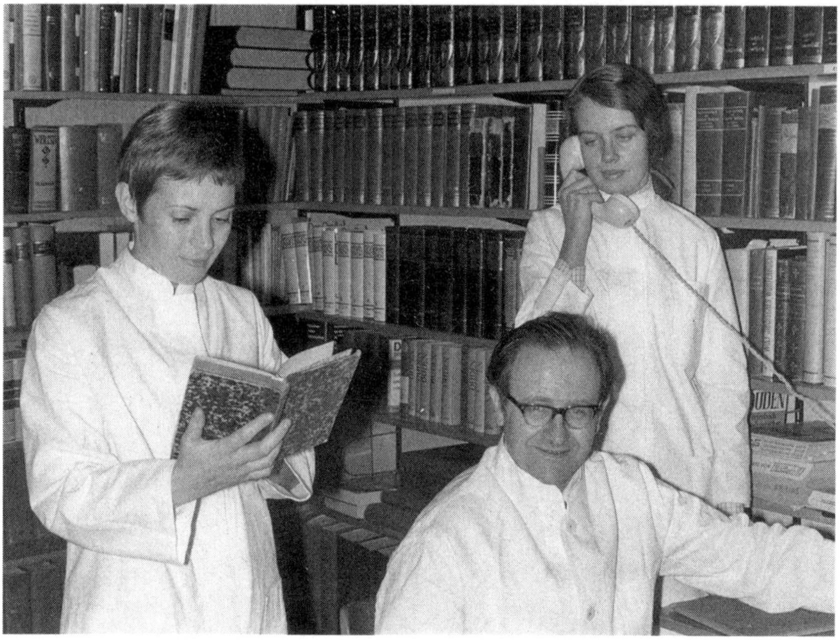

werden zu können. Nach unserem unfreiwilligen Umzug von der Klingsorstraße in die zweite und neunte Etage des Charité-Bettenhochhauses am Campus Mitte im Jahr 2010 konnten nur noch wenige Wissenschaftler des Instituts „ihre" Bibliothek direkt vor Ort nutzen. Immerhin ließ sich das Ende dieses Provisoriums absehen, da die Sanierung des Hochhauses schon auf der Agenda stand. Nach mehreren Planungsläufen wurde endlich ein Standort gefunden, der den statischen und finanziellen Anforderungen standhielt. Weitab vom Rest der Charité und dem klinischen Betrieb erwies sich der Standort aber nach anfänglicher Skepsis als durchaus vorteilhaft und inspirierend. Trotz des verkehrstechnisch ungünstigeren Standorts verzeichnen wir einen Zugewinn an Studenten und Wissenschaftlern, bedingt vor allem durch die Fülle der umliegenden wissenschaftlichen Einrichtungen.

Diese Entwicklung mag sicher auch an der neuen Ausrichtung der Bibliothek, seiner wachsenden Bestände und der geänderten Nutzungsmodalitäten liegen. Mit dem Umzug wurde endlich ein Konzept verwirklicht, das seit Anfang der 2000er-Jahre ins Auge gefasst wurde. Im Zuge der Umstrukturierung der Berliner Medizinischen Fakultäten und der einzelnen Charité-Zentren war eine Zentrumsbibliothek geplant. Die damals existierenden Institutsbibliotheken der Sozialmedizin, der Medizinischen Psychologie, der Arbeitsmedizin, der Geschichte der Medizin (FU) und die Bibliothek für Wissenschaftsgeschichte der HU sollten unter einem Dach zusammengefasst und unter dem Aspekt der *Medical Humanities*, also des Einbezugs der Human- und Geisteswissenschaften in die medizinische Lehre und Forschung,[4] neu strukturiert werden. In etwas angepasster Form ist dies nun am Institut für Geschichte der Medizin und Ethik in der Medizin verwirklicht worden. Mit Ausnahme der Bibliothek für

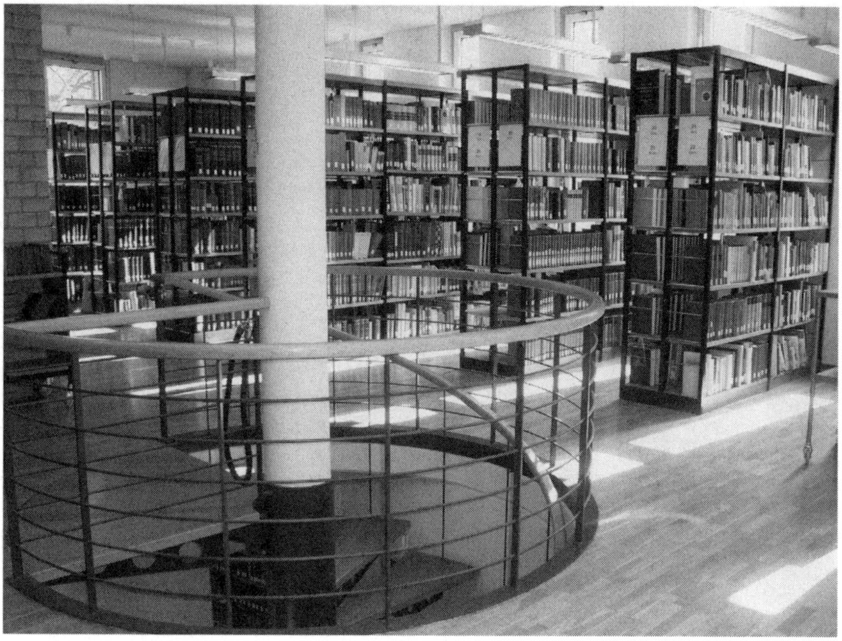

Bibliothek in der Klingsorstraße (2009)

Wissenschaftsgeschichte bilden die Bestände der oben genannten Einrichtungen sowie die der Medizinischen Soziologie die neue Zentrumsbibliothek, aufgestellt in unserem Dahlemer Institut. Die Gesamtheit der Bestände bildet bereits das Konzept der Medical Humanities ab und wird dies auch verstärkt in Zukunft verfolgen.[5]

Der Gesamtbestand an Büchern und Zeitschriften der Bibliothek Medical Humanities ist nach institutseigenen Systematiken aufgestellt. Die Zeitschriften (2.156 Titel) sind vollständig im Onlinekatalog erfasst und damit weltweit recherchierbar. Vom Buchbestand ist etwa die Hälfte online erfasst, der Rest über Zettelkataloge vor Ort recherchierbar. Für einzelne Systematikgruppen, zum Beispiel Psychiatrie, Neurologie und Psychologie, ist die Retrokatalogisierung abgeschlossen, um diese viel genutzten, aus der Bibliothek der ehemaligen Karl-Bonhoeffer-Nervenklinik und der Charité-Nervenklinik stammenden Bestände schnell verfügbar zu machen. Gleiches gilt für die Forschungsliteratur zur Frühen Neuzeit sowie zur Medizin im Nationalsozialismus. Beim Erfassen des historischen Altbestandes konnten wir von der Zusammenarbeit des Berlin-Brandenburger (KOBV) und des Bayerischen Bibliotheksverbunds (BVB) profitieren und somit 899 Titel aus unserem Bestand als Digitalisat anbieten. Zurzeit hat die Erfassung bisher nicht verzeichneter Bestände aus Neukauf, Schenkung (Nachlässe Heinz Goerke, Emilio Presedo) und Bibliotheksauflösungen (z. B. Frauenklinik, Anatomie) Priorität. Eine umfassende Retrokatalogisierung ist angesichts der Stellensituation nur bedingt möglich.

Nichtsdestotrotz lässt es sich in der Bibliothek im ersten Obergeschoss des Institutsgebäudes hervorragend lesen und forschen. Dort finden sich 20 Arbeitsplätze und vier Rechnerplätze, außerdem ist WLAN verfügbar. Inter-

Bibliotheksmagazin im Bettenhochhaus der Charité (2011)

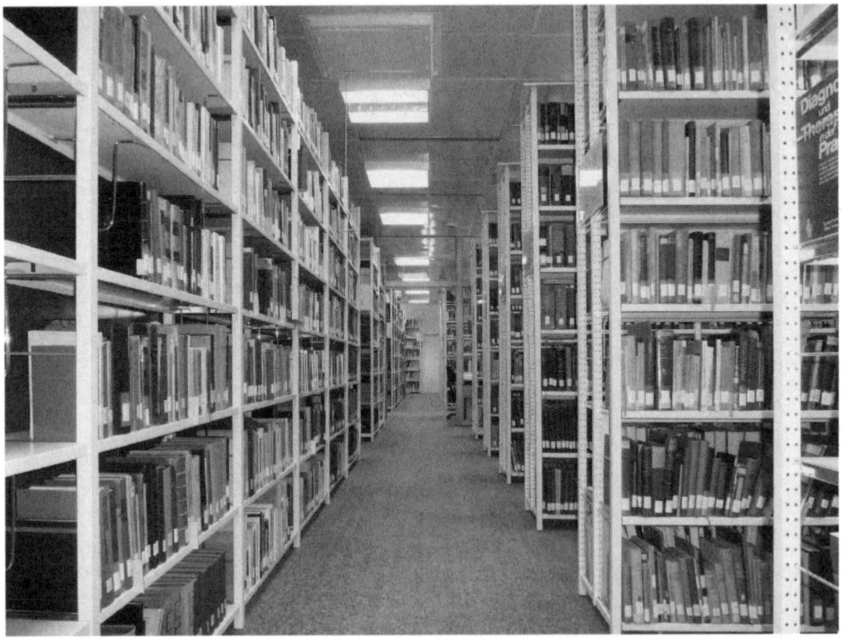

essierten Wissenschaftlern können besondere Arbeitsmöglichkeiten in Form mobiler, abschließbarer Arbeitstationen in der Bibliothek geboten werden. Für Literatur mit einem Erscheinungsjahr ab 1945 ist eine Ausleihe außer Haus für zwei Wochen möglich. Die Bestände der Sozialen Medizin sind bis auf Nachschlagewerke vier Wochen ausleihbar. Voraussetzung ist jeweils ein Wohnsitz in Berlin. Die Nutzergruppen sind neben den hausinternen Wissenschaftlern, denen die Bibliothek vorrangig und rund um die Uhr zur Verfügung steht, vor allem Studierende und externe Wissenschaftler aber auch Journalisten oder interessierte Laien. Was wir nicht selber besitzen, wird per Fernleihe oder aus den umliegenden Dahlemer Bibliotheken beschafft und den Institutsmitarbeitern an den Platz geliefert.

Darüber hinaus beteiligt sich die Bibliothek an Ausstellungen in Form von Leihgaben (z. B. »Géricault. Bilder auf Leben und Tod«, Ausstellung der Schirn-Kunsthalle in Frankfurt am Main und im Musée des Beaux-Arts in Gent 2013–2014) sowie an medizinhistorischen Führungen. Sie arbeitet eng mit den anderen medizinhistorischen Bibliotheken im deutschsprachigen Raum zusammen. Die neuen Bibliotheksräume bieten nicht zuletzt Platz für eigene Ausstellungen, sodass hier in Zukunft neben der Präsentation eigener Bestände auch Wechselausstellungen externer Leihgeber vorgesehen sind.

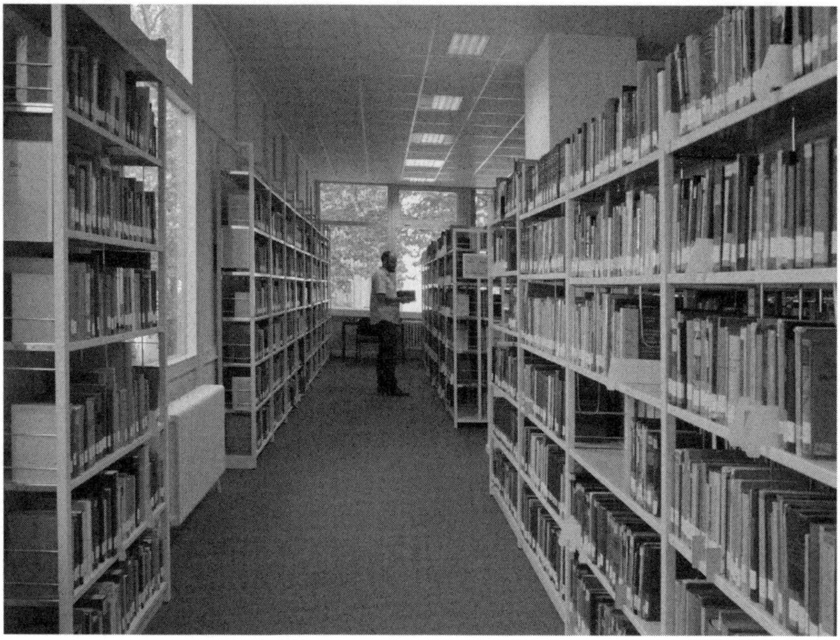

Institutsbibliothek in der Thielallee (2013)

Anmerkungen

1 Dabei handelt es sich unter anderem um die Sammlung der Königlichen Medizinal-Bibliothek zu Magdeburg mit 13.000 Dissertationen des 17.–19. Jahrhunderts, den Katalog zur Sammlung *Arzt und Kunst* sowie eine ca. 33.000 Titel umfassende Sonderdrucksammlung zur Medizingeschichte. Diese Bestände sind aus Platzmangel momentan in Archivräumen des Klinikums Benjamin-Franklin der Charité untergebracht.

2 Vgl. Elke Leetz, Zur Geschichte der Zweigbibliothek Wissenschaftsgeschichte an der Humboldt-Universität zu Berlin, in: Peter Schneck (Hg.), 70 Jahre Berliner Institut für Geschichte der Medizin und der Naturwissenschaften, Aachen 2001, S. 35–42; Adelheid Kasbohm, Zweigbibliothek Wissenschaftsgeschichte der Humboldt-Universität Berlin, in: NTM N.S. 1 (1993), S. 185 f.; Gerhard Krüger, Die Bibliothek des Instituts für Geschichte der Medizin und der Naturwissenschaften, in: Wiss. Zeitschrift der Humboldt-Universität zu Berlin, Math.-Naturw. R. VI (1956/57) 4, Beilage; Guido Geyer, Die Entstehung der Bibliothek des Instituts für Geschichte der Medizin und der Naturwissenschaften in Berlin, Berlin 1940.

3 Eine Auflistung der Bibliotheksmitarbeiter des FU-Instituts findet sich jeweils in den Institutsberichten von 1973, 1990 und 2003. Für die jüngste Zeit siehe die Dokumentation im Anhang des vorliegenden Bandes.

4 Zum Begriff der *Medical Humanities* vgl. beispielsweise Sandro Spinsanti, Medical Humanities, in: Bettina von Jagow/Florian Steger (Hg.), Literatur und Medizin. Ein Lexikon, Göttingen 2005, S. 516–520.

5 Zur Entwicklung der Institutsbibliothek bis ins Jahr 2012 siehe auch Melanie Scholz/Vera Seehausen, Von Augusta zu Klingsor, von Luise zu Benjamin – Vergangenheit, Gegenwart und Zukunft der Bibliothek des Instituts für Geschichte der Medizin in Berlin, in: GMS Med Bibl Inf. 20 12;12(1-2):Doc07.

Klaus von Fleischbein

Von Äskulap bis Zondek – Bildarchiv und Sammlung des Instituts für Geschichte der Medizin

Bildsammlung

Die Bildsammlung des Instituts für Geschichte der Medizin (IGM) diente – und dient – vornehmlich dem Zweck der Lehre und, im Laufe der Jahre zunehmend, zur Illustration von Publikationen. Die Sammlung besteht größtenteils aus fotografischen Reproduktionen (als Schwarz-Weiß-Positive und als Kleinbilddias) von bereits vorhandenem Bildmaterial aus Büchern, Zeitschriften und Kalendern sowie in weitaus geringerem Maß aus tatsächlichen Originalen, die entweder käuflich erworben oder als Schenkungen – häufig aus Nachlässen – auf das Institut kamen. Die Reproduktionen wurden von Beginn an im Institut selbst angefertigt; die Entwicklung von Farbumkehrfilmen erfolgte in gewerblichen Fotolaboren und späterhin in der Fotoabteilung des Klinikums Benjamin Franklin.

In den Jahren 1963 bis 1991 waren in der ehemaligen Küche respektive im Badezimmer der Institutsvilla in der Augustastraße 37 das Bildarchiv, die Reproanlage sowie das Schwarz-Weiß-Fotolabor untergebracht.

Die Vorlagen (»Originale«) wurden mit einem einfachen Signatursystem in DIN-A3-Kuverts bzw. in Aktenordnern – gegebenenfalls mit den entsprechenden Repros – archiviert. Dabei handelte es hauptsächlich um eine Portraitsammlung von Personen der Medizin und Heilkunde, insgesamt in einer Kartei alphanumerisch erfasst und geordnet von »Äskulap« über »Müller« bis »Zondek«. Die Dias indessen wurden numerisch, mit Bildtiteln versehen, in einem Findbuch erfasst und in einem Diaschrank nach Epochen und Fachrubriken geordnet aufbewahrt.

Nach dem Umzug des Instituts in die Klingsorstraße 119 und der Fertigstellung des Neubaus, der von da an in erster Linie die enorm gewachsene Bibliothek mit nunmehr Freihand- und Magazinbereich beherbergte, standen ebenfalls ein bauseitig konzeptioniertes Fotolabor und ein eigener Archivraum zur Verfügung. Der Bestand an Diapositiven umfasste mittlerweile über 10.000 Bilder, sodass die Anschaffung eines zweiten Diaschrankes erforderlich wurde, in dem ausschließlich Portraits bzw. Personenbilder Platz fanden.

Bis in die ersten Jahre des neuen Jahrtausends war die Projektion von Dias – nebst Projektion von Grafiken, Schemata oder Tabellen per Overhead-Projektor – die einzige Form der Visualisierung in Vorträgen und Vorlesungen. Mit Einführung der interaktiven Präsentation wurde die Erstellung von Diapositiven weitgehend überflüssig und die Digitalisierung von Bildern erforderlich. Im Rahmen eines Forschungsprojektes zur Geschichte des Oskar-Helene-Heims,

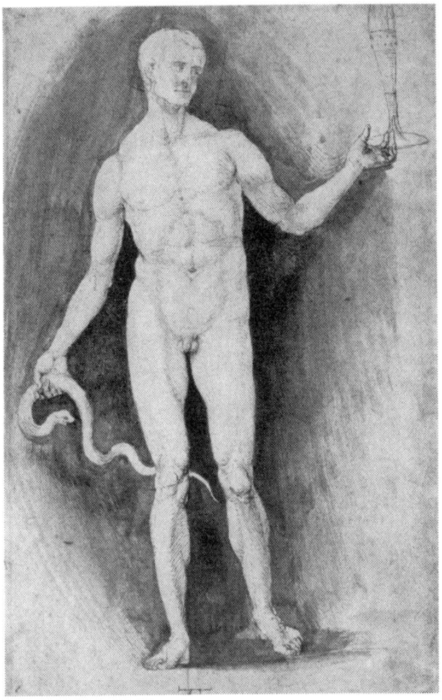
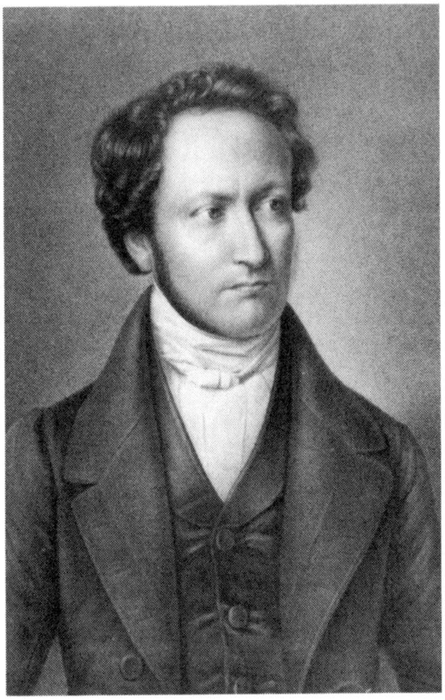

Links: Äskulap, Federzeichnung von Albrecht Dürer, um 1500 (Reprografie)

Rechts: Johannes Müller (1801–1858), Anatom und Physiologe (Reprografie)

wurde am IGM der erste Bildscanner angeschafft, der auch nach Beendigung des Forschungsprojekts nur punktuell und nach jeweiligem Bedarf, zum Beispiel bei der Erstellung von Powerpoint-Präsentationen für die Lehre oder zur Digitalisierung von Bildern aus der Bildsammlung, eingesetzt wurde. Mit der Einrichtung einer elektronischen Bilddatenbank und der Anschaffung von zwei Flachbettscannern wurde nach der Fusionierung der beiden Berliner Medizinischen Fakultäten damit begonnen, sowohl den Bildbestand des IGM der Freien Universität als auch den des IGM der Humboldt-Universität nach und nach zu digitalisieren.

Die Fotosammlung des IGM der HU enthielt neben der historischen Glasdiapositivsammlung, die bereits von Paul Diepgen angelegt worden war und noch im Originalzustand erhalten ist, insbesondere Bildmaterial aus der Zentralen Fotoabteilung der Ostberliner Charité. Es umfasst ein – lückenhaftes – Konvolut von Portraits der Charité-Mitarbeiter aus den Jahren zwischen 1950 und 1990, Bilder aus dem Alltagsleben der Klinik sowie von den Bautätigkeiten an der Charité. Besonders der von 1977 bis 1982 währende Bau des Chirurgisch-orientierten Zentrums (Charité-Hochhaus) ist umfangreich – von der Grundsteinlegung bis zur Einweihung des Neubaus – fotografisch dokumentiert. Leider liegt dieser Bestand zum großen Teil lediglich in Form von Kleinbildnegativen und Kontaktabzügen vor, was zunächst erhebliche Qualitätseinbußen bei der Digitalisierung zur Folge hat.

In die Bildsammlung des IGM wurde schließlich der Fotobestand der ehemaligen Medienabteilung des Rudolf-Virchow-Krankenhauses aufgenommen. Er besteht überwiegend aus Farbfotografien und Presseaufnahmen, nebst einigen Reprografien von historischen Bildern und professionellen Fotografien zu Ereignissen in der Charité zwischen 1999 und 2004. Den Schwerpunkt der Gebäudefotografie bildet das Ensemble des Rudolf-Virchow-Krankenhauses. Eine Auswahl von rund 500 Bildern aus diesem Bestand liegt in digitalisierter Form vor und ist in die Bilddatenbank aufgenommen worden.

Die im Rahmen interner oder externer Anfragen – sei es für Lehre, Publikationen oder Vorträge – neu erschlossenen Bilder und Motive werden, sofern qualitativ und inhaltlich relevant, umgehend in die Datenbank aufgenommen. Gleiches gilt auch für Bildmaterial aus Nachlässen oder Erwerbungen. In der nicht öffentlich zugänglichen Bilddatenbank sind allerdings, in geringem Maße, auch Bilder erfasst, die nicht im Besitz des Instituts sind bzw. dort ihren Standort haben. So beispielsweise Fotos aus Privatbesitz, kommerziellen Bildarchiven (Bildarchiv Preußischer Kulturbesitz, Ullstein Bilderdienst) dem Landesarchiv (ehemals Landesbildstelle) oder dem Berliner Medizinhistorischen Museum. Die jeweiligen Standorte und Rechte oder Urheberrechte sind in der Bilddatenbank ausgewiesen.

Die Bilddatenbank des IGM erfasst mittlerweile knapp 23.000 Bilder, die überwiegend im tif-Format und in einer Auflösung von 300 dpi im digitalen Bildarchiv vorliegen, das sich auf einem Charité-Server befindet. Der inhaltliche Schwerpunkt der Bildsammlung hat sich nach dem Zusammenschluss der beiden medizinhistorischen Institute von der allgemeinen Medizingeschichte auf die Geschichte der Berliner Hochschulmedizin seit etwa 1980 verschoben. Diese stärkere Profilbildung der Datenbank ist eindeutig als Bereicherung anzusehen.

Dokumentensammlung

Die Dokumentensammlung des Instituts besteht aus allem, was nicht explizit als Bild anzusehen ist, und umfasst hauptsächlich Schriftmaterial aus Nachlässen oder Schenkungen. Das Spektrum der Sammlung reicht von Visitenkarten, Rezepten und Todesanzeigen, vom Format her also den »kleinsten« der schriftlichen Dokumente, über Briefwechsel, Aufsatz-, Vorlesungs- und Vortragsmanuskripte, Alben, Landkarten bis hin zu (Promotions-)Urkunden im Folioformat oder Plakaten. In der Autografensammlung finden sich unter anderem Korrespondenzen des Begründers der urologischen Chirurgie, James Israel, sowie des Arztes und Medizinhistorikers August Hirsch. Von den vorhandenen Originalen sind in einer zunächst vorläufigen Dokumentendatenbank über 600 Dokumente erfasst. Großen Zuwachs erfuhr die Dokumentensammlung in jüngster Zeit durch den Nachlass seines früheren Direktors Heinz Goerke.

Vom Ruderkeller ins Museum: Die Medizinhistorische Sammlung

Das IGM führt mittlerweile keine Sammlung von medizinhistorischen Objekten mehr. Eine solche hatte jedoch der Gründungsdirektor des FU-Instituts, Heinz Goerke, bereits vor der offiziellen Einweihung des Instituts 1963 aufgebaut. Die Sammlung, die sowohl durch käuflichen Erwerb als auch durch Schenkungen

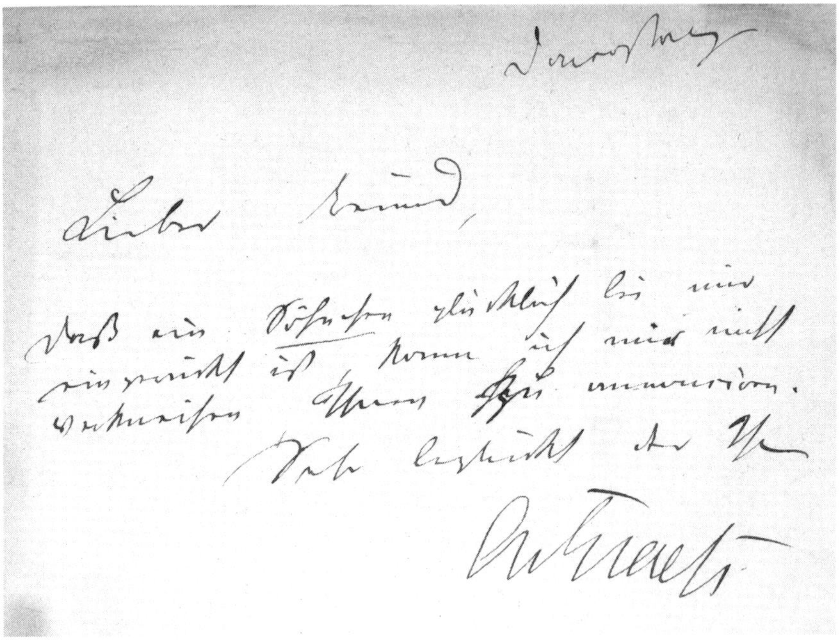

Brief Albrecht von Graefes (1828–1870), des Begründers der Augenheilkunde, die Geburt seines Sohnes anzeigend (Original): »Lieber Freund, daß ein Söhnchen glücklich bei mir eingerauscht ist, kann ich mir nicht verkneifen Ihnen zu annonciern. Sehr herzlich der Ihre …«

stetig wuchs, wurde schließlich in sieben Vitrinenschränken untergebracht und konnte so in Teilen als Schausammlung in den Räumen des Instituts präsentiert werden.

Neben Medaillen, Reliefs mit antiken Motiven der Heilkunde, Büsten von Ärzten und dergleichen waren es hauptsächlich medizinische Instrumente und sonstige medizinische Utensilien – angefangen vom Aderlassmesser bis hin zur Zahnprothese.

Nach rund einem Dezennium ließ sich ein Akzent der Sammlung erkennen: chirurgische Instrumentarien – vom militärärztlichen Amputationsbesteck des 19. Jahrhunderts über die Magennähmaschine aus dem 20. Jahrhundert, der einfache Wundhaken ebenso wie der Kranioklast. Des Weiteren beinhaltete die Sammlung aber auch diagnostische und prothetische Geräte, wie beispielsweise Fieberthermometer, Farbskalen zur Hämoglobinstimmung, Holz- und Schlauchstethoskope, Blutdruckmessgeräte, Mikroskope und verschiedene Endoskope, wie zum Beispiel das starre Gastroskop. Eine kleine Kollektion von Brillen und Sehhilfen aus dem 18. und dem 19. Jahrhundert sowie einige Hörrohre gehörten ebenfalls zur medizinhistorischen Sammlung des Instituts. Einen besonderen Bestand bildete späterhin die urologische Sammlung, die nicht nur Teile der Praxiseinrichtung des Berliner Urologen Max Nitze, sondern ebenso eine umfangreiche Kollektion von Blasensteinen und eine Vielzahl verschiedener Modelle von Zystoskopen umfasste.

Anfang der 1980er-Jahre zählte die Sammlung 500 Objekte. Die Sammlungstätigkeit des Instituts bekam insofern ein Ziel, als die mittelfristige Errichtung eines medizinhistorischen Museums ins Auge gefasst wurde. Die damaligen Räumlichkeiten des Instituts in der Augustastraße waren ohnehin bereits

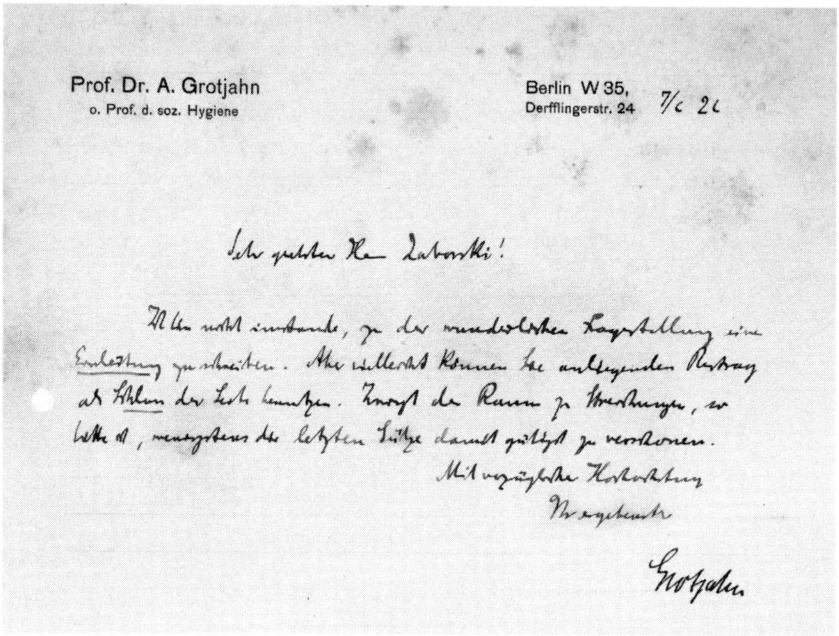
Prof. Dr. A. Grotjahn
o. Prof. d. soz. Hygiene

Berlin W 35,
Derfflingerstr. 24

Sehr geehrter Herr Zaborski!

Ich bin nicht imstande, zu der wundervollen Ausstellung eine Einleitung zu schreiben. Aber vielleicht können Sie anliegenden Vortrag als Schluss der Schrift benutzen. Zwingt Sie der Raum zu Streichungen, so bitte ich, wenigstens die letzten Sätze damit gütigst zu verschonen.

Mit vorzüglicher Hochachtung
Ihr ergebenster
Grotjahn

Brief Alfred Grotjahns (1869–1931), Begründer und erster Ordinarius der Sozialhygiene (Original)

eng geworden und kamen für die Unterbringung weiterer Sammlungsgegenstände nicht infrage. Dem damaligen Direktor des Instituts, Rolf Winau, gelang es, einen Ort zu finden, der sich als Depot eignete, und schließlich wurde das ungenutzte Ruderbassin im Keller einer Tempelhofer Realschule aufgetan, das eine Stellfläche von nahezu 400 Quadratmetern bot.

Neben Materialien für Ausstellungen, die vom Institut erstellt oder an denen es beteiligt war, fanden hier auch mittelgroße und große Sammlungsobjekte Platz. Es handelte sich dabei um Schenkungen von privat, wie etwa eine Apparatur zur Blutgasbestimmung nach Marey oder um Nachlässe aus Arztpraxen, etwa Geräte zur Elektrotherapie, die bis in die1950er-Jahre in Gebrauch waren, Operationsstühle oder zahnärztliche Behandlungseinheiten. Es waren aber auch Übernahmen von Berliner Gesundheitsämtern, Krankenhäusern und Laboren, die die Sammlung bereicherten: Praxisschränke, Untersuchungsbänke, Desinfektionsgeräte und Lehrtafelsammlungen. Aus dem Besitz eines niedergelassenen Endokrinologen erhielt die Sammlung einen der ersten Szintigrafen zur Untersuchung der Schilddrüse aus den 1970er-Jahren. Aus dem Sportmedizinischen Institut der Freien Universität Berlin wurde neben einigen Kleingeräten, darunter beispielsweise ein Spirometer, eine dort entwickelte und gebaute Mess- und Trainingsanlage für Leistungssportler übernommen. Aus dem Kaiserin-Auguste-Viktoria-Haus, dem ehemaligen Kinderkrankenhaus der Freien Universität, konnten nicht nur verschiedene Wärmebögen und ein Kinderbett, sondern auch eine sogenannte Eiserne Lunge in die Sammlung aufgenommen werden.

Ende der 1990er-Jahre musste der Ruderkeller als Depot aufgegeben werden, da die Schule Eigenbedarf anmeldete. Die medizinhistorische Sammlung fand notgedrungen Unterschlupf im Probebau der Zentralen Tierlaboratorien in Lichterfelde – im Volksmund bekannt als »Mäusebunker« – sowie zu einem kleineren Teil in einem Kellerraum des Instituts für Geschichte der Medizin. Später zog ein Teil der Sammlung in das damalige Möbellager der Charité in die Scharnhorststraße um. Aufgrund des zunehmenden Platzmangels ist die Sammlungstätigkeit – zumindest was größere Objekte betraf – gänzlich eingestellt worden. Nach und nach – und seit 2009 komplett – ist die Sammlung in den Besitz des Berliner Medizinhistorischen Museums der Charité übergegangen.

Vera Seehausen

Die Datenbanken des Instituts als Forschungsressource für die Medizingeschichte

Die verschiedenen Datenbanken des Instituts für Geschichte der Medizin und Ethik in der Medizin dokumentieren Sondersammelgebiete und Forschungsschwerpunkte und umfassen sowohl archivalische und bibliothekarische Bestände als auch Datenkonvolute wie Kurzbiografien oder Auszüge aus historischen Krankenakten.

Aus teils langjährigen Forschungsprojekten erwachsen sind die Datenbanken *Psychiatriearchiv*, *Prosopografie* der an der Humboldt-Universität bzw. der Charité beschäftigten Wissenschaftler, *Ärztinnen im Kaiserreich* sowie *Verfolgte Ärztinnen und Ärzte des städtischen Gesundheitswesens 1933–1945*, die während der Projektlaufzeit zur Sicherstellung der Forschungsdaten dienten und eine gemeinsame Datenbasis für die beteiligten Mitarbeiter schufen. Nach Projektende wurden und werden sie weiter aktualisiert und stehen zum Teil auch online zur Verfügung.

Insbesondere die biografischen Datenbanken erfreuen sich einer steten Nachfrage und werden zu Recherchezwecken genutzt. Allen voran die ausführlichste unter ihnen, die Ärztinnen im Kaiserreich, die mittlerweile um Ärztinnen der Weimarer Republik erweitert wird.[1] Ca. 1.350 Frauen, die als Erste den Arztberuf in Deutschland ergriffen, sind dort mit ihrem Ausbildungs-, Berufs- und Lebensweg inklusive ausführlicher Literaturangaben verzeichnet. Diese Datenbank war Grundstock für ein langjähriges DFG-Forschungsprojekt zu den ersten weiblichen Ärzten in Deutschland und stellt heute ein viel genutztes Nachschlagewerk dar. Unter anderem konnte auch das aus Mitteln der Lotto-Stiftung finanzierte Projekt *Verfolgte Ärztinnen und Ärzte des Berliner städtischen Gesundheitswesens (1933–1945)* davon profitieren, das den Fokus auf die aus rassistischen und/oder politischen Gründen aus städtischen Institutionen entlassenen Ärzte legt. Als Kurz- und Vorabfassung des 2014 erschienenen Gedenkbuches *»und dürfen das Krankenhaus nicht mehr betreten«* (Edition Hentrich & Hentrich) angelegt, lässt sich hier vor allem ersehen, wie viele der meist jüdischen Ärztinnen und Ärzte in welchen Bezirken tätig waren und aus welchen Institutionen und beruflichen Positionen sie vertrieben wurden. Zudem ist ihr weiterer Lebensweg summarisch erfasst und über diverse Indizes abrufbar.

Biografische Lebensläufe enthält auch die ursprünglich als CD-ROM konzipierte Datenbank *100 Jahre Sozialmedizin*, in der 37 Biografien von Sozialmedizinern, aber auch Grundlagentexte zu Sozialmedizin und Public Health sowie

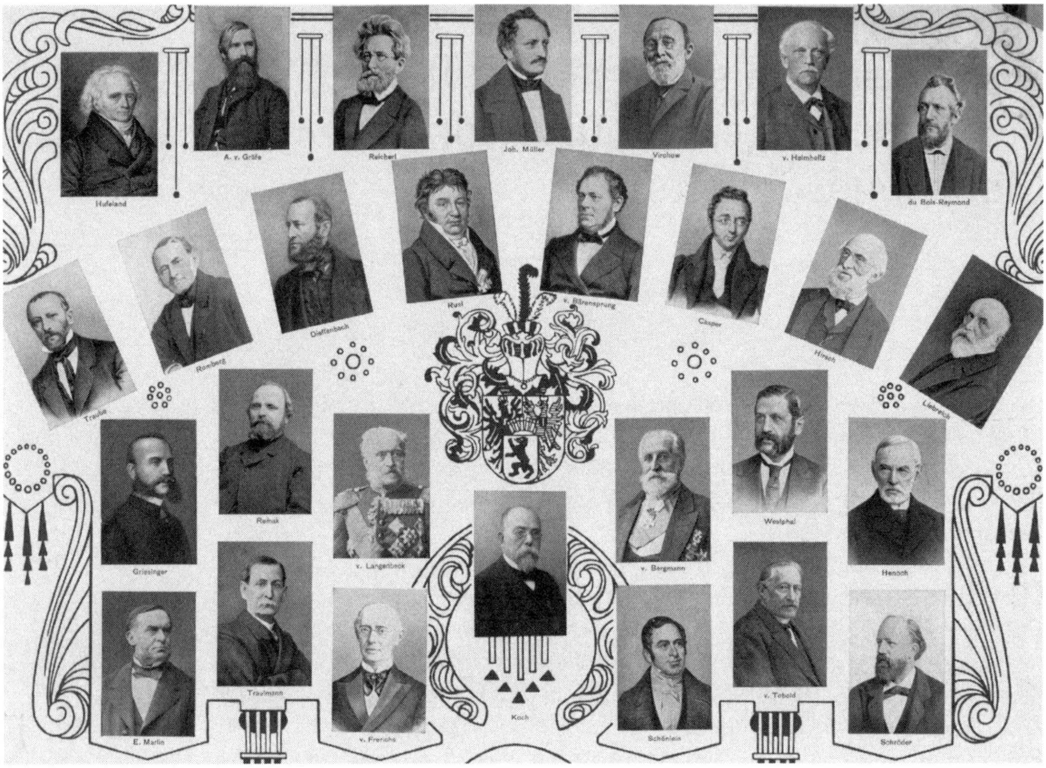

Mitglieder der Medizinischen Fakultät 1910. Gedenkblatt zum 100-jährigen Jubiläum (10. Oktober 1910)

Aufsätze zur Geschichte der Sozialmedizin mitsamt weiterführender Literatur versammelt sind.

Zahlenmäßig übertroffen werden diese biografischen Datenbanken von der aus einem gemeinsamen Projekt mit der Humboldt-Universität hervorgegangenen sogenannten *Prosopografie*. Im Rahmen dieser Recherche sind 11.060 Datensätze entstanden, die auf Basis von Personalakten alle auf wissenschaftlichem Gebiet Beschäftigten der HU und der Charité seit 1810 verzeichnen. Ein Vorzug der *Prosopografie* ist, dass in ihr neben den Professoren auch die Privatdozenten und Assistenten enthalten sind, die an der HU bzw. der Charité tätig waren. Nicht zuletzt aus archiv- und datenschutzrechtlichen Gründen ist diese Datenbank nicht online verfügbar.

Ebenfalls unter archivrechtlichen Datenschutz fällt das sogenannte *Psychiatriearchiv* mit zirka 100.000 historischen Krankenakten der Psychiatrischen und Nervenklinik der Charité aus der Zeit von 1870 bis 1980.[2] Eine gleichnamige Datenbank dokumentiert etwa 11.200 ausgewählte Patientenakten mit persönlichen Stammdaten und Informationen zu (Familien-)Anamnese, Aufenthaltsdauer, Diagnosen, Krankheitsverlauf, Medikation sowie bei Kindern und Jugendlichen zu heilpädagogischen Maßnahmen. Diese Akten dienen ausschließlich der wissenschaftlichen Nutzung vor allem der Institutsmitarbeiter. Derzeit beschäftigt sich unter anderem das DFG-Forschungsprojekt *Kulturen des Wahnsinns* mit dem Bestand.

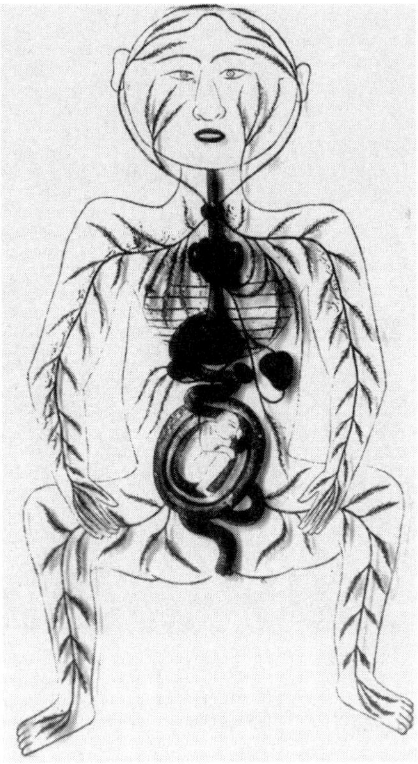

»Arteriensystem bei einer Schwangeren«. Malerei in der persischen Handschrift Nr. 2296 des India Office zu London. Glasdia aus der Sammlung Paul Diepgen

Eine weitere umfangreiche und viel genutzte Datenbank verzeichnet die Bestände und Digitalisate des institutseigenen *Bildarchivs*,[3] das insgesamt über 22.000 Bilder umfasst. Nach Region, Epoche, Institution und Fachgebiet systematisch erschlossen, lassen sich hier Porträts, Gebäude und Objekte der Medizingeschichte recherchieren: von Bildern berühmter oder weniger berühmter (Charité-)Ärzte über Krankenhauspläne, medizinische Instrumentarien oder OP-Szenen bis hin zu einem Querschnitt zur Weltgeschichte der Medizin. Einen solchen Querschnitt vermag insbesondere Paul Diepgens Glasdiapositiv-Sammlung zu liefern, die knapp 3.000 Motive zu Stichworten wie Paläopathologie, primitive Medizin, Phönizien, Indien, China und dem »Judenreich«, aber auch zu »Kunst und Medizin« oder zu »Volkskrankheiten« sowie Porträts, Karikaturen, Karten und Tabellen umfasst und in ihrem ursprünglichen Holz-Karteisystem mit Originalbeschriftung erhalten geblieben ist. Sowohl das *Bildarchiv* als auch die *Charité-Bibliografie* mit ca. 13.000 Nachweisen zu Sonderdrucken und Dissertationen überwiegend zur und aus der Charité können nur vor Ort im Archiv eingesehen werden.

Im Aufbau befindet sich die Datenbank des *Filmarchivs* mit derzeit rund 260 Titeln, die entweder als Lehrfilme der Charité zum Bestand des Instituts gehören oder im Spektrum von Medizingeschichte und Ethik in der Medizin relevant sind und daher institutsintern für Forschungszwecke zur Verfügung gestellt werden.

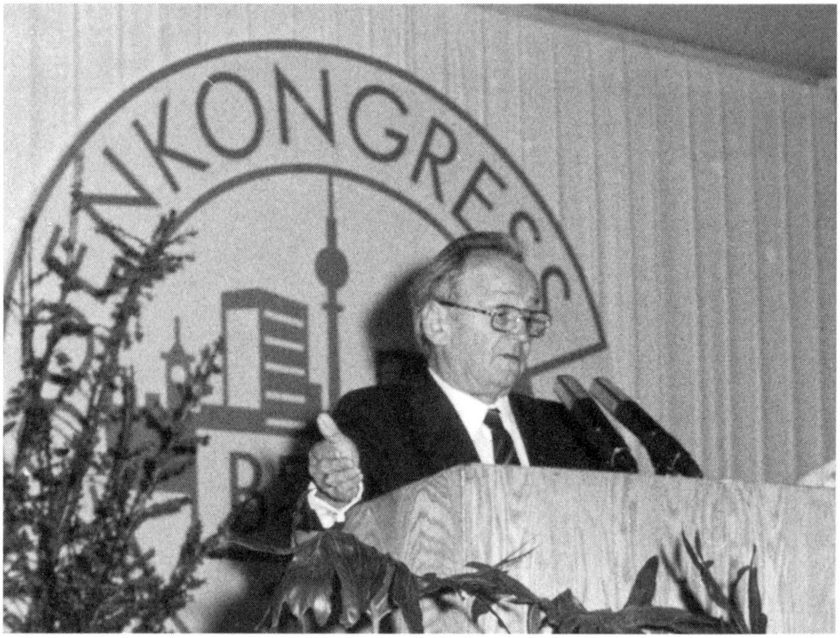

Ludwig Mecklinger (1919-1994), Minister für Gesundheitswesen, während des IX. Gynäkologenkongresses der DDR, Oktober 1983

Wie die Charité-Bibliografie enthalten auch die beiden zeitgeschichtlichen Literaturdatenbanken *MedBeruf* und *MedZeitgeschichte* neben einer Reihe von Sonderdrucken zahlreiche Buchbeiträge, Vortragsmanuskripte, Sammelbände, Briefwechsel, Broschüren und weitere Archivalien. Sowohl die 2006 abgeschlossene Datenbank *MedBeruf* zum Themenfeld *Medizinische Ausbildung & ärztliches Berufsfeld* als auch *MedZeitgeschichte* mit Literatur zu *Medizin & Gesellschaft im 20. Jahrhundert* mit jeweils etwa 10.000 bzw. 16.000 Datensätzen sind online verfügbar. Der Schwerpunkt von *MedZeitgeschichte* liegt in den Bereichen Gesundheitspolitik und Gesundheitswesen im 20. Jahrhundert, Wissenschaftsentwicklung und Hochschulpolitik sowie Entstehung und Entwicklung von Sozialhygiene/-medizin und Public Health, insbesondere mit Blick auf das unmittelbare Nachkriegsdeutschland und die beiden deutschen Staaten nach 1949.

Nachgewiesen wird nicht allein der vorhandene Bestand des Forschungsschwerpunktes Zeitgeschichte der Medizin, sondern auch relevante Fachliteratur und deren Rezensionen sowie elektronische Publikationen, die neben der Option Volltextsuche über diverse Indizes und einen Thesaurus auffindbar sind.

Darüber hinaus sammelt der Forschungsschwerpunkt speziell zum BRD- und DDR-Gesundheitswesen nach 1945 Vor- und Nachlässe (z.B. Erwin Jahn, Bodo Mros, Günther Ehmann, Kurt Scheidler, Ludwig Mecklinger), die als Konvolute erfasst oder über eigene Findbücher erschlossen werden. Hier ist auch durch aktive Sammeltätigkeit ein umfangreicher Bestand an nicht eigenständig erschienenen Publikationen von DDR-Institutionen aufgebaut worden, die nur selten Eingang in bibliothekarische Bestände gefunden haben.

Mit ihrem Zuschnitt auf Charité-Geschichte, Psychiatriegeschichte, Medizin im Nationalsozialismus, Zeitgeschichte der Medizin, Sozialmedizin und Public Health und Frauen in der Medizin bilden die Datenbanken wesentliche Schwerpunkte des Instituts ab und geben einen Einblick in die thematische Bandbreite der aktuelle Forschungsfragen der Medizin- und Wissenschaftsgeschichte.

Liste der Datenbanken

Ärztinnen im Kaiserreich: http://geschichte.charite.de/aerztinnen/

Verfolgte Ärztinnen und Ärzte des Berliner städtischen Gesundheitswesens (1933–1945): http://geschichte.charite.de/verfolgte_aerzte/

100 Jahre Sozialhygiene, Sozialmedizin und Public Health in Deutschland (CD-ROM) mit Biografien, Dokumenten und Aufsätzen: http://www.100-jahre-sozialmedizin.de/

Prosopografie: Biografische Datenbank zu den Beschäftigten der Humboldt-Universität/Charité

MedZeitgeschichte mit Dokumenten zu Medizin & Gesellschaft im 20. Jahrhundert: http://medzeitgeschichte.charite.de

MedBeruf mit Dokumenten zu medizinischer Ausbildung & ärztlichem Berufsfeld: http://medzeitgeschichte.charite.de

Charite-Bibliografie mit ca. 13.000 Dokumenten zur und aus der Charité

Bildarchiv mit ca. 21.000 Digitalisaten (Personen, Gebäude, Objekte)

Psychiatriearchiv: Auswahl aus dem Krankenblattarchiv der Nervenklinik der Charité (1880–1980)

Anmerkungen

1 Siehe den Beitrag von Johanna Bleker in diesem Band.
2 Siehe den Beitrag von Rainer Herrn in diesem Band.
3 Siehe den Beitrag von Klaus von Fleischbein in diesem Band.

Florian Bruns, Sabine Selle

80 Jahre *Abhandlungen zur Geschichte der Medizin und der Naturwissenschaften*

Vor 80 Jahren, im Jahr 1934, begründete Paul Diepgen (1878–1966), deutscher Gynäkologe und Medizinhistoriker, die im Berliner Verlag Dr. Emil Ebering erscheinenden *Abhandlungen zur Geschichte der Medizin und der Naturwissenschaften*. Diepgen war Direktor des Instituts für Geschichte der Medizin und der Naturwissenschaften in Berlin und gab die *Abhandlungen* gemeinsam mit Julius Ruska und Julius Schuster, den Leitern der Abteilungen für Geschichte der organischen und anorganischen Naturwissenschaften heraus. Später kamen als Mitherausgeber die Medizinhistoriker Walter Artelt (ab Heft 11) und Edith Heischkel (ab Heft 29) dazu, beide Schüler von Diepgen.[1]

Als erstes Heft erschien 1934 eine von Diepgen betreute Dissertation zur Geschichte der arabischen Medizin: »Mohammed und die Medizin nach den Ueberlieferungen«.[2] Noch im gleichen Jahr kam die Arbeit des Schriftstellers und Psychiaters Karl Theodor Bluth (1892–1964) über »Medizingeschichtliches bei Novalis« als zweites Heft heraus.[3] Kurze Zeit darauf musste Bluth, der bereits in den 1920er-Jahren gegen den Totalitarismus als Herrschaftsform angeschrieben hatte, nach Lateinamerika und später nach England emigrieren.

Auch in den Folgejahren waren es vor allem medizinhistorische Doktorarbeiten, die in der Reihe gedruckt wurden. Die meisten von ihnen waren am Berliner Institut entstanden. Das Spektrum der bei Diepgen Promovierten reichte vom widerständigen Querdenker Karl Theodor Bluth über den jüdisch-amerikanischen Gaststudenten George Rosen bis zum SS-Arzt Alexander Berg. In den Themen ihrer Arbeiten klingen die jeweils völlig unterschiedlichen Lebensläufe und politischen Überzeugungen der Verfasser an. In der Reihe der *Abhandlungen* stehen sie heute einträchtig nebeneinander im Regal.[4] Im Jahr 1942 erschien das vorerst letzte Heft mit der Bandnummer 38, und es sollten fast vier Jahrzehnte vergehen, bis die Reihe eine Fortsetzung fand.

Bereits kurz nach Kriegsende gab es Bestrebungen, die *Abhandlungen* wieder erscheinen zu lassen. Entsprechende Überlegungen, die Edith Heischkel-Artelt und der neue Inhaber des Ebering-Verlags, Marius Matthiesen, 1948 anstellten, führten jedoch zu keinem Ergebnis.[5] Bei der Firma Kraus Reprint in Nendeln/Liechtenstein erschienen in den Folgejahren unveränderte Nachdrucke der Bände 1–32. Die Verlagsbuchhandlung Dr. Marius Matthiesen, in welcher der Ebering-Verlag aufgegangen war, ging nach dem Tode Matthiesens zunächst auf dessen Witwe über. An diese trat 1978 der Direktor des Instituts für Geschichte der Medizin der Freien Universität Berlin, Rolf Winau, heran, um über eine Fortsetzung der *Abhandlungen* zu verhandeln.[6] Die Rechte am Matthiesen-Verlag hatte inzwischen der im nordfriesischen Husum ansässige Verleger Ingwert Paulsen jr. erworben. In ihm fand Winau innerhalb kurzer Zeit einen Verlagspartner zur Fortsetzung der Reihe.[7] Diese sollte sich in der äußeren Gestaltung an bereits bestehende Reihen des Matthiesen-Verlags anlehnen. Der Satz sollte kostensparend vom Institut selbst übernommen werden. Hierfür stand eine von der Deutschen Forschungsgemeinschaft finanzierte Setzmaschine (»Composer«) zur Verfügung, die zur Erstellung der institutseigenen Schriftenreihe *Ars medica* angeschafft worden war.

Probleme bereitete die von Winau für nötig befundene Einbindung der Altherausgeberin Edith Heischkel-Artelt.[8] Ein Treffen zwischen ihr und Paulsen auf der Frankfurter Buchmesse 1978 erbrachte keine Klarheit bezüglich ihrer Mitwirkung an der Reihe; nachfolgende Anfragen blieben unbeantwortet. Erst nach zweijähriger Verzögerung schien die Fortsetzung der Reihe endgültig gesichert zu sein; als Herausgeber firmierten Rolf Winau, Heinz Müller-Dietz und Edith Heischkel-Artelt.[9] Noch vor Erscheinen des 39. Bandes kündigte Heischkel-Artelt jedoch im August 1980 ihre Mitarbeit auf.[10] Der bereits im Druck befindliche Band – in der bis heute charakteristischen grünlich-türkisen Farbe – trägt dennoch ihren Namen als Mitherausgeberin, es ist gleichzeitig der letzte.[11]

Bemerkenswert ist das Bemühen um eine möglichst bruchlose Kontinuität, das die Herausgeber dieses ersten Nachkriegsbandes an den Tag legten. Obwohl von der thematischen Ausrichtung der Forschung her kaum noch zu rechtfertigen – Anfang der 1980er-Jahre spielt die Geschichte der Naturwissenschaften am West-Berliner Institut keine wesentliche Rolle mehr –, wurde der alte Reihentitel beibehalten. Auch auf die Begründung einer »Neuen Folge« wird trotz der fast 40-jährigen Unterbrechung ausdrücklich verzichtet und die Bandzählung einfach fortgesetzt.[12] Dass die Reihe auch inhaltlich und methodisch an Vergangenes anknüpfen möchte, wird im Vorwort deutlich. Dort fehlt überdies jeglicher Hinweis auf die doch nicht ganz unerheblichen historisch-politischen Veränderungen in der Zeit zwischen 1942 und 1980: »Diepgen hatte mit dieser Reihe die Möglichkeit geschaffen, Publikationen vorzulegen, die seiner Auffassung von Geschichte der Wissenschaften entsprachen. [...] Die Zusammenhänge von medizinischen und naturwissenschaftlichen Fakten mit denen der politischen, der Geistes- und Sozialgeschichte, der Kunst- und Religionsgeschichte, sollten dargestellt werden; jede Medizin- und Naturwissenschaftsgeschichte sollte auch Kulturgeschichte im allerweitesten Anspruch sein. [...] Wir wollen das von Paul Diepgen Begonnene in seinem Sinne fortsetzen. ‚Medizin und Kultur', einst als prägnante Formel für seine Auffassung von Geschichte der Medizin geprägt, umreisst in weitem Kreis auch unser Arbeitsfeld.«[13]

Das Ausscheiden Heischkel-Artelts ist auch vor dem Hintergrund des Spannungsfeldes zwischen Kontinuität und Neubeginn, zwischen Verschweigen und aktiver Auseinandersetzung mit der Zeit des Nationalsozialismus zu sehen. Heischkel-Artelt stand hier zweifellos auf der Seite derjenigen, die eine kritische Aufarbeitung der Vergangenheit nicht für nötig hielten. Der Konflikt mit den Mitherausgebern war damit vorgezeichnet. Winau und Müller-Dietz beschränkten sich nämlich nicht allein auf die Bewahrung des Diepgen'schen Erbes, sondern machten die *Abhandlungen* zu einem Ort kritischer Medizingeschichtsschreibung. In der Folgezeit erschienen in der Reihe zahlreiche Arbeiten, die sich mit der Geschichte des Sozialdarwinismus, der Eugenik und der Medizin im Nationalsozialismus beschäftigten – Themen, die weniger Heischkel-Artelt, umso mehr aber ihren Schüler Winau bewegten.[14] Die thematische Ausrichtung der in der Reihe veröffentlichten Arbeiten wies somit deutlich über das im Vorwort von Band 39 Angekündigte hinaus – und dies nicht zum Schaden der *Abhandlungen*.

Dank der Initiative Winaus und des guten Zusammenwirkens mit dem Verlag gehören die seit ihrer Gründung in Berlin beheimateten *Abhandlungen zur Geschichte der Medizin und der Naturwissenschaften* heute zu den umfangreichsten und am längsten bestehenden Schriftenreihen in der Medizingeschichte. Noch vor der deutschen Wiedervereinigung stand die Reihe auch Autoren des Ost-Berliner Instituts für Geschichte der Medizin offen.[15] Nach dem Tod von Heinz Müller-Dietz 1998 übernahm Johanna Bleker dessen Funktion als Mitherausgeber. Auf den verstorbenen Rolf Winau folgte 2009 der jetzige Institutsdirektor Volker Hess. Der Umfang der Bände hat stark zugenommen: Umfasste das erste Heft von 1934 noch 51 Seiten, so mussten spätere Manuskripte nicht selten erheblich gekürzt werden, da ein Heftumfang von mehr als 300 Seiten aus bindungstechnischen Gründen nicht möglich war.

Sabine Selle hat die *Abhandlungen* fast zwei Jahrzehnte lang betreut und lektoriert; dabei sind über 40 Bücher (Heft 67-109) zu den unterschiedlichsten Themen entstanden. Ihre Tätigkeit schildert sie in der Rückschau wie folgt:

Begonnen habe ich die Arbeit an der Reihe unter rein formalen Gesichtspunkten: Die Reihe sollte als solche erkennbar sein und bestimmten Layoutkriterien entsprechen. Dazu musste die eingelieferte Manuskript-Rohfassung dem Layout und dem besonderen Satzspiegel der *Abhandlungen* angepasst werden. Die Manuskripte waren zum großen Teil mit magna oder summa cum laude benotete Dissertationen, die von den Herausgebern betreut worden waren, oder aber von Doktoranden anderer medizinhistorischer Institute, die die Arbeiten ihrer Doktoranden gerne in der Reihe veröffentlichen wollten. Neben Qualifikationsarbeiten erschienen mitunter auch Festschriften und Tagungsbände in der Reihe.

Begonnen habe ich meine Arbeit mit dem Computerprogramm Word für MS-DOS – man kann es sich heute kaum mehr vorstellen, dass man in der Lage war, ein Manuskript druckfertig zu gestalten, indem man (oder besser: obwohl man) den Text in weißer Schrift auf blauem Grund lesen musste. Abbildungen gab es damals auch schon, diese wurden in den Papierausdruck eingeklebt. Da die Bände im Camera-Ready-Verfahren erstellt, also schlicht abfotografiert wurden, war dies kein Problem, nur nachträgliche Änderungen, wie sie später mit dem Fortschritt der Technik an der Tagesordnung sein sollten, waren nicht mehr möglich.

So wie sich die Technik veränderte, veränderte sich auch mein Aufgabenfeld: Bald war es nicht nur die reine Formatierung, es kamen immer mehr Korrektoratsarbeiten hinzu: Vereinheitlichung der Fußnoten, Überprüfung der Zitierweise, Abgleich der Literaturangaben, des Inhaltsverzeichnisses, Erstellen von Indizes usw. So lernte ich viele medizinhistorische Standardwerke rein aus den Literaturangaben kennen und merkte manchmal schon beim flüchtigen Darüberlesen während des Formatierens, wenn eine Jahreszahl nicht stimmen konnte.

Das Camera-Ready-Verfahren hatte bald ausgedient, der Papierausdruck war nur noch als Sicherheit nötig, die Diskette wurde durch die CD-ROM ersetzt und Bilder wurden bereits während der Bearbeitung in den Text integriert. Glücklicherweise verschwanden der blaue Hintergrund und die weiße Schrift! Allerdings brachte der Fortschritt auch hier nicht nur positive Veränderungen: Bis heute ist der alte Word-Dos-Standard nicht wieder erreicht, der das Erstellen und Verwalten von zwei getrennten Indizes ermöglichte. Das habe ich häufig sehr vermisst und nie so recht verstanden, warum dieses Niveau verloren ging. Die letzten Bände wurden dann nicht mehr mit einem Textverarbeitungs-, sondern mit einem Layoutprogramm erstellt. Seit 2001 (Heft 95) tragen sie ein Foto auf dem Cover. Davon abgesehen hat die Reihe ihr türkisblaues Gesicht seit 1980 weitgehend beibehalten.

Das skurrilste Manuskript, das ich zur Bearbeitung erhalten habe, trug den Dateinamen »Mutti.doc«. Ganz offensichtlich waren die Kinder der Doktorandin beim Erstellen der Arbeit behilflich gewesen. Allerdings war die Arbeit trotz dieser Hilfe so formatiert, dass jedes Zeilenende mit einer Absatzmarke versehen war – ein sehr mühsames Unterfangen, die vielen Absätze zu tilgen und dabei die richtigen stehen zu lassen!

Die komplette Reihe (Heft 1–109) befindet sich im Bestand der Bibliothek des Instituts für Geschichte der Medizin und Ethik in der Medizin. Der bislang letzte Band der »Abhandlungen« erschien 2010. Nach längerer Pause ist für 2015 die nächste Publikation geplant – hoffentlich das Signal zur Fortsetzung der bekannten und erfolgreichen Reihe.

Anmerkungen

1 Der Titel orientierte sich offenkundig an den von 1922 bis 1925 bestehenden »Abhandlungen zur Geschichte der Naturwissenschaften und der Medizin«, die der Erlanger Physiologe Oskar Schulz herausgegeben und nach acht Heften eingestellt hatte.

2 Wassel Rasslan, Mohammed und die Medizin nach den Ueberlieferungen (Abhandlungen zur Geschichte der Medizin und der Naturwissenschaften 1), Berlin 1934.

3 Karl Theodor Bluth, Medizingeschichtliches bei Novalis. Ein Beitrag zur Geschichte der Medizin der Romantik (Abhandlungen zur Geschichte der Medizin und der Naturwissenschaften 2), Berlin 1934. Diepgen hatte die Arbeit lediglich mit »rite« beurteilt, was Bluth als tiefe Kränkung empfand, wie aus der Nachkriegskorrespondenz zwischen ihm und Diepgen hervorgeht. Vgl. Deutsches Literaturarchiv Marbach, Nachlass Karl-Theodor Bluth, Diepgen an Bluth, 20.10.1948 sowie drei undatierte Briefe Bluths an Diepgen.

4 George Rosen, Die Aufnahme der Entdeckung William Beaumont's durch die europäische Medizin. Ein Beitrag zur Geschichte der Physiologie im 19. Jahrhundert (Abhandlungen zur Geschichte der Medizin und der Naturwissenschaften 8), Berlin 1935; Alexander Berg, Der Krankheitskomplex der Kolik- u. Gebärmutterleiden in Volksmedizin und Medizingeschichte unter besonderer Berücksichtigung der Volksmedizin in Ostpreußen. Ein Beitrag zur Erforschung volkstümlicher Krankheitsvorstellungen (Abhandlungen zur Geschichte der Medizin und der Naturwissenschaften 9), Berlin 1935.

5 Vgl. die Korrespondenz zwischen Edith Heischkel-Artelt und Marius Matthiesen, Deutsches Medizinhistorisches Museum (DMM) Ingolstadt, Nachlass Edith Heischkel-Artelt (NL EHA), 01/355, 01/381, 01/448.

6 »Ich selbst würde gerne am Medizinhistorischen Institut der Freien Universität Berlin eine Reihe zur Veröffentlichung von wesentlichen Forschungsergebnissen zur Verfügung haben.« Winau an Matthiesen, 23.5.1978, Archiv der Verlagsgruppe Husum. Für die Erlaubnis zur Einsichtnahme danken wir Ingwert Paulsen jr., für die nötige Recherche Carmen Strenzke.

7 Vgl. Paulsen an Winau, 13.6.1978, ebd.

8 »Von den letzten Herausgebern lebt nur noch Frau Prof. Heischkel-Artelt in Frankfurt am Main. Ob sie an einer weiteren Herausgeberschaft interessiert ist, weiß ich nicht. Ich kann jedoch in dieser Angelegenheit Kontakt mit ihr aufnehmen, sie ist meine alte Lehrerin. Als Herausgeber käme neben mir selber noch Herr Prof. Heinz Müller-Dietz, Berlin, in Frage.« Winau an Paulsen, 21.6.1978, ebd. Siehe auch Paulsen an Heischkel-Artelt, 22.10.1979, DMM Ingolstadt, NL EHA, 01/2143.

9 Die Diepgen-Schülerin Edith Heischkel-Artelt (1906–1987) war von 1932 bis 1945 als Assistentin am Berliner Institut tätig gewesen und im Jahr 1980, dem Jahr der Fortsetzung der Reihe, emeritierte Professorin für Medizingeschichte an der Universität Mainz. Ihr Schüler Rolf Winau (1937–2006) hatte seit 1976 den Lehrstuhl für Geschichte der Medizin an der Freien Universität Berlin inne. Der ebenfalls für Medizingeschichte habilitierte Heinz-Müller-Dietz (1923–1998) leitete seit 1966 die Abteilung Medizin am Osteuropa-Institut der Freien Universität.

10 Vgl. Heischkel-Artelt an Paulsen, 22.8.1980, ebd., 01/2154.

11 Arthur E. Imhof (Hg.), Mensch und Gesundheit in der Geschichte. Vorträge eines internationalen Colloquiums in Berlin vom 20. bis zum 23. September 1978 (Abhandlungen zur Geschichte der Medizin und der Naturwissenschaften 39), Husum 1980. Siehe auch Paulsen an Heischkel-Artelt, 8.9.1980, ebd., 01/2154.

12 Vgl. undatierte Gesprächsnotiz von Ingwert Paulsen jr. (vermutlich September 1978), Archiv der Verlagsgruppe Husum.

13 Vorwort der Herausgeber, in: Imhof, Mensch (wie Anm. 11), V.

14 Vgl. bereits den Folgeband: Wilfried Schungel, Alexander Tille (1866–1912). Leben und Ideen eines Sozialdarwinisten (Abhandlungen zur Geschichte der Medizin und der Naturwissenschaften 40), Husum 1980.

15 Vgl. Georg Harig (Hg.), Chirurgische Ausbildung im 18. Jahrhundert (Abhandlungen zur Geschichte der Medizin und der Naturwissenschaften 57), Husum 1990; Hans-Uwe Lammel, Nosologische und therapeutische Konzeptionen in der romantischen Medizin (Abhandlungen zur Geschichte der Medizin und der Naturwissenschaften 59), Husum 1990.

Thomas Schnalke

Dem Leben auf der Spur

Das Berliner Medizinhistorische Museum der Charité

Seit 1998 gibt es das Berliner Medizinhistorische Museum der Charité. Die Einrichtung versteht sich zwar als ein Schaufenster der Medizin, allerdings möchte sie nicht nur zeigen, was Medizin ist, sondern vor allem auch, wie die Medizin zu dem geworden ist, was sie heute verkörpert. In seiner Dauerausstellung, eröffnet am 25. Oktober 2007, nimmt das Museum die Entwicklung der westlichen, naturkundlich und naturwissenschaftlich gefassten Medizin der letzten drei Jahrhunderte in den Blick. Unter dem Ausstellungstitel *Dem Leben auf der Spur* knüpft es mit dieser Präsentation bewusst an einem wissenschaftlichen Ansatz an, den eine der Gründerfiguren der modernen Medizin, der Berliner Arzt, Wissenschaftler und Politiker Rudolf Virchow (1821–1902), zu seiner Handlungsmaxime erklärte.[1] Als Pathologe arbeitete Virchow ausschließlich und ausdrücklich an und mit den Körpern verstorbener Menschen. Über seine Sektionen, makroskopischen und mikroskopischen Studien wollte der Forscher jedoch immer wieder auch auf und in das Leben zurückblenden, um die Krankheitsverläufe, aber auch die Widerstandskräfte im lebendigen menschlichen Organismus genauer zu verorten und näher zu bestimmen. Dabei gelang ihm ein einzigartiger Analogieschluss: Als republikanisch gesonnener Bürger und preußischer Beamter forderte er auf den Barrikaden der Revolution von 1848 einen demokratisch gefassten Staat als Verbund gleichberechtigter Individuen. Unter dem Mikroskop sah er das komplex ineinandergreifende Körpergewebe in gleicher Weise als einen demokratischen Organismus, zusammengesetzt aus gleichberechtigten, zugleich aber auch unterschiedlich begabten Individuen: den Zellen.[2] Mit seiner Forderung, die Talente der Zellen im Einzelnen zu ergründen und nach spezifischen Krankheitszeichen und -mechanismen in den Zellen zu fahnden, gab Virchow der westlich geprägten Medizin eine biologische Ausrichtung vor, der sie bis heute zu großen Teilen folgt.

Die Vorgeschichte

Der Vorstoß ins Leben kennzeichnet nicht nur Virchows Ansatz als Forscher, sondern auch sein Engagement als Sammler und Museumsgründer. Als Rudolf Virchow 1844 unter dem Charité-Prosektor Robert Froriep (1804–1861) seine berufliche Laufbahn begann, fand er im Leichen- und Sektionshaus des Krankenhauses bereits eine Sammlung von über 2.000 humanpathologischen

Feucht- und Trockenpräparaten vor. Zwei Jahre später zum Nachfolger Frorieps bestallt, empfahl ihm sein geschätzter Mentor 1847, diese Kollektion nach einem zweidimensionalen, statisch-morphologischen System in eigens daraufhin anzufertigenden Schauvitrinen zu arrangieren. Froriep schrieb an Virchow: »Bei der Anordnung der Repositorien für die Sammlung hatte ich den Plan, in der Anordnung mit pathologischen Processen und mit Organen zusammen zu treffen, was nur möglich ist, wenn man diese beiden Principe sich kreuzen läßt, also von oben nach unten Organ, von links nach rechts den pathologischen Process.«

Virchow setzte die Vorstellungen Frorieps zwar zunächst aus Hochachtung gegenüber seinem Lehrer um, bekannte aber zugleich, dass er »den Grund einzelner Einrichtungen nicht einsehe«. Hintergrund seiner Skepsis war eine wissenschaftliche Grundauffassung, die Virchow mit Blick auf Stand und Zukunft seines Fachs, der Pathologie, im Rahmen einer zweimonatigen Studienreise nach Prag, Wien und Salzburg gefestigt hatte. In seinem im November 1846 abgefassten Reisebericht verdichtete er seiner Erkenntnisse zur Forderung, dass »die pathologische Anatomie eine selbständige Wissenschaft sein müsse, welche, um ihre Bedeutung als Grundlage der praktischen Medicin zu erhalten, von dem Todten zu dem Lebendigen zurückkehren und sich zur pathologischen Physiologie gestalten müsse«. Für die Ausrichtung der Forschung bedeutete dies, das sich der Pathologe künftig nicht mehr nur mit der ausschließlichen »Darstellung der Krankheits-Producte, der geschehenen, fertigen materiellen Veränderungen der Theile« zufrieden geben und sich darauf reduzieren lassen dürfe, »weiter nichts [zu] können, als eine Terminologie [zu] machen, die Objecte [zu] beschreiben, ihre Merkmale und Unterscheidungen auf[zu]finden, endlich eine Classifikation vor[zu]nehmen«. Vielmehr müsse es fortan darum gehen, die »Genese der Producte, die Entwickelungsgeschichte der pathologischen Neubildungen, de[n] abweichende[n] Verlauf der Lebensvorgänge, welcher die Bedingung dieser Producte und Neubildungen war«, in den Blick zu nehmen. »Der gebildete pathologische Anatom«, so führte Virchow weiter aus, »kann sich nicht beschäftigen mit dem Product, ohne nach dem Mechanismus zu fragen, durch welchen es zu Stande gekommen, und nach den Bedingungen, unter welchen die vitalen Vorgänge diese oder jene Abweichung im Verlauf erfahren haben.«

Um das Entwicklungsgeschehen von Krankheitsverläufen sichtbar zu machen, setzte Virchow 1856 mit seiner Rückkehr aus Würzburg an die Charité ein groß angelegtes Sammlungsprojekt auf und um. Im Kreise seiner wissenschaftlichen Mitarbeiter ließ er in seinem Institut für Pathologie auf der Grundlage einer äußerst hohen Sektionsfrequenz bis zum Ende des 19. Jahrhunderts zahllose Präparate anfertigen und in seine Sammlung einstellen.

Im Jahre 1899 konnte Virchow schließlich auf dem Gelände der Berliner Charité seinen lang gehegten Wunsch erfüllen und ein eigens nach seinen Vorstellungen errichtetes *Pathologisches Museum* eröffnen; 23.066 Feucht- und Trockenpräparate umfasste seine Sammlung zum damaligen Zeitpunkt.[3] Beinahe alle seinerzeit bekannten Krankheitsbilder waren in diesem dreidimensionalen Körperinventar abgelegt. Auf fünf Museumsetagen mit insgesamt 2.000 Quadratmetern Schaufläche wollte Virchow nun sein eigenes dynamisches Aus-

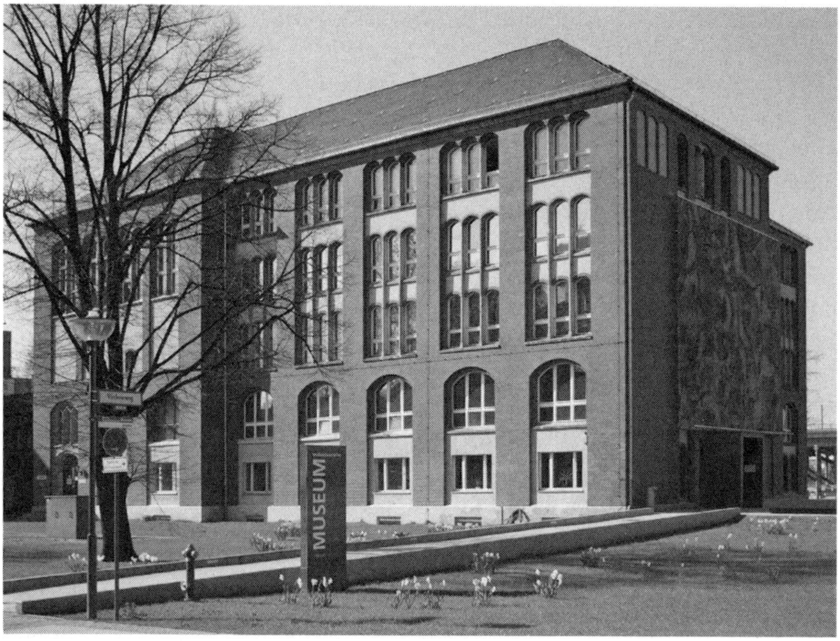

Berliner Medizinhistorisches Museum der Charité

stellungskonzept umsetzen und mit seinen eindrucksvollen Organpräparaten vor allem eines zeigen: ganze dichte Präparateserien, die den typischen Verlauf der aufgerufenen Krankheiten an den primär befallenen und gegebenenfalls auch sekundär und tertiär affizierten Körperorten vor Augen führten. Zwar stammten alle präsentierten Objekte von verstorbenen Patienten aus der Charité. Mit dem Ziel jedoch, die vorgestellten Krankheitsprozesse mit den allerersten, oft noch kaum wahrnehmbaren Krankheitszeichen beginnen und über eine wechselnde Zahl von um die 20 Einzelpräparaten bis ins finale Stadium hinein sichtbar werden zu lassen, zielte Virchow bezüglich der Wahrnehmung seiner Rezipienten erklärtermaßen auf das visuelle Nachvollziehen eines Krankheitsprozesses beim lebenden Kranken im Modus des Vergleichens.

Das Pathologische Museum Rudolf Virchows bediente von Anfang an zwei Öffentlichkeiten: Die Studierenden konnten im museumseigenen Hörsaal dem Vortrag des Dozenten folgen und in den angrenzenden Lehr- und Studiensammlungen pathologische Sachverhalte – vermittelt, so Virchow, durch die »unmittelbare Anschauung« der Präparate – vertiefend verinnerlichen. Interessierten Laien standen demgegenüber durch einen eigenen Zugang zwei der fünf Ausstellungsetagen für einen »Gang unter die Haut« zur Verfügung. Krankheiten und ihre typischen Verläufe sollten sich ihnen über einen bewusst gelenkten Blick auf gezielt gefertigte, systematisch gesammelte und stimmig arrangierte Präparate auch ohne viel Text erschließen. Das Gesehene und Verstandene sollte, so der Initiator, gegebenenfalls zu einer Neuausrichtung des individuellen Gesundheits- und Krankheitsverhaltens führen.[4]

Das Konzept

Virchows *Pathologisches Museum* gibt es nicht mehr. Am gleichen Ort, im gleichen Bau findet sich heute das *Berliner Medizinhistorische Museum der Charité*. Auch wenn sich der Name gewandelt hat, arbeitet das Museum bewusst im Einklang mit dem Virchowschen Ansatz: Die neue Dauerausstellung vermittelt einen Blick in den eröffneten Körper und führt die Besucherinnen und Besucher ganz ausdrücklich wieder zurück ins Leben, genauer: in die Welt des Kranken, der sich in seiner gesundheitlichen Gefährdung an die Medizin in der Hoffnung auf Hilfe zur Genesung wendet. Allerdings greift sie mit ihren rund 1.400 Objekten, zu sehen auf 800 Quadratmetern Ausstellungsfläche, zum einen weiter zurück und zieht den Spannungsbogen zum anderen bis in die Gegenwart hinein.

Die Präsentation setzt um 1700 an und folgt zunächst dem medizinischen Zugriff auf umschriebene Organformationen. Sie fragt, was Anatomen und Pathologen im 18. und 19. Jahrhundert unter ihren Messern und Mikroskopen entdeckt und welche Körperfunktionen sich bis zu welchem Grad den Experimentatoren in den Laboren erschlossen haben. Es geht um Herz und Hirn, Muskeln und Nerven, aber auch um die Strukturen und Mechanismen in den kleineren und kleinsten Einheiten des Lebens: Zellen, Molekülverbänden und Genen. Immer wieder richtet sie ihr Augenmerk darauf, welche Regungen des lebendigen Körpers sich im Gesunden wie im Kranken auffinden, festhalten, aufzeichnen oder ins Bild setzen lassen. In den vorgezeigten Dokumenten, wie etwa Präparaten, Modellen, Moulagen, Instrumenten, Illustrationen, Kurven und Fotografien, treten – zeit- und kontextgebunden – hochspezifische Körpervorstellungen zutage. Mit ihnen stellt die Medizin bis heute eigene Menschenbilder zur Diskussion, die einen erheblichen Einfluss auf die Vorstellungen von der Natur des Lebendigen, insbesondere aber auch vom Wesen des Menschen in unserer Kultur ausüben.[5]

Welches Bild vom kranken Körper sich Ärzte und Pathologen in der Virchow-Zeit, sprich in der zweiten Hälfte des 19. Jahrhunderts machten, zeigt in einem Schwerpunktraum der große, in der öffentlichen Wahrnehmung besonders nachhaltig zur Kenntnis genommene und als Kernelement des gesamten Museums gedeutete Präparatesaal. Über acht ausladende, voll verglaste Originalvitrinen hinweg ist eine anatomische Matrix in den Raum hineingelegt. Jede Vitrinenfront widmet sich einem zentralen menschlichen Organ oder einem komplexeren Körpersystem, das zunächst in seinem regelhaften Aufbau morphologisch-funktionell vorgestellt wird. An der Vitrine entlang fortschreitend werden die Besucher sodann durch eine Auswahl von Präparaten mit wichtigen Krankheitsbildern konfrontiert, die typischerweise die aufgerufene Körperstruktur befallen können. Abgeschlossen wird jedes Organkapitel mit einer besonderen Erkrankung, die entweder historisch eine herausgehobene Bedeutung hatte, wie etwa die Tuberkulose oder das Nierensteinleiden, oder heute eine große gesundheitliche Gefährdung in unseren Breiten darstellt, so beispielsweise der schwarze Hautkrebs oder der Herzinfarkt. Hierzu werden zahlreiche Präparate aus der Sammlung des Museums aufgeboten und andeutungsweise in Reihen und Serien arrangiert, um – den Virchowschen Ideen folgend – zum einen die mögliche Ausbreitung bestimmter Leiden im betroffenen Organismus, zum anderen aber auch die Fortentwicklung von Krankheitsbildern in charakteristischen Verläufen zum Ausdruck zu bringen.

In einem zweiten Schritt fragt die Ausstellung nach den Konsequenzen der verschiedenen Forschungsansätze für den medizinischen Umgang mit Kranken und Patienten. Sie zeigt, wie sich die Medizin zu verschiedenen Zeiten darum bemühte, Krankheitsbilder besser voneinander abzugrenzen. Deutlich wird für das 19. Jahrhundert, wie sich im Zuge der »Geburt der Klinik« der medizinische Blick am Krankenbett unter Einbindung der am Sektionstisch des Pathologen gewonnenen Erkenntnisse wandelte und welche Impulse etwa Chirurgen aus einem naturwissenschaftlichen gegründeten Körperverständnis unter Berücksichtigung neuester Entwicklungen auf den Gebieten der Narkose und Anästhesie und unter Umsetzung hygienischer Maßnahmen bei ihrer Arbeit im Operationssaal für die Planung größerer und längerer Operationen ableiteten. Weiterhin erfahren die Besucherinnen und Besucher, welche Bedeutung um 1900 einzelne internistische Behandlungsansätze, etwa die Diphtherie-Serologie Emil von Behrings oder die chemopharmazeutische Therapie Paul Ehrlichs, gewannen und wie sich im Prozess der zunehmenden Spezialisierung einzelne Fächer neu und selbstbewusst formierten.

In einem eigenen zentralen Ausstellungsmodul wird eine gesellschaftliche Katastrophe hervorgehoben, in der die deutsche Medizin – nicht zuletzt infolge ihrer nüchtern-biologistischen Ausrichtung – im 20. Jahrhundert ihr dunkelstes Kapitel schrieb: der Nationalsozialismus. Durchaus »normale« Objekte – Spritzen, Operationsbestecke, Medikamente, Mikroskope sowie etablierte Lehrbücher – geben einerseits Einblicke in die übliche medizinische Praxis der 1930er- und 1940er-Jahre. Auf der anderen Seite der Vitrinenstrecke werden die gleichen Objekte neu kontextualisiert und unter den Stichworten Rassenhygiene, Zwangssterilisation, Menschenversuche und Krankenmorde in ihrer Funktion für die Ziele einer menschenverachtenden Medizin im Nationalsozialismus vorgestellt.

Ausdrücklich spricht die Ausstellung an verschiedenen Stellen auch zentrale Momente der aktuellen Medizin an. So gewährt die Präsentation etwa einen Einblick in die Forschungslaboratorien der Genetik und Neurowissenschaften. Hier wird etwa die Frage gestellt, wie es heute um die letzten Rätsel des Lebens steht, ob der Mensch in seiner gesamten biologischen, emotionalen, intellektuellen und sozialen Ausprägung tatsächlich gänzlich organismisch vorbestimmt ist, wie manche gewichtige Stimmen derzeit Glauben machen wollen, oder ob es nicht doch so etwas gibt wie einen freien Willen und was gegebenenfalls die Natur desselben ist.

Die Ausstellung entwickelt in ihrer Argumentation zwei Kernperspektiven, die teils räumlich ineinander verwoben sind, teils aufeinander folgen. Über weite Strecken hinweg folgt sie auf der Basis des Virchowschen Paradigmas einer explizit medizinisch-forschenden Betrachtung der Dinge. An bestimmten Stellen wendet sie den Blickwinkel jedoch bewusst, und der Kranke oder gar die Sicht des Patienten treten in den Vordergrund. So versammelt unmittelbar neben dem Arbeitstisch Rudolf Virchows eine große Schauvitrine 36 Gesichtsmoulagen von kranken Menschen, die in den ersten zehn Jahren des 20. Jahrhunderts in der Charité-Augenklinik behandelt worden sind. Dieses Arrangement steht für die typische Sammlung und systematisierte Darbietung von Krankheitsbildern, wie sie in jener Zeit in den Kliniken eines jungen selbstbewussten medizinischen Spezialfachs wie der Augenheilkunde üblich waren. Gleichzeitig treten den Besuchern des heutigen Museums in diesen Wachsobjekten nun aber auch die historischen Patienten mit ihren spezifischen Leiden entgegen, die sie, höchst individuell über die in ihre Mimik eingeschriebenen Zeichen ihrer körperlichen und emotionalen Reaktion zum Ausdruck brachten.

In einem völlig neu entwickelten, so bislang noch an keinem anderen Museum realisierten historischen Krankensaal wird mit den Mitteln des Museums regelrecht Patientengeschichte ausgestellt. In Anlehnung an die Anmutung eines Krankensaals, der 1910 in der Medizinischen Klinik der Charité fotografiert wurde, begegnen die Besucherinnen und Besucher an zehn *Betten* Kranken mit unterschiedlichen Leiden aus einem Zeitraum von 1727 bis 2006. Das *Fußende* des Betts ist jeweils zu einer Sockelvitrine ausgebaut, in der die tatsächliche Person eines historisch fassbaren Individuums mit seiner spezifischen Befindlichkeit vorgestellt wird, aufgrund derer sie sich Hilfe suchend an eine stationäre Einrichtung der klinischen Medizin, in aller Regel an die Charité, gewendet hat. Die *Matratze* des Betts ist zu einem zehn Zentimeter hohen, bodenständigen Sockel umgewandelt, auf dem sich über einschlägig ausgewählte Objekte die Welten des Patienten und der Medizin verschränken. Das *Kopfende* ist zu einer hoch stehenden Glasvitrine gestaltet, in der die Medizin daraufhin befragt wird, was sie dem Hilfesuchenden konkret in seiner Zeit anzubieten wusste. In der modulartigen Gliederung begegnen die Besucherinnen und Besucher etwa

- unter dem Stichwort »Schwierige Geburt« einer jungen Schwangeren, die 1727 in der Charité glücklich von einem Kind in Querlage entbunden wurde;
- einem Fieberkranken mit Malariasymptomatik, dem im Jahre 1844 vorübergehend die Einnahme von Chinarinde half;
- einem dreijährigen Jungen mit Kinderlähmung, der 1958 – vor Einführung der Schluckimpfung – für mehrere Wochen in der Eisernen Lunge behandelt werden musste, und
- einer jungen hochbegabten und kreativen Frau, die 1969 eine schwere Psychose entwickelte und sich nach mehreren Klinikaufenthalten schließlich das Leben nahm.

Mit der Vorstellung eines Leberkranken, der 1990 ein neues Organ erhielt, und einem Mann im mittleren Lebensalter, der sich kurz vor Weihnachten 2006 einen Splitter in den Finger zog und zwei Wochen später aufgrund einer nachfolgend aufgetretenen Blutvergiftung auf der Intensivstation mit dem Tod rang, schließt sich der Kreis, sodass auch in diesem Raum die Darbietung der Ausstellung in der Gegenwart ankommt.

Während die Präsentation zum einen an die ursprüngliche Funktion des Virchowschen Museumsgebäudes anknüpft, von der Kulturtechnik des anatomischen Sezierens ihren Ausgang nimmt und über weite Strecken aus der Tradition der naturwissenschaftlichen Ergründung des menschlichen Körpers heraus argumentiert, bezieht sie sich zum anderen bewusst auf das topografische Umfeld ihres Schauplatzes. Von Beginn an stand das Museumsgebäude

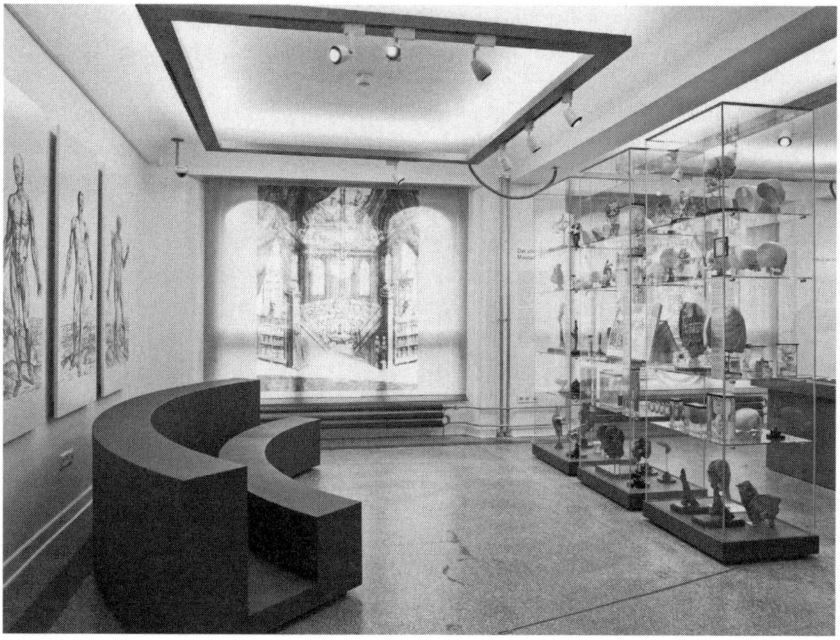

Anatomisches Theater. Auftakt der Dauerausstellung

auf dem Gelände der Charité, umgeben von Kliniken und Instituten dieses in der Welt bekannten und hochgeachteten Berliner Krankenhauses. Thematisch werden beide Ausstellungsebenen durch ein weit gezogenes Text-Bild-Tableau, hin und wieder auch bestückt mit kleineren Objektvitrinen, verbunden, das im Vorübergehen zahlreiche Informationen aus der Geschichte der Charité anbietet. Die Darstellung beginnt mit der königlich veranlassten Gründung der Einrichtung 1710 als Pesthaus vor den Toren der Stadt. In großen Strichen zeichnet sie die Entwicklung vom »Bürgerlazarett« bis zum Universitätsklinikum, mittlerweile auf vier Standorte in der deutschen Hauptstadt verteilt, nach.

Historische Räume

Die Ausstellung führt ihre Besucher ausdrücklich in eine Reihe hochspezifischer Räume, welche die Medizin im Laufe ihrer Geschichte hervorgebracht hat: in das anatomische Theater, das private anatomische Museum und den Seziersaal des Pathologen, in die Klinik nach 1800 und an das Bett des Kranken, in die klinische Forschungs- und Lehrsammlung, ins Labor und schließlich in den Krankensaal. An diesen Orten bringen mit Bedacht ausgewählte und mithilfe von Texten und Bildern kommentierte Zentralobjekte die jeweiligen medizinischen Kerninhalte, wofür die entsprechenden Räume mit den in ihnen konzipierten und umgesetzten Praktiken stehen, zum Ausdruck. Stets geht es um allgemeine Entwicklungen in der Medizin. Dort, wo es sich anbietet, werden aber immer wieder auch die lokalen Gegebenheiten an der Charité oder in der Berliner Medizin exemplarisch aufgerufen und vorgestellt.

In ihrer Gestaltung arbeitet die Ausstellung bewusst mit der historisch vorgegebenen Architektur des ursprünglichen Museumsgebäudes. Die Wände der Schausäle, mit zahlreichen Fenstern durchsetzt, bleiben in aller Regel frei. Die eigens angefertigten Vitrinen stehen somit im Raum und bieten für den Ausstellungsrundgang eine Laufrichtung an. Jeder zum Thema gemachte historische Raum wird durch ein Bildmotiv aufgerufen, das auf großen textilen Gewebebahnen ausgedruckt und vor den Fenstern platziert ist. Die Transparenz dieser Fensterbilder lässt zum einen Tageslicht in den Ausstellungsraum und gibt zum anderen einen schemenhaften Blick auf das historische Charité-Gelände frei. So gesehen, vergrößert sich der Ausstellungsraum in der Wahrnehmung der Besucherinnen und Besucher und greift letztlich in der Anmutung auf die angrenzenden Gebäude über.

Argumentieren mit Objekten

Das Berliner Medizinhistorische Museum der Charité setzt in seiner Dauerausstellung erklärtermaßen ein thematisch gebundenes Konzept mit wissenschaftlichem Anspruch um. Dabei nehmen die methodischen Vorüberlegungen von der Analyse des topografischen Kontextes und des daraus abgeleiteten Selbstverständnisses seiner Dachorganisation – der Charité als Universitätsklinikum in Berlins Mitte – ihren Ausgang. Fußläufig in nur wenigen Minuten vom politisch-kulturellen Zentrum der deutschen Metropole aus erreichbar, betreten die Besucherinnen und Besucher zunächst ein Krankenhausgelände. Viele von ihnen sehen im Museum eine fachöffentlich-medizinische Einrichtung, in der sie zu Gast sind, um einen Blick hinter die Kulissen der ansonsten meist hermetisch-geschlossenen Welt der Medizin werfen zu können. Daher steht es für sie außer Frage, dass sie in diesem *Haus der Medizin* zentrale Gegenstände aus Forschung und Lehre, Diagnostik und Therapie und somit auch besonders spezifische Objekte wie etwa menschliche Präparate zu Gesicht bekommen. Dies erscheint ihnen legitim, da sie wissen, dass Medizinstudierende an den meisten deutschsprachigen Fakultäten vor allem über den anatomischen Sektionskurs und den darin präparierten Leichamen mit dem Bau des menschlichen Körpers vertraut gemacht und damit erst recht eigentlich in das Metier der Medizin eingeführt werden. Mit Blick auf die Erfordernisse der praktischen Medizin wird aber auch sehr deutlich die Notwendigkeit einer Atmosphäre der Vertrautheit und Privatheit wahrgenommen. Was an persönlichen Dingen im direkten Gespräch mit dem Arzt zur Sprache kommt, bleibt unter dem Siegel der ärztlichen Schweigepflicht geheim. Für jegliche Präsentation im Museum, insbesondere aber auch für die Darbietung von Präparaten bedeutet dies, dass die gezeigten *Objekte*, in denen die involvierten *Subjekte* – die Rede ist hier von den historischen Patienten – stets bis zu einem gewissen Grade eingeschrieben und aufgehoben sind, Anspruch auf einen respektvollen, menschenwürdigen Umgang und eine anonymisierte Darbietung haben.

Wie in anderen kultur- und wissenschaftsgeschichtlichen Museen auch präsentiert das Berliner Medizinhistorische Museum der Charité seine Inhalte über verschiedenste Gegenstände im medialen Dreiklang von Text, Bild und vor allem Objekt. Eingebunden in ein medizinisch-universitäres Umfeld begreifen seine Akteure ihre Praxis des Ausstellens als ein eigenständiges Tun auf wissenschaftlicher Grundlage, genauer: Sie sehen in einer Ausstellung ein spezifisches Publikationsformat, das in seinen Resultaten per se nicht wissenschaftlicher oder unwissenschaftlicher in Erscheinung tritt als andere etablierte Formen der Veröffentlichung. Wie etwa ein guter fachlicher Text eine zentrale These braucht, so ist für jede gelungene Ausstellung eine zentrale Aussage unabdingbar. Wie der Text seine Inhalte über eine analytische Struktur mit Verweisen und Fußnoten auf einer endlichen Folge von Seiten entwickelt, so bietet die Ausstellung einen diskursiven Gang durch den Ausstellungsraum. Ihre Inhalte und Argumente sind mehr oder weniger offenkundig in die Ausstellungsgegenstände eingeschrieben, die wohldurchdacht im Raum platziert und zueinander in Beziehung gesetzt sowie durch den medialen Vielklang ebenfalls mit Kommentierungen, Verweisen und Belegen zum Sprechen gebracht werden.

Von zentraler Bedeutung ist das Moment der Kontextualisierung, hier wie da. Jeder Haupttext, fortgeschrieben unter einem Spannungsbogen entlang eines roten Fadens in teils argumentativer teils narrativer Diktion, ist niemals ein komplett homogen gewebter Aussageteppich. Immer gibt es – im Text auf Papier wie beim Gang durch den Raum – Brüche zwischen Buchstaben, Silben, Sätzen und Gedanken wie auch zwischen den Objekten mit ihren textlichen und bildlichen Kommentierungen und den darin aufgehobenen Bedeutungen. Somit lässt der Kontext dem Leser wie dem Ausstellungsbesucher stets Raum für Abschweifungen, Nachgedanken, Assoziationen und produktive Projektionen.

Das Verfassen von Texten ist in allen Wissenschaften eine gängige, weitgehend standardisierte, lange schon legitimierte und hochangesehene Praxis. Dass die Ausstellung als wissenschaftliches Publikationsformat wahr- und ernst genommen wird, muss sich erst noch durchsetzen. Ausstellen ist freilich nicht nur einfach ein Texten mit anderen Mitteln an einem anderen Ort. Die Ausstellung hat im Vergleich zum Text ihre spezifisch eigene Qualität. Während jeder Text seine Inhalte, auch wenn diese mit Bildern und Tabellen angereichert sind, immer nur auf einer definierten Folge zweidimensionaler Textträger, den Seiten eines Buches oder einer Zeitschrift, darbietet, und selbst jeder virtuelle Text trotz aller Links stets in der Fläche dargeboten wird, argumentiert die Ausstellung grundsätzlich im Raum. Ihr Signum ist die dritte Dimension. Darin liegt auch und gerade ihre große Herausforderung: Inhalte räumlich zu denken, ihnen in einer Argumentationskette eine räumliche Struktur zu unterlegen, das macht nicht zuletzt das Wesen einer medizin- und wissenschaftsgeschichtlichen Ausstellung aus. In diesen Verräumlichungen des Wissens gewinnt das Argumentieren eine kreative Gestalt, die – wissenschaftlich gespeist und fundiert – bisweilen weit auf das Terrain der Kunst vorgreift.

In einem universitär-medizinischen Umfeld kann Ausstellen Wissenschaft im besten Sinne sein und auf diese zurückwirken. Ausstellen gründet auf ausgedehnte Quellenstudien, Recherchen, thematische Durchdringungen, thesenhafte Zuspitzungen und diskursiv-kontextuale Darbietungen. In den zeitweilig krisenhaften Momenten des Ausstellungsaufbaus müssen sich ein Konzept und die zugrunde liegende Kernidee bewähren. Nicht selten zeigt sich erst jetzt, im direkten räumlichen Gegenüber und Miteinander, dass in den rekonstruierten Kontexten ein Bruch, eine falsche Annahme oder ein Fehlschluss verborgen liegen. In der Dramatik der letzten Tage wird es notwendig, nochmals nachzudenken, nochmals in die Tiefe zu gehen, Objekte auszutauschen oder neu zu arrangieren, um die Kontexte nicht nur zu retten, sondern sie klarer herauszuarbeiten und stimmiger zu machen. In diesen Momenten wird Wissenschaft im besten Sinne betrieben: Alle Argumente liegen vor, aber erst in ihrer spezifischen, bis ins Letzte durchdachten Platzierung im Raum, in der wohlüberlegten Bezugnahme aufeinander gewinnen sie ihre ganze Thesen- und Überzeugungskraft.

Für die Besucher des Medizinhistorischen Museums, Fachleute wie interessierte Laien, kann ein Gang durch die Dauerausstellung vieles sein – Entspannung, Unterhaltung, aber auch Auseinandersetzung mit den vorgestellten Themen. Die verräumlichte Vermittlung wissenschaftlicher Inhalte transportiert nicht nur bestimmte Sachverhalte, Ansichten und Einsichten. Im besten Falle provoziert sie Nachgedanken und Nachfragen, die den Rezipienten zum eigenen Weiterforschen anregen. Die gezeigten Inhalte können Impulse für eine fortgesetzte Wissenschaft setzen. Damit bekennt sich das Ausstellen als wissenschaftliche Praktik ausdrücklich zu einer dynamischen Fortschreibung der zu rekonstruierenden Kontexte. Kurz: Kontext ist alles!

Wissenschaft im Museum

Um die Ausstellung als wissenschaftliches Publikationsformat nutzen zu können, bedarf es an und mit den gezeigten Objekten einer vorgängigen wissenschaftlichen Bearbeitung. Das Berliner Medizinhistorische Museum der Charité verfolgt hierbei vor allem zwei Ansätze. Zum einen bemüht es sich seit mehreren Jahren auf der Basis einer eingeführten Museumsdatenbank neben der Erfassung aller Sammlungsgüter um eine wissenschaftliche Katalogisierung seiner Bestände. Diese zielt vor allem auf eine sachgemäße Bestimmung und Verschlagwortung, aber auch auf eine Verzeichnung der historischen Funktion und der aktuellen Interpretation des jeweiligen Objekts. Zum anderen unterzieht das Museum immer wieder auch besondere Stücke einer eingehenderen Einzelfallanalyse, um diese Dinge wissenschaftlich weitestgehend auszudeuten und sie letztlich auch als Kristallisationskeime in Ausstellungsplanungen zu nutzen. Dabei wird ein entsprechendes Sachzeugnis ins Zentrum einer genaueren Betrachtung gerückt und daraufhin befragt, wie sich ein derartiges Objekt lesen, analysieren und interpretieren lässt. Zunächst setzt die Untersuchung an den schieren Oberflächen des Gegenstands an und versucht, genauer alle Details zu registrieren, die sich dem forschenden Blick erschließen, um aus der konzentrierten und reflektierten Wahrnehmung erste Fragen zu stellen, konkrete, offene, vielleicht auch bisweilen abwegig anmutende Fragen, die erste – notgedrungen zumeist vorläufige – Ausdeutungen ermöglichen. Erklärtermaßen rücken damit in diesem Stadium die großen primären und sekundären Texte zur Seite, die den wissenschaftlichen Alltag üblicherweise dominieren und immer wieder allzu leicht und suggestiv anscheinend naheliegende Interpretationen begünstigen oder immer wieder von Neuem bestätigen.

Recherchen, die sich an das gründliche Studium der Objekte anknüpfen, führen in aller Regel freilich relativ rasch doch zu Texten. Diese nachgeschalteten Textfunde sind essenziell und konstitutiv für die Rekonstruktion der avisierten Kontexte und Kontextfelder. Dennoch verbleibt das primär oft relativ textlose Objekt das erste Ding, der Fixpunkt, von dem alle Fragen ihren Ausgang nehmen, an den alle Betrachtungen aber immer wieder auch prüfend zurückgebunden werden können. Die Horizonte, die Kontexte, die Diskurse, die sich auf diese Weise um so ein Stück wie in einer epistemischen Spirale aufspannen und auffinden lassen, machen das Ding nachgerade zu einem Anker für eine eigenständige medizin- und wissenschaftsgeschichtliche Objektforschung. Die sich aus dieser ersten Analyse speisenden, zumeist noch unvollständigen und zugleich andeutungsvollen Texte bilden eine eigene Textgattung mit besonderer Wertigkeit. In ihrer Vorläufigkeit und assoziierenden Fragmentiertheit lassen sie sich als eine Art *Science feature* oder *Object feature* bezeichnen. Sie liefern wertvolle Fährtensammlungen für eine ungewohnte Zusammenschau, die eventuell neue Blickwinkel auf komplexere Sachverhalte eröffnet und Ansatzpunkte für die Entwicklung weiterführender Thesen liefert, die letztlich auch in einer wissenschaftlichen Ausstellung publiziert werden können.

Selbstverständnis und Ausblick

Das Berliner Medizinhistorische Museum der Charité ermöglicht seinen Besucherinnen und Besuchern in seiner Dauerausstellung einen Blick hinter die Fassaden einer praktisch legitimierten Wissenschaft, die selbst heute noch für viele Menschen eine hermetisch-exklusive Anmutung hat. In den adressierten und spezifisch ausgebauten Räumen werden charakteristische Ideen, Modellvorstellungen und Handlungsansätze sinn- und augenfällig, die sich um die essenziellen und existenziellen Momente von Gesundsein, Gesundbleiben und Krankheit ranken. Zugleich wird die Medizin als eine zentrale Kulturpraxis in ihrem institutionellen, urbanen und gesellschaftlichen Umfeld gezeigt. Dabei erscheint sie in vielfacher Weise eingebettet in alltags- und mentalitätsgeschichtliche, religiöse, soziale und politische Bezüge.

Seit Eröffnung der Dauerausstellung ist ein deutlicher Ansturm auf das Berliner Medizinhistorische Museum der Charité zu verzeichnen. Derzeit werden jährlich rund 80.000 Besucherinnen und Besucher gezählt. Interessierte Personen ohne medizinische Vorkenntnisse machen das Gros der Einzelbesucher aus. Die meisten der zahlreichen Gruppen, die das Museum besuchen, setzen sich aus Schülerinnen und Schülern höherer Jahrgänge – von der 10. bis zur 12. gymnasialen Klassenstufe – zusammen. Für sie bietet das Museum nicht nur Einblicke in kultur- und wissenschaftsgeschichtliche Inhalte, sondern vor allem auch die Möglichkeit, den menschlichen Körper in seiner organischen Gefasstheit genauer zu studieren. Gerade in dieser Altersgruppe erweist sich die Darbietung offenkundig als ein exzellentes Medium, die Entscheidung über die anstehende Berufswahl voranzutreiben. Überdies werden die Jugendlichen in der direkten Konfrontation mit zahlreichen echten Humanpräparaten auf unmittelbare Weise angeregt, sich mit den vielfältigen medizinischen, geschichtlichen und ethischen Aspekten von Krankheit, Tod und Sterben auseinanderzusetzen.

Der Dreiklang von beruflicher Orientierung, Vermittlung medizinischen Grundlagenwissens und Einstieg in eine intensivere Beschäftigung mit medizinhistorischen und -ethischen Sachverhalten bildet auch für zahlreiche Angehörige verschiedener medizinischer Berufe die Kernmotivation für den Museumsbesuch. Bisweilen führen Lehrkräfte etwa von Krankenpflegeschulen und Ausbildungseinrichtungen für Physio-, Ergo- oder Logotherapie und Altenpflege, aber auch Universitätsdozenten im Rahmen des medizinhistorischen, -theoretischen und -ethischen Unterrichts komplette Lehrveranstaltungen bis hin zu ganzen semesterfüllenden Seminaren im Museum durch. Damit wird das Museum neben der allgemeinen Öffentlichkeit ganz ausdrücklich auch von einer medizinischen Fachöffentlichkeit für ureigene Ausbildungszwecke genutzt. Schließlich nehmen aber auch die Anfragen von Hochschullehrern aus geisteswissenschaftlichen Nachbardisziplinen zu. Die Dauerausstellung erscheint hierbei für Seminare zu verschiedensten Aspekten des wissenschaftlichen Umgangs mit dem menschlichen Körper, zur Geschichte der Medizin und des medizinischen Sammelns im hohen Maße attraktiv. Zumeist wird den Studierenden eine ausgiebige wissenschaftliche Führung geboten, um im Anschluss daran unter vorgefassten Fragestellungen das Gesehene und die damit verknüpften Inhalte und Intentionen zu diskutieren.

Schluss

Das Berliner Medizinhistorische Museum der Charité wirkt mit seiner Dauerausstellung *Dem Leben auf der Spur* in breiter und vielschichtiger Weise in die allgemeine Öffentlichkeit, aber auch in die Fachöffentlichkeit hinein und erhält damit ein singuläres, hochprägnantes Profil. Als wesentlich für die feststellbare große Resonanz erscheint der dezidiert wissenschaftliche Anspruch hinsichtlich einer historischen Objekterschließung und -analyse sowie bezüglich einer akzentuierten thesengeleiteten Konzeption objektzentrierter Ausstellungen. Weiterhin dürfte sich nach den bislang gemachten Erfahrungen mit der Dauerausstellung insbesondere der bewusst produktive Umgang mit der Geschichte des Museumsgebäudes, der Architektur des Hauses und die Bezugnahme auf das medizinisch-topografische Umfeld des Museums – das Krankenhausareal der Charité sowie die Berliner Medizin mit ihrer reichen Tradition – bewähren.

Anmerkungen

1 Zur Biografie Rudolf Virchows vgl. zuletzt Constantin Goschler, Rudolf Virchow. Mediziner – Anthropologe – Politiker, Köln 2002; Christian Andree, Rudolf Virchow. Leben und Ethos eines großen Arztes, München 2002.

2 Vgl. Rudolf Virchow, Cellular-Pathologie, in: Archiv für pathologische Anatomie und Physiologie und für klinische Medicin 8 (1855), S. 3–39.

3 Vgl. Rudolf Virchow, Die Eröffnung des Pathologischen Museums der Königlichen Friedrich-Wilhelms-Universität zu Berlin, Berlin 1899; Peter Krietsch/Manfred Dietel, Pathologisch-Anatomisches Cabinet. Vom Virchow-Museum zum Berliner Medizinhistorischen Museum in der Charité,

Berlin/Wien 1996; Angela Matyssek, Rudolf Virchow. Das Pathologische Museum. Geschichte einer wissenschaftlichen Sammlung, Darmstadt 2002.

4 Vgl. Thomas Schnalke, Ohne Sinn und Verstand? Rudolf Virchows Strategie des Sammelns am Beispiel seines Pathologischen Museums, in: Acta Historica Leopoldina 48 (2007), S. 217–239.

5 Vgl. Thomas Schnalke, Vom Modell zur Moulage: Der neue Blick auf den menschlichen Körper am Beispiel des medizinischen Wachsbildes, in: Gabriele Dürbeck et al. (Hg.), Wahrnehmung der Natur. Natur der Wahrnehmung. Studien zur visuellen Kultur um 1800, Dresden 2001, S. 55–69.

Johanna Bleker

Die Geschichte der Zahnheilkunde am Medizinhistorischen Institut der Freien Universität

Die Historie der Zahnmedizin gehörte zunächst nicht zu den ansonsten recht breit angelegten Arbeitsschwerpunkten des 1930 ins Leben gerufenen Berliner Instituts für Geschichte der Medizin und der Naturwissenschaften.[1] Anstelle einer eigenen Abteilung oder Professur konnte Paul Diepgen diesbezüglich immerhin auf seinen ersten Schüler und Assistenten Walter Artelt (1906–1976) zählen, der 1929 als approbierter Zahnarzt mit einer Arbeit zur »Geschichte der Anatomie der Kiefer und der Zähne bis zum Ausgang der Antike« in Freiburg promoviert worden war. Artelt publizierte auch in der Folgezeit regelmäßig zur Geschichte der Zahnmedizin,[2] verstand sich aber weniger als Chronist speziell dieses Faches, sondern vielmehr als allgemeiner Medizinhistoriker. Nach seiner Habilitation, die der pharmazeutischen Begriffsgeschichte gewidmet war, verließ er 1938 das Berliner Institut in Richtung Frankfurt am Main.

Erst in den 1960er-Jahren fand in Berlin wieder eine intensivere Beschäftigung mit der Geschichte der Zahnheilkunde statt. 1964 wurde Walter Hoffmann-Axthelm (1908–2001) auf einer Assistentenstelle des neu gegründeten Instituts für Geschichte der Medizin der Freien Universität (FU) eingestellt. Hoffmann-Axthelm, der vor dem Krieg als Zahnarzt in Perleberg tätig gewesen war, hatte seit 1950 als Oberarzt an der Kieferchirurgischen Abteilung der Charité gearbeitet. Als Leiter der Chirurgischen Abteilung der Klinik für Zahn-, Mund- und Kieferkrankheiten besaß er 1961 eine Professur mit Lehrauftrag für klinische Zahnheilkunde an der Humboldt-Universität.[3] Nach dem Bau der Mauer und einem Intermezzo an der Westdeutschen Kieferklinik in Düsseldorf trat er in das Westberliner Institut für Geschichte der Medizin ein, nachdem er vergebens auf eine Wiedereinstellung an der Zahnmedizinischen Universitätsklinik der FU gehofft hatte. Aufbauend auf seiner Liebe zur Geschichte – mehrere Jahre hatte er dem Verein für die Geschichte Berlins vorgestanden – war er nun bereit, eine zweite Karriere zu beginnen.[4] Damit avancierte die Geschichte der Zahnmedizin zu einem der Forschungsschwerpunkte des Instituts.

1970 habilitierte sich Hoffmann-Axthelm für Geschichte der Medizin und wurde zum Wissenschaftlichen Rat und Professor ernannt.[5] 1973 erhielt er ein Extraordinariat für Geschichte der Zahnheilkunde, und damit die einzige derart spezialisierte Professur in Deutschland. Neben zahlreichen Aufsätzen zur Geschichte des Fachs veröffentlichte Hoffmann-Axthelm 1973 sein Hauptwerk *Die Geschichte der Zahnheilkunde*, das bis 1985 zehn Auflagen erlebte und ins Englische und ins Japanische übertragen wurde. Sein Lexikon der Zahnheil-

Links: Walter Hoffmann-Axthelm

Rechts: Johanna Bleker

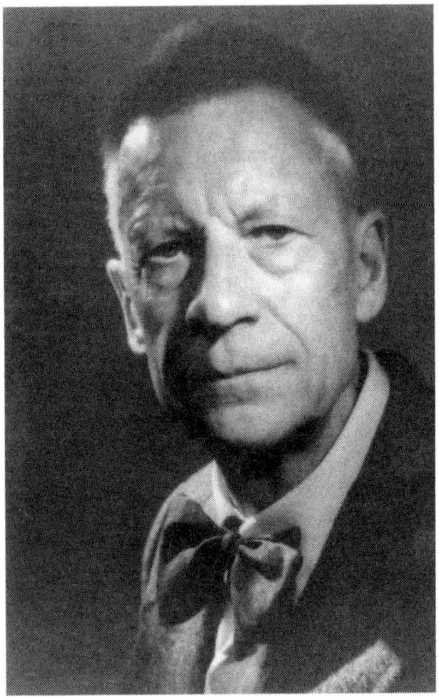

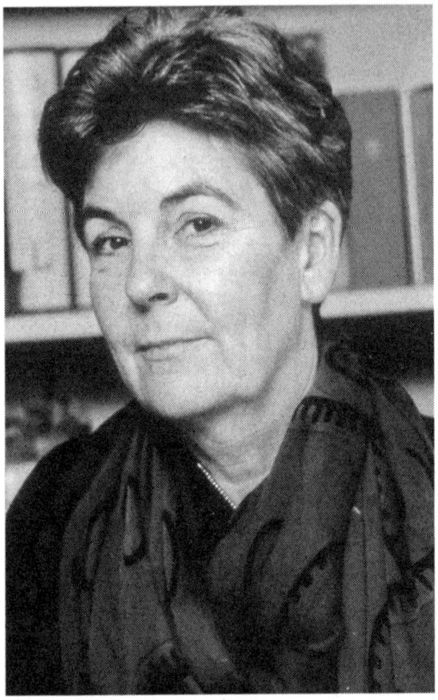

kunde (1. Aufl. 1974) ist seit 2003 auch online verfügbar. 1975 trat er in den Ruhestand, vertrat sein Fach jedoch noch bis ins Jahr 1978 hinein. Zudem leitete er bis zum Amtsantritt Rolf Winaus kommissarisch das Institut, nachdem Richard Toellner 1974 einem Ruf nach Münster gefolgt war. Für Hoffmann-Axthelm bedeutete es eine große Enttäuschung, dass kein qualifizierter Historiker der Zahnmedizin seine Nachfolge antreten konnte – der einzige geeignete Bewerber folgte dem Ruf nicht.[6] Noch 1995 veröffentlichte der inzwischen 87-jährige den reich bebilderten Band »Die Geschichte der Mund-, Kiefer- und Gesichtschirurgie«.[7]

Als ich 1978 auf die vakante Professur berufen wurde, ohne die geringste Ahnung von der Zahnmedizin oder ihrer Geschichte zu besitzen, wurde das Aufgabengebiet in »Geschichte der Medizin mit besonderer Berücksichtung der Zahnheilkunde« umbenannt. Das heißt, es oblag mir, für die Studierenden der Zahnmedizin an der FU den Unterricht in Geschichte der Zahnheilkunde und in Zahnärztlicher Terminologie anzubieten, und bei zahnmedizinischen Promotionen und gelegentlich sogar Berufungen mitzuwirken. Zudem traf ich auf mehrere Dutzend Zahnmediziner, denen versprochen worden war, es werde nach der Besetzung der Professur auch wieder für alle Interessierten Doktorarbeiten zur Geschichte der Zahnmedizin geben. Grund für den Ansturm war nicht ein besonderes Interesse an der Geschichte des Fachs, sondern die Erfahrung, dass man für eine solche Dissertation nicht länger als drei Monate Arbeitszeit investieren musste. Als ich darauf bestand, dass historische Arbeiten zum Erwerb des Dr. med. dent. den gleichen wissenschaftlichen Anforderungen genügen müssten, wie andere medizinhistorische Dissertationen, ging das Interesse drastisch zurück. Zugleich musste ich feststellen, dass Dissertatio-

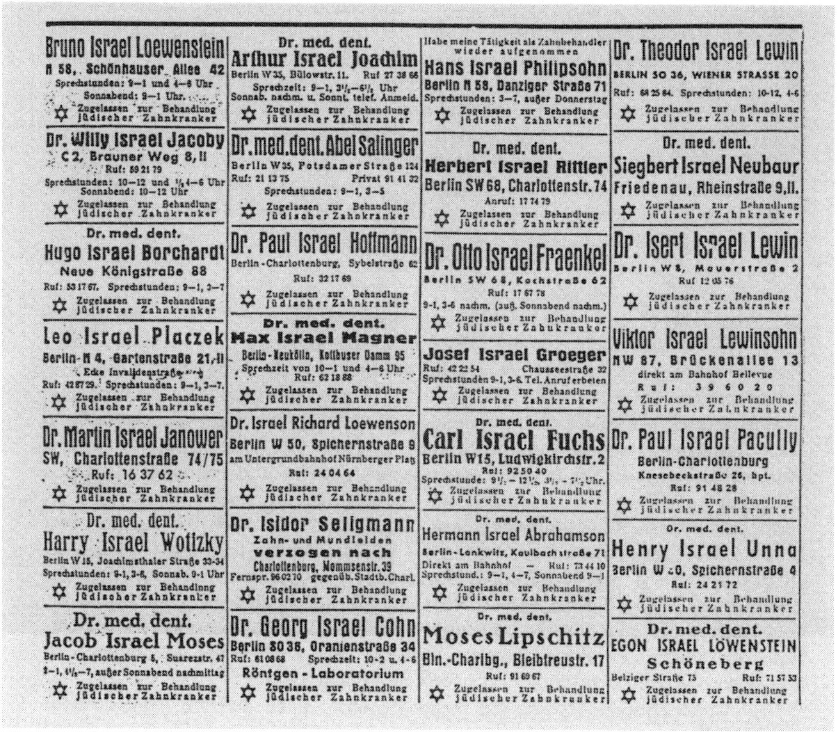

Bruno Israel Loewenstein
N 58, Schönhauser Allee 42
Sprechstunden: 9–1 und 4–6 Uhr
Sonnabend: 9–1 Uhr.
Zugelassen zur Behandlung jüdischer Zahnkranker

Dr. Willy Israel Jacoby
C 2, Brauner Weg 8, II
Ruf: 59 21 79
Sprechstunden: 10–12 und ½4–6 Uhr
Sonnabend: 10–12 Uhr
Zugelassen zur Behandlung jüdischer Zahnkranker

Dr. med. dent.
Hugo Israel Borchardt
Neue Königstraße 88
Ruf: 53 17 67. Sprechstunden: 9–1, 3–7
Zugelassen zur Behandlung jüdischer Zahnkranker

Leo Israel Placzek
Berlin-N 4, Gartenstraße 21, II
Ecke Invalidenstraße
Ruf: 42 87 29. Sprechstunden: 9–1, 3–7.
Zugelassen zur Behandlung jüdischer Zahnkranker

Dr. Martin Israel Janower
SW, Charlottenstraße 74/75
Ruf: 16 37 62
Zugelassen zur Behandlung jüdischer Zahnkranker

Dr. med. dent.
Harry Israel Wolizky
Berlin W 15, Joachimsthaler Straße 33-34
Sprechstunden: 9-1, 3-6, Sonnab. 9-1 Uhr
Zugelassen zur Behandlung jüdischer Zahnkranker

Dr. med. dent.
Jacob Israel Moses
Berlin-Charlottenburg 5, Suarezstr. 47
9–1, 4½–7, außer Sonnabend nachmittag
Zugelassen zur Behandlung jüdischer Zahnkranker

Dr. med. dent.
Arthur Israel Joachim
Berlin W 35, Bülowstr. 11. Ruf 27 38 66
Sprechzeit: 9–1, 3½–6½ Uhr
Sonnab. nachm. u. Sonnt. telef. Anmeld.
Zugelassen zur Behandlung jüdischer Zahnkranker

Dr. med. dent. Abel Salinger
Berlin W 35, Potsdamer Straße 124
Ruf: 21 13 75 Privat 91 41 32
Sprechstunden: 9–1, 3–5
Zugelassen zur Behandlung jüdischer Zahnkranker

Dr. Paul Israel Hoffmann
Berlin-Charlottenburg, Sybelstraße 62
Ruf: 32 17 69
Zugelassen zur Behandlung jüdischer Zahnkranker

Dr. med. dent.
Max Israel Magner
Berlin-Neukölln, Kottbuser Damm 95
Sprechzeit von 10–1 und 4–6 Uhr
Ruf: 62 18 88
Zugelassen zur Behandlung jüdischer Zahnkranker

Dr. Israel Richard Loewenson
Berlin W 50, Spichernstraße 9
am Untergrundbahnhof Nürnberger Platz
Ruf: 24 04 64
Zugelassen zur Behandlung jüdischer Zahnkranker

Dr. Isidor Seligmann
Zahn- und Mundleiden
verzogen nach
Charlottenburg, Mommsenstr. 39
Fernspr. 96 02 70 gegenüb. Stadtb. Charl.
Zugelassen zur Behandlung jüdischer Zahnkranker

Dr. Georg Israel Cohn
Berlin SO 36, Oranienstraße 34
Ruf: 61 08 68 Sprechzeit: 10-2 u. 4-6
Röntgen-Laboratorium
Zugelassen zur Behandlung jüdischer Zahnkranker

Habe meine Tätigkeit als Zahnbehandler wieder aufgenommen
Hans Israel Philipsohn
Berlin N 58, Danziger Straße 71
Sprechstunden: 3–7, außer Donnerstag
Zugelassen zur Behandlung jüdischer Zahnkranker

Dr. med. dent.
Herbert Israel Rittler
Berlin SW 68, Charlottenstr. 74
Anruf: 17 74 79
Zugelassen zur Behandlung jüdischer Zahnkranker

Dr. Otto Israel Fraenkel
Berlin SW 68, Kochstraße 62
Ruf: 17 67 78
9-1, 3-6 nachm. (auß. Sonnabend nachm.)
Zugelassen zur Behandlung jüdischer Zahnkranker

Josef Israel Groeger
Ruf: 42 22 54 Chausseestraße 32
Sprechstunden 9-1, 3-6. Tel. Anruf erbeten
Zugelassen zur Behandlung jüdischer Zahnkranker

Dr. med. dent.
Carl Israel Fuchs
Berlin W 15, Ludwigkirchstr. 2
Ruf: 92 50 40
Sprechstunde: 9½–12½, 3½–7½ Uhr.
Zugelassen zur Behandlung jüdischer Zahnkranker

Dr. med. dent.
Hermann Israel Abrahamson
Berlin-Lankwitz, Kaulbachstraße 71
Direkt am Bahnhof – Ruf: 73 44 10
Sprechstund.: 9–1, 4–7, Sonnabend 9–1
Zugelassen zur Behandlung jüdischer Zahnkranker

Dr. med. dent.
Moses Lipschitz
Bln.-Charlbg., Bleibtreustr. 17
Ruf: 91 69 67
Zugelassen zur Behandlung jüdischer Zahnkranker

Dr. Theodor Israel Lewin
BERLIN SO 36, WIENER STRASSE 20
Ruf: 68 25 84. Sprechstunden: 10-12, 4-6
Zugelassen zur Behandlung jüdischer Zahnkranker

Dr. med. dent.
Siegbert Israel Neubaur
Friedenau, Rheinstraße 9, II.
Zugelassen zur Behandlung jüdischer Zahnkranker

Dr. Isert Israel Lewin
Berlin W 8, Mauerstraße 2
Ruf 12 05 76
Zugelassen zur Behandlung jüdischer Zahnkranker

Viktor Israel Lewinsohn
NW 87, Brückenallee 13
direkt am Bahnhof Bellevue
Ruf: 39 60 20
Zugelassen zur Behandlung jüdischer Zahnkranker

Dr. Paul Israel Pacully
Berlin-Charlottenburg
Knesebeckstraße 26, hpt.
Ruf: 91 48 28
Zugelassen zur Behandlung jüdischer Zahnkranker

Dr. med. dent.
Henry Israel Unna
Berlin W 30, Spichernstraße 4
Ruf: 24 21 72
Zugelassen zur Behandlung jüdischer Zahnkranker

Dr. med. dent.
EGON ISRAEL LÖWENSTEIN
Schöneberg
Belziger Straße 73 Ruf: 71 57 33
Zugelassen zur Behandlung jüdischer Zahnkranker

Inserate jüdischer Zahnärzte mit dem seit 1939 zwangsweise zu führenden Vornamen »Israel«

nen zur Geschichte der Zahnheilkunde unter einem zweifachen Geburtsfehler litten: entweder wurden sie von Klinikern betreut, die keinerlei Verständnis für die Grundregeln der Geschichtsforschung hatten, oder von Medizinhistorikern, denen die spezielle Zahnheilkunde völlig fremd war. Die einen nutzten die zahnmedizinischen Dissertationen für die Würdigung eines Kollegen oder Vorgängers, die anderen ließen erforschen, ob in den Werken berühmter Ärzte auch etwas zur Zahnmedizin zu finden sei. Beide waren sich nur darin einig, dass die jeweils bescheidenen Leistungen doch für eine zahnmedizinische Promotion vollauf genügend seien. Auffälligerweise bemühte sich so gut wie keine(r) um eine Klärung der bestehenden Forschungsstände, sodass unbemerkt aus älteren Dissertationen abgeschrieben werden konnte.

Mit einer Dissertation über die Themenwahl zahnmedizinhistorischer Doktorarbeiten seit 1919[8] versuchte ich, einen Überblick über die Lage zu schaffen und erreichte nach und nach, dass die Zahnkliniker nur noch nach Rücksprache historische Themen vergaben. Im Laufe der Jahre konnte ich dann 15 Zahnmedizinerinnen und Zahnmediziner zur meinen Doktoranden zählen, von denen immerhin neun ein – häufig selbst gewähltes – Thema zur Geschichte der Zahnheilkunde erforscht haben.[9] Und Anfang der 1990er-Jahre war es soweit, dass auch Dissertationen zu standespolitisch heiklen Themen, wie z. B. zur Vertreibung der Berliner Zahnärzte im Nationalsozialismus[10] vom größeren Teil des zahnmedizinischen Lehrkörpers der FU mitgetragen und als wissenschaftlich relevante Promotionsleistungen honoriert wurden.

Ilona Marz in ihrem Büro in der Ziegelstraße

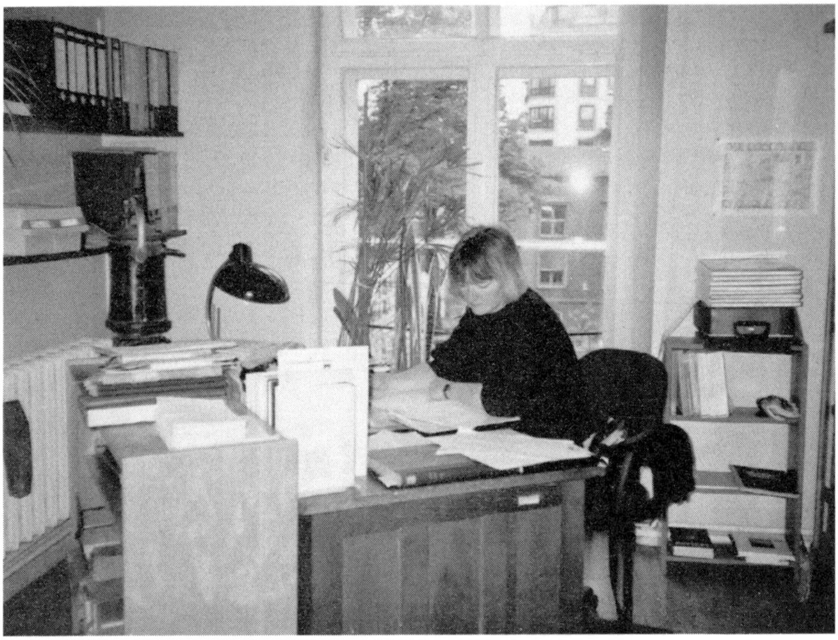

Im Schwester-Institut an der Humboldt-Universität erhielt die Geschichte der Zahnheilkunde einen neuen Impuls, als die Stomatologin Ilona Marz ab 1986 die Stelle einer wissenschaftlichen Assistentin übernahm. Bis zu ihrer Pensionierung 2008 vertrat sie die Geschichte insbesondere der Berliner Zahnheilkunde und widmete sich, leider oft vergebens, dem Erhalt der einstmals umfangreichen zahnmedizinhistorischen Sammlungen des Instituts und der Charité.[11] Heute ist das Spezialgebiet der Geschichte der Zahnmedizin verwaist, und die personell knappe Ausstattung des Instituts lässt in absehbarer Zeit keine Renaissance erwarten.

Anmerkungen

1 Neben der Medizingeschichte existierten am Berliner Institut Abteilungen für die Geschichte jeweils der organischen und der anorganischen Naturwissenschaften sowie für Pharmaziegeschichte. Vgl. u.a. Paul Diepgen, Die Aufgaben und Ziele des Institutes (Mitteilungen aus dem Institut für Geschichte der Medizin und der Naturwissenschaften in Berlin, Nr. 1), in: Klinische Wochenschrift 10 (1931), S. 269–271.

2 Vgl. Schriftenverzeichnis Walter Artelt, zusammengestellt von Ingeborg Raue, in: Hans-Heinz Eulner/Gunter Mann/Gert Preiser/Rolf Winau/Otto Winkelmann (Hg.), Medizingeschichte in unserer Zeit. Festgabe für Edith Heischkel-Artelt und Walter Artelt zum 65. Geburtstag, Stuttgart 1971, S. 466–477.

3 Vgl. Personal- und Vorlesungsverzeichnis der Humboldt-Universität zu Berlin, Studienjahr 1960/61 (Herbstsemester), S. 70, 118.

4 Das Vorgenannte nach Ekkhard Häussermann, Ein Dank an die Geister der alten Charité, in: Zahnärztliche Mitteilungen 89 (1999) H. 22, S. 116–123.

5 Vgl. Nachrichtenblatt der Deutschen Gesellschaft für Geschichte der Medizin, Naturwissenschaft und Technik 20 (1970), Heft 2, S. 121.

6 Vgl. Rolf Winau, Das Institut für Geschichte der Medizin der Freien Universität Berlin 1973–1990, in: Freie Universität Berlin – Institut für Geschichte der Medizin 1973–1990. Redaktion Regina Köpsell, Berlin 1990, S. 7–25, 9.

7 Wie alle hier genannten Bände im Quintessenz Verlag Berlin.

8 Marlies Konrad, Die Hochschulschriften zur Geschichte der Zahnheilkunde. Eine Bibliographie, Diss. med. dent. Berlin (FU) 1981 (erschienen als: Münstersche Beiträge zur Geschichte und Theorie der Medizin, Nr. 14, Tecklenburg 1982).

9 Siehe die Arbeiten von Alt, Burian, Dohmeier-de Haan, Haase, Handrock, Köhn, Konrad, Münstermann, Schnierer.

10 Michael Koehn, Das Schicksal von »nichtarischen« und politisch mißliebigen Zahnärztinnen und Zahnärzten in Berlin 1933-1945, Diss. med. dent. Berlin (FU) 1993 (erschienen als: Zahnärzte 1933–1945. Berufsverbot – Emigration – Verfolgung. Edition Hentrich, Berlin 1994).

11 Siehe dazu Ilona Marz, Zu Geschichte und den Beständen der am Institut betreuten Sammlungen, in: Peter Schneck (Hg.), 70 Jahre Berliner Institut für Geschichte der Medizin und der Naturwissenschaften (1930-2000), Aachen 2001, S. 26–34.

Alexander Friedland

Die Lehraktivitäten des Instituts

Ein Überblick

Die Mitarbeiter des Instituts für Geschichte der Medizin und Ethik in der Medizin der Charité – Universitätsmedizin Berlin unterrichten Studierende der Human- und Zahnmedizin (Staatsexamen) sowie der Gesundheitswissenschaften (Bachelor). Den größten Anteil an der Lehre des Instituts hat der Unterricht für Studierende der Humanmedizin. Mit der Umsetzung eines Modellstudiengangs Medizin an der Charité zum Wintersemester 2010 haben hier in den letzten Jahren wesentliche Veränderungen stattgefunden, die didaktisch-methodische und inhaltliche, aber auch praktische Aspekte der Lehre, wie das Zeit- und Raummanagement, betreffen. Wegen der Besonderheiten des hiesigen Unterrichts im Vergleich zu anderen medizinischen Fakultäten liegt der Schwerpunkt dieses Beitrags auf den Lehraktivitäten für Studierende der Humanmedizin.[1] Auf eine kurze Erläuterung der Rahmenbedingungen folgt eine Darstellung der Lehrziele und Unterrichtsinhalte des Instituts sowie der verwendeten didaktischen Formate und Methoden. Den Abschluss bilden Überlegungen zur Situation der medizinhistorischen und medizinethischen Lehre in Berlin sowie zu Möglichkeiten für ihre Weiterentwicklung.

Humanmedizin

Modellstudiengang. Was ist das?

Zum Wintersemester 1999 startete an der Berliner Charité parallel zum traditionellen Regelstudiengang der *Reformstudiengang Medizin*. Er zielte auf eine Veränderung der traditionellen Lehr- und Lernbedingungen des Medizinstudiums und eine frühere Integration klinischer Inhalte. Dazu erprobte man neue Lehr- und Lernformate wie das Problemorientierte Lernen (POL), Kommunikation, Interaktion, Teamwork (KIT) oder Grundlagen ärztlichen Denkens und Handelns (GäDH).[2] Die Synthese der Erfahrungen aus dem Regel- und dem Reformstudiengang bildete die Grundlage für den *Modellstudiengang Medizin*, den seit 2010 alle Medizinstudierenden der Charité durchlaufen. Neben inhaltlichen und didaktischen Gründen spielte aber auch die Vorbereitung auf eine mögliche Umsetzung des Bologna-Prozesses für das Medizinstudium eine Rolle.

Der *Modellstudiengang* ist in 40 je vierwöchigen Modulen organisiert, die aufeinander aufbauend jeweils unterschiedliche Themen (z. B. Organsysteme,

Krankheitsmodelle, unterschiedliche Lebensphasen) behandeln. Der Unterricht erfolgt dabei nicht nach Fächern getrennt; vielmehr werden die Lehrinhalte gleichzeitig aus verschiedenen Perspektiven vermittelt. Im Modul 15 »Nervensystem« unterrichten beispielsweise nicht nur Fachvertreter der Neurologie, sondern auch der Anatomie, Physiologie, Pharmakologie, Hals-Nasen-Ohrenheilkunde und andere. Viel Raum nimmt im Modellstudiengang das Einüben ärztlicher Gesprächsführung ein, wozu parallel zu den Einzelmodulen ein KIT-Seminar in acht von zehn Semestern stattfindet. In drei über das Studium verteilten Modulen wird dem wissenschaftlichen Arbeiten besondere Aufmerksamkeit gewidmet. Eine Erweiterung der naturwissenschaftlichen Perspektive der Medizinstudierenden um eine sozial- und kulturwissenschaftliche soll im dritten und siebten Semester im Seminar GäDH stattfinden. POL und verschiedene Wahlpflichtveranstaltungen geben individuellen Lerninteressen Raum, außerdem sind Zeiten für das Selbststudium reserviert.

Um die Studienordnung in ein konkretes Curriculum umzusetzen, wurde ein Modulplanungsprozess initiiert. In von einer Projektsteuerungsgruppe organisierten Treffen bringen alle Fächer, die sich in den jeweiligen Modulbeschreibungen wiederfinden, ihre Inhalte ein und stimmen sie mit den Vertretern der anderen Disziplinen ab. Dafür sind in der Regel pro Modul acht Sitzungen à 90 Minuten vorgesehen. Bemerkenswert ist, dass dieser Planungsprozess mit zwei Semestern Vorlauf parallel zum bereits gestarteten Modellstudiengang stattfindet. Das bedeutet, dass zum Zeitpunkt des Studienbeginns der ersten Studierenden kein vollständiger Studienplan existierte.

Obwohl im Rahmen der konkreten Ausgestaltung der einzelnen Module die Umsetzung der durch die Studienordnung vorgegebenen Inhalte im Vordergrund steht, spielen dabei stets auch andere Faktoren eine Rolle. Beispielsweise bewirkt die Einführung von Formaten wie POL und KIT einerseits eine deutliche Reduktion des Anteils von fächerbezogenem Unterricht im Medizinstudium. Andererseits wird die personelle Ausstattung der einzelnen Einrichtungen wesentlich über ihre jeweiligen Anteile an der Lehre getragen. Die maximale Ausschöpfung der Lehrdeputate ist also ein verständliches Interesse aller Fächer. Das gilt besonders für die nicht bettenführenden Abteilungen und Institute. Hinzu kommt, dass nicht alle Lehrformate gleichwertig bei der Anrechnung als Lehrleistung gewichtet werden, was bestimmte Unterrichtsformen attraktiver bzw. unattraktiver macht.

Lehrziele im Modellstudiengang

Sowohl die Approbationsordnung für Ärzte[3] als auch die Studienordnung des Berliner Modellstudienganges messen medizinhistorischen und medizinethischen Inhalten hohe Bedeutung bei.[4] Die Vermittlung dieser Kompetenzen an Studierende der Humanmedizin ist eine zentrale Aufgabe des Instituts für Geschichte der Medizin und Ethik in der Medizin. Infolge der oben beschriebenen Neustrukturierung gibt es das Querschnittsfach Geschichte, Theorie und Ethik (GTE) an der Berliner Charité nicht mehr. Dennoch orientiert sich der medizinhistorische und medizinethische Unterricht des Instituts an den allgemeinen Lehrzielen dieses Faches.[5] Ein Schwerpunkt der Lehre ist die Sensibilisierung der Studierenden für die Wandlungsprozesse, denen medizinisches Wissen vor dem Hintergrund sich verändernder historischer Kontexte unterliegt. Sie sollen die Relevanz sozialer, politischer, kultureller, ökonomischer und religiöser Rahmenbedingungen für sich wandelnde gesellschaftliche Sichtweisen und Strategien im Hinblick auf Krankheit und Gesundheit, die Arzt-Patienten-Beziehung und die Praxis medizinischer Forschung verstehen lernen. Dazu erhalten sie auch Einblicke in kultur- und sozialwissenschaftliche Arbeitsmethoden. Sie sollen so eigene professionelle und moralische Positionen entwickeln und reflektieren, die sie befähigen, ihr naturwissenschaftlich-medizinisches Wissen verantwortungsvoll und kritisch anzuwenden.

Das Praktikum zur Medizinischen Terminologie, seit Anfang der 1970er-Jahre obligater Bestandteil des vorklinischen Studienabschnitts und seitdem genuine Lehrveranstaltung medizinhistorischer Institute, ist im Modellstudiengang Humanmedizin ersatzlos weggefallen. Die Aneignung entsprechenden Wissens bleibt dem Eigenstudium vorbehalten; eine Wiedereinführung ist Gegenstand von Diskussionen.

Unterrichtsthemen

Die Lehrveranstaltungen des Instituts nehmen historische und/oder ethische Fragestellungen der Module in den Blick. Im »Bausteine des Lebens« betitelten zweiten Modul werden beispielsweise Mechanismen der Vererbung und Methoden der Molekularmedizin behandelt. Hier bietet das Institut gemeinsam mit dem Institut für medizinische Genetik und Humangenetik ein interdisziplinäres Seminar zu »Historischen und ethischen Aspekten der Genetik« an, in dem zuerst die wesentlichen Entwicklungsschritte der Humangenetik als medizinische Disziplin seit dem ausgehenden 19. Jahrhundert und wichtige Begriffe wie Eugenik und Sozialdarwinismus erarbeitet werden. Dann werden die modernen Möglichkeiten und rechtlichen Rahmenbedingungen genetischer Diagnostik dargestellt und schließlich die sich aus ihrer Anwendung ergebenden bioethischen Implikationen diskutiert.

Weitere vom Institut vertretene Inhalte betreffen die Entwicklung wesentlicher Organisationen und Institutionen des Gesundheitswesens, die Entwicklung einer naturwissenschaftlichen Orientierung der Medizin und die medizinische Disziplinenbildung seit dem 19. Jahrhundert, die Medizin im Nationalsozialismus, wirtschaftliche, soziale, kulturelle und religiöse Einflussfaktoren auf die Konzeption von Krankheit und Gesundheit und therapeutische oder präventive Strategien sowie forschungsethische Fragen. Eine Übersicht aller aktuellen Lehrveranstaltungen in den Modulen gibt die Tabelle auf Seite 139.

Mitarbeiter des Instituts stellen außerdem Hausarbeitsthemen zur Verfügung, die Studierende in den für wissenschaftliches Arbeiten vorgesehenen Modulen anfertigen.

Grundlagen ärztlichen Denkens und Handelns

Neben dem in den Modulen angebotenen Unterricht hat das Institut wesentlichen Anteil am Kurs »Grundlagen ärztlichen Denkens und Handels« (GäDH). Hierbei handelt es sich um ein Seminar im dritten und siebten Semester, das modulübergreifend als Wahlpflichtveranstaltung stattfindet und im siebten Semester durch eine Ringvorlesung ergänzt wird. Um ein Seminar in GäDH zu realisieren, können Lehrende aller Fächer Vorschläge einreichen, die nach Durchlaufen eines Review-Verfahrens den Studierenden zur Wahl gestellt werden. Das Hauptziel von GäDH ist es, die überwiegend an den Naturwissenschaften orientierte Ausbildung der Medizinstudierenden um weitere Perspektiven zu ergänzen und ihnen so eine Reflexion des eigenen Wissensschafts- und Rollenverständnisses zu ermöglichen.[6] Beiträge zu GäDH stammen aus verschiedenen Einrichtungen der Medizinischen Fakultät, aus klinischen wie theoretischen Fächern. Da sich viele der GäDH-Lernziele mit den Lehrzielen des Instituts decken, engagieren sich die Institutsmitarbeiter hier besonders stark. Im dritten Semester werden außerdem in allen GäDH-Seminaren zwei Veranstaltungen zur Medizin im Nationalsozialismus unterrichtet. Sie behandeln das individuelle Verhalten von Ärzten und das ihrer Standesorganisationen sowie die nationalsozialistische Rassenpolitik und die Patientenmorde. Dabei wird explizit die Verstrickung der Charité und ihrer Mitarbeiter in Medizinverbrechen und nationalsozialistisches Unrecht thematisiert.

Im Gegensatz zu den anderen Veranstaltungen des Modellstudiengangs, die häufig in kurzer Zeit viele kognitive Lehrinhalte vermitteln sollen und am Semesterende in Prüfungen abgefragt werden, sind die Lehrinhalte von GäDH nicht prüfungsrelevant und es steht verhältnismäßig viel Zeit zur Verfügung. So können einzelne Themen vertieft werden und es bleibt Raum für Diskussionen, Lektüre, Erstellung von Texten oder kurze Exkursionen.

Lehrformate und Unterrichtsmethoden

In den Modulen des Modellstudiengangs bietet das Institut zurzeit insgesamt neun Vorlesungen, sechs Seminare und eine Praktikumsveranstaltung an. Ein Teil davon wird gemeinsam mit anderen Fächern erarbeitet und durchgeführt (vgl. die Tabelle auf Seite 139).

Die Lehrenden des Instituts bemühen sich generell um interaktiven Unterricht. In den Seminaren und Praktika führen die Dozenten mit Impulsreferaten in das Thema ein und benennen die Lernziele. Spontan oder mithilfe von Text-, Bild-, Ton- oder Videodokumenten sowie Fallbeispielen werden dann weitere Inhalte gesammelt oder zentrale Fragen zum Thema formuliert. Ein wichtiges Element im Unterricht sind moderierte Diskussionen im Plenum oder in Kleingruppen. Die Studierenden lernen hier zu argumentieren sowie ihre eigene und die Position ihres Gegenübers zu reflektieren. Die Reihenfolge der Unterrichtselemente in den Seminaren steht nicht fest, sondern wird von den Lehrenden flexibel nach den Bedürfnissen der Studierenden und den räumlichen Bedingungen gehandhabt. Für alle Veranstaltungen liegen Präsentationsfolien und

MODUL	TITEL	FORMAT
M01	Die Charité: Vom Armenhaus der Residenz zum Krankenhaus der Metropole	Vorlesung
M01	Medizinische Handlungskonzepte in historischer Bedingtheit: Von der Krankenbettmedizin zur Krankenhausmedizin	Vorlesung
M02	Historische und ethische Aspekte der Genetik	Interdisziplinäres Seminar mit dem Institut für Medizinische Genetik und Humangenetik
M03	Rudolf Virchow und die Revolution in der Medizin	Vorlesung
M06	Gesundheit und Krankheit aus historischer Perspektive	Vorlesung
M06	Grundlagen von Gesundheitsförderung und Prävention	Interdisziplinäre Vorlesung mit dem Institut für Medizinische Soziologie und dem Institut für Sozialmedizin, Epidemiologie und Gesundheitsökonomie
M06	Ziele, Konzepte und Maßnahmen von Gesundheitsförderung und Prävention	Interdisziplinäres Seminar mit dem Institut für Medizinische Soziologie
M06	Vorbeugen oder bekämpfen. Zum Umgang mit der Cholera im 19. Jahrhundert	Seminar
M08	Das Experiment im Versuch. Die Grundlagen moderner Wissenschaft am Beispiel der Humboldtschen Selbstversuche	Vorlesung
M12	»Du bist, was du isst – du isst, was du bist.« Grundlagen des Ernährungsverhaltens	Interdisziplinäres Seminar mit dem Institut für Medizinische Soziologie
M20	Die soziokulturelle Genese und Bedeutung von Schmerzen	Interdisziplinäres Praktikum mit der Medizinischen Klinik mit Schwerpunkt Hämatologie, Onkologie (CBF) und der Medizinischen Klinik mit Schwerpunkt Hämatologie, Onkologie und Tumorimmunologie (CVK)
M21	Ist eine wissenschaftlich gute Medizin notwendigerweise eine ethisch gute Medizin?	Seminar
M21	Grenzüberschreitungen in der Medizin: Vom Nürnberger Kodex zur Entwicklung einer Bioethik	Vorlesung
M31	Spannungsfeld Patientenautonomie und ärztliche Verantwortung: Ethische, rechtliche und klinische Dimensionen.	Interdisziplinäre Vorlesung mit der Klinik für Psychiatrie und Psychotherapie (CBF)
M31	Schizophrenie als Modellerkrankung	Interdisziplinäre Vorlesung mit der Klinik für Psychiatrie und Psychotherapie (CBF)
M36	Ethische Konfliktsituationen am Lebensende	Interdisziplinäres Seminar mit der Medizinischen Klinik mit Schwerpunkt Hämatologie, Onkologie und Tumorimmunologie (CVK) und der Klinik für Anästhesiologie mit Schwerpunkt operative Intensivmedizin (CBF)

Die zum Wintersemester 2014/15 in den Modulen des Modellstudiengangs der Charité durch das Institut für Geschichte der Medizin und Ethik in der Medizin angebotenen Unterrichtsveranstaltungen.

weitere Materialien zur Vor- oder Nachbereitung vor, die das Institut online zur Verfügung stellt. Das ebenfalls im Internet verfügbare Modulhandbuch informiert mit einer kurzen Beschreibung und Hinweisen auf obligate oder fakultative Literatur über die Lernziele der Veranstaltungen. Die Lernziele werden hier außerdem unterschiedlichen Kompetenzebenen zugeordnet und in Bezug zu vorhergehenden bzw. folgenden Veranstaltungen des Instituts gesetzt (»Lernspirale«).[7]

Zahnmedizin

Auf Grundlage der Approbationsordnung für Zahnärzte bietet das Institut für Geschichte der Medizin und Ethik in der Medizin ein Praktikum zur Medizinischen Terminologie sowie eine Vorlesung zur Geschichte der Zahnmedizin an.[8]

Im Kurs zur medizinischen Terminologie lernen die Studierenden die Grundzüge medizinischer Fachsprache und Begriffsbildung kennen, wozu unvermeidlich – wenn Latein und/oder Griechisch nicht an der Schule belegt wurde – ein beachtliches, aber zu bewältigendes Pensum an Vokabeln und grammatischen Regeln gehört. Die Lehrinhalte, zum Beispiel für die Anatomie wichtige lateinische Begriffe oder die Prinzipien der Bildung klinischer Fachbegriffe, werden im Kurs vorgestellt und dann in praktischen Übungen durch die Studierenden angewendet. Eine Zusammenfassung der Lehrinhalte und eine große Zahl weiterer Übungen für das Selbststudium stellt das Institut in einem eigenen Skript auf seiner Homepage zum Download zur Verfügung.[9]

Zum sinnvollen Einsatz der Medizinischen Fachsprache gehört auch das Wissen um ihre potenzielle Problematik innerhalb der Arzt-Patient-Beziehung. Dass Patienten ihr ärztliches Gegenüber nicht verstehen, ist nämlich nicht nur für Anamnese und Therapietreue von Bedeutung. Hier spielen auch Fragen hinsichtlich der exklusiven Funkionen von Fachsprachen eine Rolle, die für die Arzt-Patienten-Beziehung sowohl im Krankenhaus als auch im ambulanten Setting von höchster Relevanz sind.

Gesundheitswissenschaften

Im Bachelor-Studiengang Gesundheitswissenschaften (Health Sciences) ist das Institut für das im fünften Semester angebotene Modul »Geschichte, Philosophie und Ethik« verantwortlich. Die Studierenden lernen hier medizinhistorische, wissenschaftsphilosophische und ethische Aspekte der Gesundheitswissenschaften kennen. Der in klassischer Vorlesungsform und als Seminar durchgeführte Unterricht wird zum Teil von den Studierenden selbst gestaltet, indem sie unter Anleitung Referate halten, Thesenpapiere erstellen, Rollenspiele organisieren oder klinische Ethikberatungen simulieren. Insbesondere die Diskussionen über ethische Probleme der Medizin und des Gesundheitswesens profitieren von der praktischen Erfahrung der Studierenden, die aus den verschiedensten Gesundheits- und Pflegeberufen stammen.

Resümee

Die Herauslösung historischer und ethischer Themen aus dem Rahmen von GTE birgt die Chance einer stärkeren Integration dieser Inhalte in das sonst überwiegend naturwissenschaftlich ausgerichtete Studium der Humanmedizin. Die Abstimmung der Lehrinhalte mit den Kollegen anderer Fächer – besonders für interdisziplinäre Veranstaltungen – fördert das Verständnis der Studierenden für die Relevanz inhärenter medizinhistorischer und medizinethischer Fragestellungen. Gleichzeitig besteht jedoch gerade in den interdisziplinären Veranstaltungen die Gefahr der Überladung mit Faktenwissen, weil sich hier mehrere Fächer die Unterrichtszeit teilen müssen, um die für sie jeweils essentiellen Inhalte zu vermitteln.

Begrüßenswert ist die Vereinheitlichung der Lehrinhalte für alle Studierenden, wobei individuellen Interessen in Wahlpflichtveranstaltungen trotzdem Raum gegeben wird. Die obligate Kenntlichmachung der Lernziele für jede Veranstaltung erlaubt den Studierenden, die von ihnen erwarteten Fähigkeiten zu erfassen, und hilft auch den Lehrenden bei der Unterrichtsvorbereitung oder bei der Erstellung von Prüfungsfragen. Hierzu tragen auch einheitliche Foliensätze für Präsentationen und online zur Verfügung gestelltes Zusatzmaterial bei.

Generell hat die Arbeitsbelastung der Lehrenden des Instituts mit Einführung des Modellstudiengangs zugenommen. Zwar wird die Planung der Module mit dem Sommersemester 2014 abgeschlossen, gleichzeitig startet aber mit dem sogenannten »Modellstudiengang 2.0« die fällige Überarbeitung des Studienganges. Einen hohen administrativen Aufwand verursachen die Koordination der in der Lehre eingesetzten Institutsmitarbeiter, da die Mehrzahl der Lehrveranstaltungen angesichts der Modulstruktur parallel stattfinden, sowie die Erstellung und Evaluation der Prüfungsfragen. Die Zentralisierung der Lehre am Campus Mitte verursacht weite Fahrtwege und die Baumaßnahmen dort erschweren die räumlichen Bedingungen des Unterrichts. Zusätzlich entstehen Planungsunsicherheiten durch die retrospektive Abrechnung der Lehrleistung.

Das direkte Feedback in den Veranstaltungen und die vom Prodekanat für Studium und Lehre zur Verfügung gestellten Evaluationsergebnisse zeigen, dass die überwiegende Zahl der Veranstaltungen, an denen das Institut beteiligt ist, gut angenommen werden. Trotzdem bleibt die kontinuierliche Weiterentwicklung des Unterrichts in allen Studiengängen eine zentrale Aufgabe aller Lehrenden des Instituts. Die Herstellung aktueller Bezüge und das Aufgreifen neuester wissenschaftlicher Entwicklungen sollen die Attraktivität des Faches erhöhen. Besonders wichtig ist in diesem Zusammenhang die institutsinterne Diskussion und gemeinsame Festlegung der Lerninhalte sowie bei interdisziplinären Veranstaltungen die Abstimmung mit den Vertretern anderer Fächer. Lehrbezogene Fortbildungsveranstaltungen dienen der individuellen Qualifikation und Weiterbildung der Lehrenden.

Anmerkungen

1 An zehn von 37 medizinischen Fakultäten in Deutschland gibt es mittlerweile einen Modellstudiengang. Vgl. Birgit Hibbeler, Medizinstudium: Gute Lehre kostet Geld, in: Deutsches Ärzteblatt 110 (2013), A-2305.

2 Zu Ergebnissen des Reformstudiengangs vgl. Walter Burger, Der Reformstudiengang Medizin an der Charité. Bundesgesundheitsblatt – Gesundheitsforschung – Gesundheitsschutz 49 (2006), S. 337–343.

3 Vgl. Approbationsordnung für Ärzte vom 27. Juni 2002 (BGBl. I S. 2405), § 1, Absatz 1, zuletzt geändert durch Artikel 2 der Verordnung vom 2. August 2013 (BGBl. I S. 3005).

4 Studienordnung des Modellstudiengangs Medizin der Charité – Universitätsmedizin Berlin, in: Amtliches Mitteilungsblatt der Charité Nr. 071 (2010), besonders § 6, Abs. 2 und 3.

5 Querschnittsbereich Geschichte, Theorie, Ethik der Medizin. Gemeinsames Grundsatzpapier des Fachverbandes Medizingeschichte und der Akademie für Ethik in der Medizin verabschiedet von der Mitgliederversammlung des Fachverbandes Medizingeschichte am 27.06.2009 und vom Vorstand der Akademie für Ethik in der Medizin am 25.06.2009.

6 Vgl. http://medizingeschichte.charite.de/studium/modellstudiengang/grundlagen_aerztlichen_denkens_und_ handelns_gaedh.

7 Die Lernzieltaxonomie der Charité orientiert sich an George E. Miller, The assessment of clinical skills/competence/performance, in: Academic Medicine 65 (9) (1990), Supplement, S. 63–67. Für den Unterricht zur Medizin im Nationalsozialismus bedeutet das zum Beispiel: In M02 lernen die Studierenden die wichtigsten Entwicklungsschritte der Genetik, Konzepte wie Eugenik oder Sozialdarwinismus und die Bedeutung gesellschaftlicher Rahmenbedingungen für die Anwendung der Genetik kennen (Kompetenzebenen 1: Erinnern und 2: Verstehen). Im dritten Semester werden diese Kenntnisse aufgegriffen um die NS-Rassenhygiene in ihrer Zeit zu verstehen (Kompetenzebene 2) und ihre Praxis am Beispiel konkreter Maßnahmen zu analysieren (Kompetenzebenen 3). In M12 lernen die Studierenden die Konstruktion von Ernährungsnormen unter anderem am Beispiel der Rationalisierungsbemühungen und Autarkiebestrebungen des »Dritten Reiches« darzulegen (Kompetenzebene 2). In M21 wird das bisherige Wissen zu diesem Komplex für das Verständnis der historischen Entwicklung und Begründung ethischer Grundlagen des Humanexperiments genutzt (Kompetenzebene 4: Evaluieren).

8 Approbationsordnung für Zahnärzte in der im Bundesgesetzblatt Teil III, Gliederungsnummer 2123-2, veröffentlichten bereinigten Fassung, die zuletzt durch Artikel 34 des Gesetzes vom 6. Dezember 2011 (BGBl. I S. 2515) geändert worden ist, besonders §§ 9 und 36.

9 Institut für Geschichte der Medizin im CharitéCentrum für Human- und Gesundheitswissenschaften der Charité – Universitätsmedizin Berlin (CC1) (Hg.), Medizinische Terminologie. Skript für das Praktikum der Medizinischen Terminologie, 10. Auflage 2008.

Florian Bruns

Vom Auf und Ab einer über Hundertjährigen: Die Berliner Gesellschaft für Geschichte der Medizin

Das frühe 20. Jahrhundert war eine Blütezeit wissenschaftlicher Gesellschaften in Deutschland. In besonderem Maße galt dies für die Medizin. Das in Deutschland erreichte Niveau von Forschung, Lehre und Krankenversorgung fand damals weltweit Beachtung. Im Zuge wachsender Spezialisierung der Heilkunde und ihrer Ausdifferenzierung in verschiedene kleinere Fächer bildeten sich im Kaiserreich zahlreiche medizinische Fachgesellschaften. Diese dienten vorrangig dem Austausch der Forscher untereinander, nicht selten nahm aber auch die interessierte Öffentlichkeit Anteil an den Fragen, Diskussionen und Erkenntnissen innerhalb der jeweiligen Fachgebiete. Die Kodifikation des Vereinsrechts durch das am 1. Januar 1900 in Kraft getretene Bürgerliche Gesetzbuch bot überdies einen verlässlichen juristischen Rahmen für die Gründung wissenschaftlicher Vereinigungen.

Vor diesem Hintergrund verwundert es nicht, dass um die Jahrhundertwende auch in der Wissenschaftsgeschichte das Gründungsfieber einsetzte. Im Mai 1901 riefen der Chemiehistoriker Georg Kahlbaum (Basel) sowie die Medizinhistoriker Karl Sudhoff (Hochdahl) und Julius Pagel (Berlin) – allesamt Mitglieder der *Gesellschaft deutscher Naturforscher und Ärzte* – zur Gründung einer neuen Gesellschaft auf, die schließlich einige Monate später in Hamburg als *Deutsche Gesellschaft für Geschichte der Medizin und der Naturwissenschaften* ins Leben trat.[1] Diese Vereinigung bildete in der Folgezeit, neben den wenigen Lehrstühlen und Professuren des Faches, einen der Kristallisationspunkte der Medizingeschichte in Deutschland. Gleichzeitig war sie die erste medizinhistorische Fachgesellschaft weltweit.

Wenige Jahre später startete eines ihrer Gründungsmitglieder, der Arzt und Medizinhistoriker Julius Pagel, den Versuch, in Berlin eine Ortsgruppe der *Deutschen Gesellschaft für Geschichte der Medizin und der Naturwissenschaften* zu bilden. Der Erfolg blieb zunächst aus. Am 12. März 1906 gelang es schließlich dem Chemiehistoriker und Privatgelehrten Paul Diergart, anlässlich eines Besuches von Karl Sudhoff in Berlin zwei Dutzend gleich gesinnte Kollegen im Restaurant *Heidelberger* in der Friedrichstraße 149 zu versammeln.[2] Die dort Anwesenden kamen überein, sich häufiger in diesem Kreis zusammenzufinden und auf diese Weise den Austausch über fachhistorische Fragen zu pflegen. Ein Vorbereitungsausschuss, bestehend aus Karl von Buchka, Julius Pagel und Paul Diergart, wurde beauftragt, die Schaffung einer *Berliner Gesellschaft* für Geschichte der *Naturwissenschaften und Medizin* in die Wege zu leiten, deren

Gründung wenig später, am 21. April 1906, erfolgte. Die konstituierende Sitzung fand am 18. Mai 1906 im Hörsaal des Hofmann-Hauses der Deutschen chemischen Gesellschaft statt.[3] Damit war eine eigenständige, lokale Vereinigung entstanden, der bereits ein halbes Jahr später 132 Mitglieder angehörten. Die Idee, eine Ortsgruppe der Deutschen Gesellschaft zu gründen, hatte man auch deshalb verworfen, da deren Mitgliedsbeitrag als zu hoch empfunden wurde, um vor Ort ausreichend Interessierte anzulocken. Zum Vorsitzenden wählte die Versammlung Karl von Buchka, Professor für Nahrungsmittelchemie und Geschichte der Chemie an der Technischen Hochschule zu Berlin. Julius Pagel wurde zu seinem Stellvertreter gewählt; das Amt des Schriftführers übernahm Paul Diergart. Die Ärzte Iwan Bloch und Max Wegscheider als stellvertretender Schriftführer bzw. Schatzmeister komplettierten den Vorstand.[4]

Der fachliche Hintergrund der Vorstandsmitglieder und der Ort der Gründungsversammlung weisen darauf hin, dass in den Anfangsjahren der Berliner Gesellschaft das Augenmerk vor allem auf der Geschichte der Naturwissenschaften lag. Dies spiegelte sich nicht zuletzt in der Berufszugehörigkeit der Mitglieder und in der Erstnennung der Naturwissenschaften im Namen der Gesellschaft wider.[5] Zu den prominentesten Mitgliedern gehörte Walter Nernst, der 1920 den Nobelpreis für Chemie erhielt. Er stellte der Berliner Gesellschaft mehrfach den Hörsaal des Physikalisch-Chemischen Instituts in der Bunsenstraße für ihre Sitzungen zur Verfügung. Blickt man auf die Inhalte der wissenschaftlichen Vorträge, so überwogen hier jedoch von Beginn an medizinhistorische Fragestellungen, teilweise sogar zu ungewöhnlich progressiven oder unorthodoxen Themen wie Sozialversicherung und Sozialhygiene, Psychoanalyse oder Geschichte des Transvestitismus.[6] Als Organ der Berliner Gesellschaft fungierten die *Mitteilungen zur Geschichte der Medizin und der Naturwissenschaften*, in denen regelmäßig Verhandlungsberichte erschienen.

In den Jahren nach 1906 entfaltete sich ein reges Vereinsleben, das auch der Erste Weltkrieg und die Revolution von 1918/19 nicht zu stören vermochten.[7] Im November 1920 – Vorsitzender war zu jener Zeit mit Georg Lockemann erneut ein Chemiehistoriker – fand bereits die 100. Sitzung der Gesellschaft statt, sodass von durchschnittlich etwa sieben Zusammenkünften pro Jahr auszugehen ist. Diese Frequenz steigerte sich noch weiter: Nur zehn Jahre später zählte man die 200. Sitzung – jetzt unter Leitung des Ende 1929 nach Berlin berufenen Gynäkologen und Medizinhistorikers Paul Diepgen.[8] 1927 war die Umbenennung in *Berliner Gesellschaft für Geschichte der Naturwissenschaft, Medizin und Technik* beschlossen worden, um sich gegenüber der Technikgeschichte zu öffnen. Zudem knüpfte der Vorstand Kontakte zur Fachgruppe Geschichte im *Verein Deutscher Ingenieure*. In der Folge nahm in den 1930er-Jahren die Zahl der Vorträge zur Technikgeschichte deutlich zu.[9]

Diepgen war im Januar 1932 zum Vorsitzenden der Berliner Gesellschaft gewählt worden und behielt diese Position bis zum Ende des Zweiten Weltkriegs, als die Gesellschaft zu existieren aufhörte.[10] Von 1932 bis 1935 stand der Berliner Lehrstuhlinhaber außerdem der *Deutschen Gesellschaft für Geschichte der Medizin, Naturwissenschaft und Technik* vor, was seine zentrale Rolle im Fach unterstreicht. Unter Diepgen, der zwischen 1932 und 1941 allein 14 Vorträge in der Berliner Gesellschaft hielt, verschob sich der Schwerpunkt endgültig

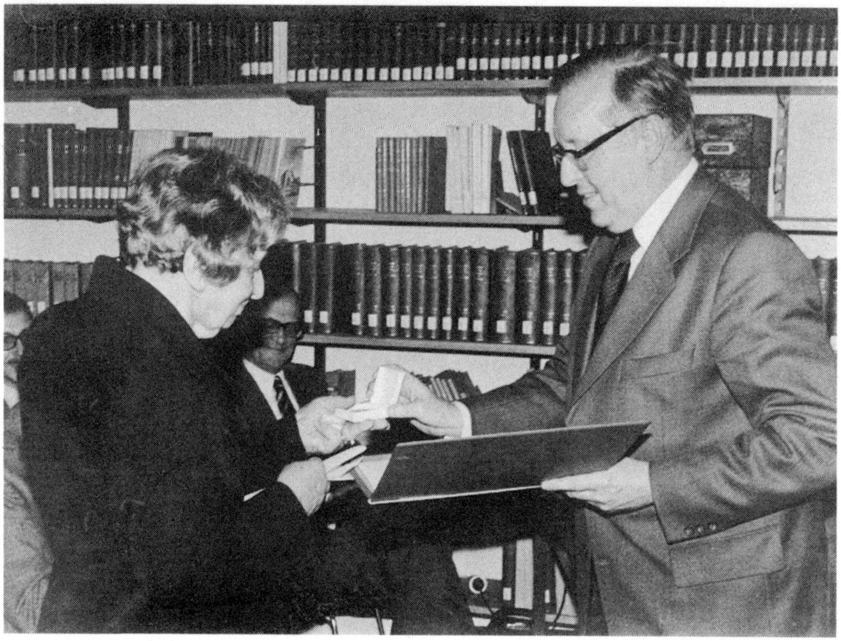

Manfred Stürzbecher überreicht Edith Heischkel-Artelt die Paul Diepgen-Medaille (4. Februar 1977)

in Richtung der Medizingeschichte, wobei sozialkritische Themen nun jedoch konsequent ausgeklammert wurden.[11] Gleichzeitig führte der Eintritt seiner Institutsmitarbeiter und einiger Studenten zu einer deutlichen Verjüngung der Gesellschaft.[12] Neben Nachwuchsforschern, wie etwa Diepgens Schüler Walter Artelt oder dem Psychiater und späteren Medizinhistoriker Werner Leibbrand, kamen auch international bekannte Kapazitäten wie der Berliner Chirurg August Bier oder der Freiburger Pathologe Ludwig Aschoff mit Vorträgen zu Wort. Im *Führer durch das medizinische Berlin* ist im Olympiajahr 1936 folgender Eintrag zur *Berliner Gesellschaft für Geschichte der Naturwissenschaft, Medizin und Technik e. V.* enthalten: »Sitzungen in der Regel einmal monatlich, am ersten Freitag eines jeden Monats (mit Ausnahme der akademischen Ferien) im Hörsaal des Hygienischen Instituts, Dorotheenstraße 28A. 1. Vorsitzender: Prof. Dr. med. et phil. P. Diepgen [...]. Schriftführer: Dr.-Ing. Friedrich Häßler, V.D.I.«[13]

Die Beziehungen zwischen der Berliner Gesellschaft und Diepgens Institut waren ausgesprochen eng. Der seit 1906 aufgebaute Buchbestand der Berliner Gesellschaft wurde 1933 in der neuen Institutsbibliothek untergebracht, deren Neuerwerbungen Diepgen im Gegenzug ausführlich auf den Mitgliederversammlungen vorstellte.[14] 1933 übernahm zudem sein Mitarbeiter Julius Schuster das Amt des stellvertretenden Vorsitzenden der Berliner Gesellschaft, einige Jahre später ging zusätzlich auch das Amt des Schriftführers an einen Assistenten des Instituts.

Was 1906 noch verworfen worden war, vollzogen 1934 die Nationalsozialisten. Die Berliner Gesellschaft erhielt im Rahmen einer erzwungenen Satzungsänderung zur Gleichschaltung aller wissenschaftlicher Vereine den Status einer Ortsgruppe der *Deutschen Gesellschaft für Geschichte der Medi-*

Exkursion der Berliner Gesellschaft für Geschichte der Medizin zur Tierarzneischule (2012)

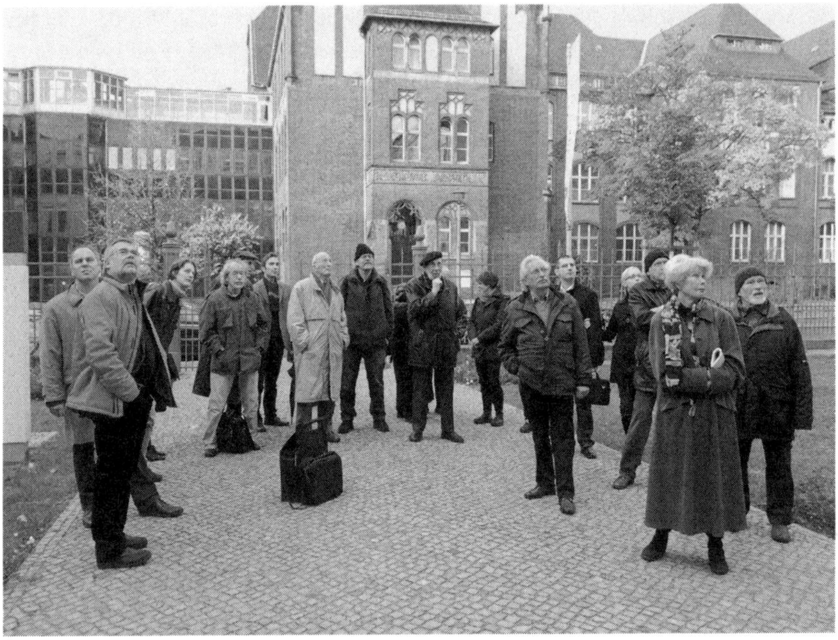

zin, Naturwissenschaft und Technik. Dem nun eingeführten »Führerprinzip« gemäß musste die Wahl des Vorsitzenden der Berliner vom Vorsitzenden der Deutschen Gesellschaft und dessen Wahl wiederum vom Reichsinnenminister bestätigt werden.[15] Alle übrigen Vorstandsmitglieder wurden fortan nicht mehr gewählt, sondern vom Vorsitzenden ernannt. Die Bestätigung durch das Reichsinnenministerium erhielt Diepgen 1934, was ihn zu einem regelrechten Treuebekenntnis gegenüber dem Regime veranlasste.[16] Einen sogenannten Arierparagrafen enthielt die neue Satzung nicht. Dennoch legte Diepgen jüdischen Mitgliedern den Austritt sowohl aus der Deutschen als auch aus der Berliner Fachgesellschaft nahe. Gleichzeitig bemühte er sich in Berlin um die Mitgliedschaft prominenter Parteigrößen und verschickte Einladungen unter anderem an den Arzt und Leiter des Rassenpolitischen Amtes Walter Groß.[17] 1944 kam die Tätigkeit der Gesellschaft kriegsbedingt vollständig zum Erliegen; Vorträge wurden nicht mehr gehalten und auch das Mitteilungsorgan hatte sein Erscheinen eingestellt.

In den ersten Nachkriegsjahren ruhte das Vereinsleben in der Viersektorenstadt Berlin nahezu vollständig und damit auch die Tätigkeit der Berliner Gesellschaft. Aufgrund des Verbots aller eingetragenen Vereine in der Sowjetischen Besatzungszone und späteren DDR sowie der mehrjährigen institutionellen Schwäche der Medizingeschichte in beiden Teilen Berlins war an eine Neugründung lange Zeit nicht zu denken. 1954 erfolgte die offizielle Löschung der *Berliner Gesellschaft für Geschichte der Naturwissenschaft, Medizin und Technik e. V.* durch das Amtsgericht Charlottenburg.[18] Erst 1960 bildete sich im Westteil der Stadt unter Federführung des im selben Jahr für Medizingeschichte habilitierten Röntgenologen Heinz Goerke eine Initiative zur Reaktivierung der

Berliner Gesellschaft. Noch bevor er den Ruf auf den Lehrstuhl für Geschichte der Medizin an der Freien Universität Berlin erhielt, gelang Goerke 1961 die Wiederbegründung der Vereinigung, nun als *Berliner Gesellschaft für Geschichte der Medizin* firmierend. Auf der ersten ordentlichen Hauptversammlung am 17. Februar 1961 wurden eine neue Satzung verabschiedet und ein neuer Vorstand gewählt: Goerke als Vorsitzender, der Internist Wolfgang Kloppe als sein Stellvertreter, Heinz Müller-Dietz, Mitarbeiter am Osteuropa-Institut der Freien Universität, als Schriftführer und der Apotheker Joachim Fechner als Schatzmeister. Zwei Monate nach ihrer Wiedergründung gehörten der Gesellschaft bereits knapp 50 Mitglieder an.[19] Bewusst stellte sich der Vorstand in die Tradition Diepgens, der von den Mitgliedern einstimmig zum Ehrenvorsitzenden gewählt wurde.[20] Diese Entscheidung mutet aus heutiger Sicht trotz mancher Verdienste Diepgens nicht unproblematisch an.

Auf Goerke, der 1969 nach München berufen worden war, folgten Manfred Stürzbecher, Rolf Winau und Volker Hess (seit 2004) als Vorsitzende – die beiden Letzteren in ihrer Eigenschaft als Direktoren des medizinhistorischen Instituts der Freien Universität bzw. der Charité – Universitätsmedizin Berlin. Die Zahl der Mitglieder liegt gegenwärtig weiterhin bei etwa 50. Mitgliederversammlungen und wissenschaftliche Kolloquien finden halbjährlich statt. Die Rekonstruktion der jüngeren Geschichte der *Berliner Gesellschaft für Geschichte der Medizin* ist angesichts einer lückenhaften Überlieferung schwierig und bedürfte einer gesonderten Darstellung.[21] Da sich in den Aktivitäten der Gesellschaft stets auch das wissenschaftliche Leben und die Medizin in Berlin widerspiegeln, wäre dies eine durchaus lohnende Aufgabe.

Anmerkungen

1 Vgl. Rolf Winau, Deutsche Gesellschaft für Geschichte der Medizin, Naturwissenschaft und Technik 1901-1976, Wiesbaden 1978. Siehe auch Andreas Frewer/Yvonne Steif, Personen, Netzwerke und Institutionen: Zur Gründung der *Deutschen Gesellschaft für Geschichte der Medizin und Naturwissenschaften*, in: Sudhoffs Archiv 87 (2003), S. 180-194.

2 Vgl. hierzu und im Folgenden den Bericht Diergarts in: Mitteilungen zur Geschichte der Medizin und der Naturwissenschaften 5 (1906), S. 422f.

3 Das nach dem Chemiker August Wilhelm von Hofmann benannte und 1900 eingeweihte Gebäude befand sich in der Sigismundstraße 4 im Bezirk Tiergarten und ist im Zweiten Weltkrieg zerstört worden.

4 Das Gründungsfieber hielt unterdessen an und führte 1911 zur Konstituierung der *Rheinischen Gesellschaft für Geschichte der Naturwissenschaft, Medizin und Technik*. Auch hier war Diergart, der Berlin 1909 verließ, entscheidend beteiligt.

5 1907 waren mehr als die Hälfte der Mitglieder Naturwissenschaftler. Vgl. den Bericht Diergarts in: Mitteilungen zur Geschichte der Medizin und der Naturwissenschaften 6 (1907), S. 349.

6 Vgl. die Auflistung aller Vorträge bei Klaus Schum, Die Berliner Gesellschaft für Geschichte der Naturwissenschaften und Medizin von 1906–1944, Diss. med. dent. Berlin (FU) 1967, S. 107–131.

7 Trotz der Unruhen und Straßenkämpfe in Berlin tagte die Gesellschaft auch im Winter 1918/19 in fast monatlichen Abständen.

8 Vgl. Schum (wie Anm. 6), S. 21. Für eine chronologische Abfolge der Vorstandsmitglieder siehe ebd., S. 10.

9 Vgl. Institutsbericht Diepgens vom 26.5.1933, Bundesarchiv Berlin, R 4901/1470, Bl. 248 sowie Schum (wie Anm. 6), S. 16f.

10 »... durch Personalunion gewann das Institut Einfluss auf die ›Berliner Gesellschaft für Geschichte der Naturwissenschaft, Medizin und Technik[‹], am 8. Januar 1932 wurde der Unterzeichnete zum ersten Vorsitzenden [...] dieser Gesellschaft gewählt.« Institutsbericht Diepgens (wie Anm. 9), ebd.

11 Vgl. Thomas Jaehn, Der Medizinhistoriker Paul Diepgen (1878–1966). Eine Untersuchung zu methodologischen, historiographischen und zeitgeschichtlichen Problemen und Einflüssen im Werk Paul Diepgens unter besonderer Berücksichtigung seiner persönlichen Rolle in Lehre, Wissenschaftspolitik und Wissenschaftsorganisation während des Dritten Reiches, Diss. med. Berlin (HU) 1991, S. 130 f.

12 Vgl. Walter Artelt, Die Berliner Gesellschaft für Geschichte der Naturwissenschaft, Medizin und Technik in den dreißiger Jahren. Ein Rückblick, in: Forschung – Praxis – Fortbildung 17 (1966), S. 543 f.

13 Führer durch das Medizinische Berlin, Frühjahr 1936, hrsg. von der Berliner Akademie für ärztliche Fortbildung, Berlin/München 1936, S. 90.

14 Vgl. Schum (wie Anm. 6), S. 19 sowie Otto Ohmann, Bericht über das Jahr 1938 (233.–239. Sitzung), in: Mitteilungen zur Geschichte der Medizin, der Naturwissenschaften und der Technik 38 (1939), S. 346.

15 Vgl. Schum (wie Anm. 6), S. 17. Da Diepgen seit 1932 sowohl der Berliner als auch der Deutschen Gesellschaft präsidierte, hatte er sich selbst im Amt zu bestätigen.

16 Vgl. Mitteilungen zur Geschichte der Medizin, der Naturwissenschaften und der Technik 33 (1934), S. 190.

17 Vgl. Jaehn (wie Anm. 11), S. 124 f. und 131.

18 Vgl. Schum (wie Anm. 6), S. 20.

19 Vgl. Heinz Goerke, Am Puls der Medizin. Arzt im 20. Jahrhundert, Hildesheim [u. a.] 1996, S. 183.

20 Nachrichtenblatt der Deutschen Gesellschaft für Geschichte der Medizin, Naturwissenschaft und Technik, Nr. 17 (Mai 1961), S. 10 f.

21 Vgl. Manfred Stürzbecher, Berliner Gesellschaft für Geschichte der Medizin 1906-2006, in: Berliner Ärzte 7/2008, S. 21.

ANHANG

Mitarbeiter

Akademische Mitarbeiter (nicht drittmittelfinanziert)

	seit	*bis*
Prof. Dr. Gerhard Baader	01.01.1967	1993
PD Dr. Thomas Beddies	01.09.2003	aktuell
Prof. Dr. Johanna Bleker	01.09.1978	01.10.2004
Dr. Cornelius Borck	2001	2002
PD Dr. Eva Brinkschulte	01.03.1986	15.04.2003
Dr. Florian Bruns	01.04.2012	aktuell
Dr. Susanne Doetz	15.09.2007	30.9.2013
Timo Drewes	01.05.2004	31.09.2006
Alexander Friedland	01.04.2010	aktuell
Dr. Eberhard Göbel	01.05.1986	31.12.1996
Dr. Rainer Herrn	15.11.2012	aktuell
Prof. Dr. Volker Hess	01.10.1992 (Antritt der Professur: 17.06.2003)	aktuell
Dr. Matthias Hoheisel	01.04.2011	31.12.2012
Dr. Michael Hubenstorf	01.05.1984	1998
Dr. Marion Hulverscheidt	16.04.2008	31.03.2011
Prof. Dr. Guido Jüttner	01.06.1973	30.09.2003
Dr. Roland Kipke	01.11.2005	31.08.2009

Dr. Anja Laukötter	15.05.2008	31.03.2010
Lisa Malich	01.04.2012	aktuell
Benjamin Marcus	01.11.2005	30.04.2009
Dr. Ilona Marz	1986	29.02.2008
Dr. Thomas Müller	01.09.1998	31.08.2003
Philipp Osten	01.11.2001	28.02.2003
Dr. Udo Schagen	01.03.1986	30.09.2004
PD Dr. Sabine Schleiermacher	01.01.1999	aktuell
Martina Schlünder	01.04.2004	31.12.2005
Prof. Dr. Peter Schneck	01.02.1990	31.03.2002
Prof. Dr. Rolf Winau	15.10.1976	31.03.2005

Sonstige Mitarbeiter

Jutta Buchin	15.04.1985	30.04.2013
Ingrid Hasel	01.09.1994	30.06.2006
Klaus von Fleischbein-Brinkschulte	01.04.1989	aktuell
Almuth Kliesch	01.11.1969	28.02.2008
Regina Lepa	01.07.1999/01.10.2001	25.07.2004
Dagmar Rahim	01.10.2005	05.03.2006
Birgit Sander	01.10.1988	31.01.2006
Melanie Scholz	01.08.2008	aktuell
Vera Seehausen	01.08.2000	aktuell
Sabine Selle	07.01.1994	31.12.2013
Stefanie Voth	15.12.2006	aktuell

Dissertationen und Habilitationen an den medizinhistorischen Instituten von HU und FU seit 1990

Zusammengestellt von Melanie Scholz

Dissertationen[1]

1990

Balschbach, Eva: Frauen in der Zahnheilkunde Deutschlands mit besonderer Berücksichtigung der standes- und bildungspolitischen Situation zur Zeit ihrer Zulassung zum Hochschulstudium um 1900, Diss. med. dent. FU Berlin 1990 (Bleker).

Beck, Herta: Leistung und Volksgemeinschaft: der Sportarzt und Sozialhygieniker Hans Hoske (1900–1970), Diss. med. FU Berlin 1990 (Baader).

Czarnowski, Gabriele: Ehe- und Sexualpolitik im Nationalsozialismus, Diss. phil. FU Berlin 1990 (Baader).

Krings, Carolin: Jànos Plesch: aus seinem Leben und medizinischen Wirken, Diss. med. FU Berlin 1990 (Winau).

Lennig, Petra: Gustav Theodor Fechner. Biographisch-ideengeschichtliche Studie zur Rolle der Fechnerschen Philosophie bei der Entstehung der Psychophysik, Diss. phil. HU Berlin 1990 (Harig).

Schindler, Thomas-Peter: Psychiatrie im Wilhelminischen Deutschland im Spiegel der Verhandlungen des »Vereins der deutschen Irrenärzte« (ab 1903: »Deutscher Verein für Psychiatrie«) von 1891–1914, Diss. med. FU Berlin 1990 (Baader).

Tashiro, Elke: Venerologische Versuche am Menschen zwischen Fortschritt und Moral, Diss. med. FU Berlin 1990 (Winau).

Wollschläger, Peter: Kampfstofforschung und ärztliches Gewissen: Der Beitrag der Medizin zur chemischen Kriegsführung 1914–1933, Diss. med. FU Berlin 1990 (Bleker).

1991

Bandow-Gebauer, Rita: Untersuchungen zur Mortalität der Berliner St. Petri Gemeinde von 1725 bis 1750, Diss. med. FU Berlin 1991 (Winau).

Bothe, Detlef: Neue deutsche Heilkunde: 1933–1945; dargestellt anhand der Zeitschrift »Hippokrates« und der Entwicklung der volksheilkundlichen Laienbewegung, Diss. med. FU Berlin 1991 (Baader).

Burkhart, Elisabeth: Ludwig Meyer (1827–1900) – Leben und Werk: ein Vertreter der deutschen Psychiatrie auf ihrem Weg zur medizinisch-naturwissen-

schaftlichen Fachdisziplin, Diss. med. FU Berlin 1991 (Baader, Schmiedebach).
Eljaschewitsch, Josef M.: Schüler und Freunde Max von Pettenkofers im Russischen Reich, Diss. med. FU Berlin 1991 (Winau, Müller-Dietz).
Goldmann, Hanns-Robert: Franz Hübotter (1881–1967): Ein Berliner Arzt zwischen Ost und West, Diss. med. FU Berlin 1991 (Winau).
Jaehn, Thomas: Der Medizinhistoriker Paul Diepgen (1878–1966): eine Untersuchung zu methodologischen, historiographischen und zeitgeschichtlichen Problemen und Einflüssen im Werk Paul Diepgens unter besonderer Berücksichtigung seiner persönlichen Rolle in Lehre, Wissenschaftspolitik und Wissenschaftsorganisation während des Dritten Reiches, Diss. med. HU Berlin 1991 (Nabielek).
Jasper, Hinrich: Maximinian de Crinis: (1889–1945): eine Studie zur Psychiatrie im Nationalsozialismus, Diss. med. FU Berlin 1991 (Baader).
Jerns, Gerd Udo: Die neurologisch-psychiatrischen Vorträge in der Abteilung für Neurologie und Psychiatrie der Gesellschaft Deutscher Naturforscher und Ärzte von 1886 bis 1913, Diss. med. FU Berlin 1991 (Baader).
Kern, Martin: Entstehung und Entwicklung des Krankheitsbegriffes der arteriellen Hypertonie mit einer kurzen Darstellung der Entwicklung von Blutdruckmeßapparaten und Blutdruckmessung, Diss. med. FU Berlin 1991 (Winau).
Ridder, Michael de: Heroin: die Geschichte einer pharmazeutischen Spezialität, Diss. med. FU Berlin 1991 (Winau).
Salaks, Juris: J. Ch. v. Loders Krankenanstalten in Russland, Diss. med. FU Berlin 1991 (Winau, Müller-Dietz).
Seebacher, Marieluise: Der Neubau der Charité um die Jahrhundertwende auf dem Charité-Hauptgrundstück: die Vorbereitungen und Ausführungen in den Jahren 1888 bis 1916, Diss. med. HU Berlin 1991 (Nabielek, Harig).
Wagner, Ina: Die gewerbehygienische Diskussion während der Weimarer Republik auf dem Weg zur 1. Berufskrankheitenverordnung von 1925 unter besonderer Berücksichtigung der gewerblichen Bleischädigung, Diss. med. FU Berlin 1991 (Baader).
Ziegeler, Beate: Kassenärztinnen in Berlin, 1893–1935, Diss. med. FU Berlin 1991 (Bleker).

1992

Ahlemeier, Heinrich: Dr. med. Paul Dahlke: Leben und Werk, Diss. med. FU Berlin 1992 (Winau).
Bangen, Hans C.: Zur Geschichte der medikamentösen Therapie der Schizophrenie, Diss. med. FU Berlin 1992 (Winau).
Brumme, Martin Fritz: Lebenswege eines wilhelminischen Bürgers: biographische und anatomiegeschichtliche Untersuchungen zu Reinhold Schmaltz (1860–1945), Diss. med. vet. FU Berlin 1992 (Winau).

Dercken, Hans-Georg: Zur Entwicklung der I. Medizinischen Klinik im Krankenhaus Westend in der Ära Professor Friedrich Umber, Diss. med. FU Berlin 1992 (Winau).
Eckelmann, Christine: Ärztinnen in der Weimarer Zeit und im Nationalsozialismus. Eine Untersuchung über den Bund Deutscher Ärztinnen, Diss. med. FU Berlin 1992 (Bleker).
Hess, Volker: Von der semiotischen zur diagnostischen Medizin. Die Entstehung der klinischen Methode zwischen 1750 und 1850, Diss. med. FU Berlin 1992 (Bleker).
Höfler-Waag, Martin: Die Arbeits- und Leistungsmedizin im Nationalsozialismus von 1939–1945, Diss. med. FU Berlin 1992 (Baader).
Hubenstorf, Michael: Die Genese der Sozialen Medizin als universitäres Lehrfach in Österreich bis 1914: ein Beitrag zum Problem der Disziplinbildung und wissenschaftlichen Innovation, Diss. med. FU Berlin 1992 (Baader).
Liman-Bolley, Irmtraut: Johann Spielmann (1820–1882): ein Vorkämpfer für eine humane Psychiatrie um die Mitte des 19. Jahrhunderts, Diss. med. FU Berlin 1992 (Baader).
Müller, Thomas: Über die Anfänge der klinischen Chemie an der Berliner Universität (1810–1813) – Georg Carl Ludwig Sigwart (1784–1864) als Pionier einer neuen Wissenschaftsdisziplin, Diss. med. HU Berlin 1992 (Schneck).
Münch, Ragnhild: Öffentliches Gesundheitswesen und soziale Fürsorge in Berlin zwischen staatlicher Repression und Reformkonzepten: 18. und 19. Jahrhundert, Diss. phil. FU Berlin 1992 (Baader).
Münstermann, Claus: Medizinische Ausbildung und Zahnmedizin an der Berliner Universität 1811–1920: eine Personen- und themenbezogene Analyse der Dissertationen mit zahnmedizinischer Thematik vor Einführung des Dr. med. dent., Diss. med. dent. FU Berlin 1992 (Bleker).
Nischwitz, Anne: Carl von Eicken und sein Einfluß auf die Entwicklung der Hals-Nasen-Ohrenheilkunde an der Charité zu Berlin, Diss. med. HU Berlin 1992 (Schneck).
Scholz-Janotte, Ingrid: Albert Fraenkel (1848–1916) – Arzt und Wissenschaftler in Berlin, Diss. med. HU Berlin 1992 (Schneck).
Stöckel, Sigrid: Säuglingsfürsorge zwischen sozialer Hygiene und Eugenik: das Beispiel Berlins im Kaiserreich und in der Weimarer Republik, Diss. phil. FU Berlin 1992 (Baader).
Wolff, Christian: Die deutschen Irrenwärter im 19. Jahrhundert, Diss. med. FU Berlin 1992 (Baader, Schmiedebach).

1993

Caspar, Bernd: Carl Gebhardt: 1833–1902, Diss. med. HU Berlin 1993 (Schneck).
Laws, Michael: Das Wirken des Ordinarius für Physikalische Therapie Paul Vogler (1899–1969) am »Institut für natürliche Heil- und Lebensweisen« der Berliner Medizinischen Fakultät, Diss. med. HU Berlin 1993 (Schneck).

1994

Albrecht, Lutz: Das Zusammenwirken von Militärmedizinalwesen und öffentlichem Gesundheitsdienst im Grossherzogtum Mecklenburg-Schwerin von 1870 bis 1918, Diss. med. HU Berlin 1994 (Schneck).

Ansorge, Maralde: Maximilian Jacobi (1775–1858) : Aspekte eines Verhältnisses zwischen philosophisch-religiöser Überzeugung, empirischer Beobachtung und somatischer Psychiatrie in der ersten Hälfte des 19. Jahrhunderts, Diss. med. FU Berlin 1994 (Baader).

Creutziger, Andreas: Die Entwicklung der operativen Urologie im Spiegel der Zeitschrift für Urologie (Leipzig) in den Jahren 1947–1990, Diss. med. HU Berlin 1994 (Schneck).

Dinter, Andreas: Die Seuchen im Berlin der Nachkriegszeit 1945–1949, Diss. med. FU Berlin 1994 (Winau).

Fleckner, Uta: Emanuel Mendel (1839–1907): Leben und Werk eines Psychiaters im Deutschland der Jahrhundertwende, Diss. med. FU Berlin 1994 (Baader, Schmiedebach).

Franke, Henrik: Moritz Traube: (1826–1894): Leben und Wirken des universellen Privatgelehrten und Wegbereiters der physiologischen Chemie, Diss. med. HU Berlin 1994 (Schneck).

Fuhrmann, Maud: Die Berliner Universitäts-Augenklinik in der Ziegelstrasse in den Jahren 1881 bis 1933, Diss. med. HU Berlin 1994 (Schneck).

Gadebusch Bondio, Mariacarla: Die Rezeption der kriminalanthropologischen Theorien von Cesare Lombroso in Deutschland von 1880–1914, Diss. phil. FU Berlin 1994 (Baader).

Gülick, Bernhard van: Die Geschichte des »Psychiatrischen Vereins der Rheinprovinz« 1867–1930, Diss. med. FU Berlin 1994 (Baader, Schmiedebach).

Handrock, Anke: Untersuchung über die Ergebnisse von Abschlußprüfungen von Zahnarzthelferinnen in Abhängigkeit von den Ergebnissen der Zwischenprüfungen und von der schulischen Allgemeinbildung, Diss. med. dent. FU Berlin 1994 (Bleker, Schagen).

Hoesch, Kristin: Die Klinik und Poliklinik weiblicher Ärzte für Frauen in Berlin von 1877–1914. Nebst einem Anhang über die Approbationsbemühungen deutscher Ärztinnen bis 1900, Diss. med. FU Berlin 1994 (Bleker).

Kazimirski, Jan: Private Augenkliniken in Berlin und die Augenheilkunde an der Charité von 1800 bis 1881, Diss. med. HU Berlin 1994 (Nabielek).

Köhn, Michael: Das Schicksal von »nichtarischen« und politisch mißliebigen Zahnärztinnen und Zahnärzten in Berlin 1933–1945, Diss. med. dent. FU Berlin 1994 (Bleker).

Krause, Justus: Gustav von Bergmann (1878–1955): eine Ergobiographie, Diss. med. HU Berlin 1994 (Schneck).

Lucas-Langenohl, Hermann: Hermann Senator: wissenschaftliches Werk und klinische Tätigkeit, Diss. med. FU Berlin 1994 (Winau).

Makowski, Christine Charlotte: Eugenik, Sterilisationspolitik, »Euthanasie« und Bevölkerungspolitik in der nationalsozialistischen Parteipresse, Diss. med. FU Berlin 1994 (Baader).

Schabel, Elmer: Soziale Hygiene zwischen sozialer Reform und sozialer Biologie: Fritz Rott (1878–1959) und die Säuglingsfürsorge in Deutschland, Diss. med. FU Berlin 1994 (Baader).

1995

Baule, Claudia: Ernst Haase (1894–1961): Neurologe, Psychotherapeut, Sozialmediziner: sein Leben und Werk, Diss. med. FU Berlin 1995 (Winau).

Burchardt, Anja: Studentinnen an der Medizinischen Fakultät der Berliner Friedrich-Wilhelms-Universität 1896–1918, Diss. med. FU Berlin 1995 (Bleker).

Dierse, Barbara: Carl Westphal: (1833–1890): Leben und Werk. Vertreter einer deutschen naturwissenschaftlich orientierten Universitätspsychiatrie im 19. Jahrhundert, Diss. med. Universität Greifswald 1995 (Baader, Schmiedebach).

Gerlach, Almut: Die Gaumendefekttherapie: Mittel und Methoden der Berliner Chirurgen und Zahnärzte im Zeitraum von 1800 bis 1930, Diss. med. dent. HU Berlin 1995 (Marz, Schneck).

Held, Iris: Das Hausarzneibuch in der Neuzeit: Naturheilkunde und Selbstmedikation, Diss. pharm. FU Berlin 1995 (Winau, Jüttner).

Noack, Bettina; Noack, Knut: Sterblichkeit und Todesursachen in der katholischen Kirchgemeinde Schirgiswalde (Oberlausitz) 1784–1845, Diss. med. HU Berlin 1995 (Schneck, Lammel).

Reckenfelderbäumer, Alfred: Die Geschichte des Magenmedikamentes Wismut, Diss. med. FU Berlin 1995 (Winau).

Schottdorf, Gertraud: Arbeits- und Leistungsmedizin in der Weimarer Republik, Diss. med. FU Berlin 1995 (Baader).

1996

Antonioli, Mathias: Tötung auf Verlangen: eine Untersuchung zum Thema der aktiven Euthanasie, Diss. med. FU Berlin 1996 (Winau).

Brinkschulte, Eva: Krankenhaus und Krankenkasse. Soziale und ökonomische Faktoren der Entstehung des modernen Krankenhauses im späten 18. und frühen 19. Jahrhundert. Die Beispiele Würzburg und Bamberg, Diss. phil. FU Berlin 1996 (Volkmann, Bleker).

Hall, Frank: Psychopharmaka – ihre Entwicklung und klinische Erprobung: zur Geschichte der deutschen Pharmakopsychiatrie von 1844 bis 1952, Diss. med. FU Berlin 1996 (Jüttner, Schmiedebach).

Lösch, Niels C.: Rasse als Konstrukt: Leben und Werk Eugen Fischers, Diss. phil. FU Berlin 1996 (Winau).

Mohme, Wiebke: Der Eintritt der Frauen in den Arztberuf im Spiegel der Zeitschrift »Die Medizinische Reform« 1893–1918, Diss. med. FU Berlin 1996 (Bleker).

Schleiermacher, Sabine: Sozialethik im Spannungsfeld von Sozial- und Rassenhygiene: der Mediziner Hans Harmsen im Centralausschuß für die Innere Mission, Diss. rer. medic. FU Berlin 1996 (Baader).
Schmierer, Klaus: Medizingeschichte und Politik: Karrieren des Fritz Lejeune in der Weimarer Republik und im Nationalsozialismus, Diss. med. FU Berlin 1996 (Baader, Schmiedebach).
Schnierer, Sabine: Verwahrt, verlegt, vergessen. Die Einbeziehung der Landes-Siechenanstalt Hoym in das »Euthanasie«-Programm des Nationalsozialismus, Diss. med. dent. FU Berlin 1996 (Bleker).
Sielaff, Ulrike; Wasmuth, Arne: Retrospektive Analyse des Sektionsgeschehens an der Charité während der Jahre 1940 bis 1949, Diss. med. HU Berlin 1996 (Meyer, Schneck).
Weber-Jasper, Elisabeth: Wilhelm Weygandt: (1870–1939) ; Psychiatrie zwischen erkenntnistheoretischem Idealismus und Rassenhygiene, Diss. med. FU Berlin 1996 (Baader, Schmiedebach).
Wohlgemuth, Guido: Das Diakonissenkrankenhaus Bethanien in Berlin-Kreuzberg (1847–1970), Diss. med. FU Berlin 1996 (Winau, Jüttner).

1997

Antoni, Christine: Sozialhygiene und Public Health: Franz Goldmann (1895–1970), Diss. med. FU Berlin 1997 (Baader).
Bartsch, Kerstin: Die Geschichte des Impfunterrichts an der Universität Greifswald seit dem Erlaß des Reichsimpfgesetzes vom 8. April 1874, Diss. med. HU Berlin 1997 (Schneck).
Ferdinand, Ursula: Das Malthusische Erbe: Entwicklungsstränge der Bevölkerungstheorie im 19. Jahrhundert und deren Einfluß auf die radikale Frauenbewegung in Deutschland, Diss. phil. FU Berlin 1997 (Rott, Baader).
Freiberg, Reinhard: »Der Charité-Boykott im Jahre 1893 in Berlin«: eine medizinhistorische Studie über Auswirkungen der Arbeitersozialreformen der 80er und 90er Jahre des 19. Jahrhunderts, Diss. med. dent. HU Berlin 1997 (Nabielek, Schneck).
Graffmann-Weschke, Katharina: Lydia Rabinowitsch-Kempner (1871–1935). Leben und Werk einer der führenden Persönlichkeiten der Tuberkuloseforschung am Anfang des 20. Jahrhunderts, Diss. med. FU Berlin 1997 (Bleker).
Grosse, Pascal: Eugenik und Kolonialismus: zum Verhältnis von Wissenschaft und Gesellschaftspolitik im Kaiserreich, 1885–1914, Diss. med. FU Berlin 1997 (Winau).
Heinrich, Jörg: Johann Theodor Eller: ein bedeutender Arzt, Wissenschaftler und Medizinalbeamter in Brandenburg-Preußen in der ersten Hälfte des 18. Jahrhunderts, Diss. med. dent. HU Berlin 1997 (Schneck, Lammel).
Holtkamp, Martin: Werner Villinger (1887–1961): die Kontinuität des Minderwertigkeitsgedankens in der Jugend- und Sozialpsychiatrie, Diss. med. FU Berlin 1997 (Baader).

Kretschmar, Heike: Zur Praxis der Geburtenpolitik und des Schwangerschaftsabbruchs in der Zeit des Nationalsozialismus in Deutschland von 1933 bis 1945, Diss. med. dent. HU Berlin 1997 (Schneck).
Maitra, Robert T.: »... wer imstande und gewillt ist, dem Staate mit Höchstleistungen zu dienen!«: Hans Reiter und der Wandel der Gesundheitskonzeption im Spiegel der Lehr- und Handbücher der Hygiene zwischen 1920 und 1960, Diss. med. FU Berlin 1997 (Baader).
Opitz, Norfried: Untersuchung über die Todesursachen der Verstorbenen aus dem Jüdischen Krankenhaus zu Berlin für die Jahre von 1935 bis 1945, Diss. med. FU Berlin 1997 (Winau).
Schetelig, Johannes: Beurteilung der Palliativstation Spandau aus der Perspektive von Patientinnen und Patienten, Diss. med. FU Berlin 1997 (Winau).
Schulze, Erik-Delf: Zur Geschichte der Hautklinik an der Berliner Charité unter besonderer Berücksichtigung des Wirkens ihrer Direktoren, Diss. med. HU Berlin 1997 (Schneck).
Weder, Heinrich: Sozialhygiene und pragmatische Gesundheitspolitik in der Weimarer Republik am Beispiel des Sozial- und Gewerbehygienikers Benno Chajes (1880–1938), Diss. med. FU Berlin 1997 (Baader).

1998

Bühler, Gero: Medizinstudium und Studienreform in der SBZ und in der DDR (1945–1990), Diss. med. Universität Leipzig 1998 (Thom, Schagen, Winau).
El-Hage, Mouhamed: Die Medizin der Imame (Tibb al-a‹imma): ein Werk religiöser Medizin aus dem 10. Jahrhundert der Gebrüder Abu Itab Abdallah und al-Husain bin Bistam bin Sabur az-Zayyat, Diss. med. HU Berlin 1998 (Nabielek, Schneck).
Frewer, Andreas: Ethik in der Medizin in Weimarer Republik und Nationalsozialismus: Emil Abderhalden und die Zeitschrift »Ethik«, Diss. med. FU Berlin 1998 (Winau).
Friedrich, Ulrike: Die Außenstelle des KWI für Biophysik (Frankfurt/Main) im Radonbad Oberschlema (Sachsen): Untersuchungen zum Nutzen und Schaden der Radium-Emanation, Diss. med. FU Berlin 1998 (Baader).
Grzelkowski, Elke Rita: Friedrich Carl Ferdinand Busch (1844–1916): der erste Direktor des Zahnärztlichen Institutes der Friedrich-Wilhelms-Universität zu Berlin, Diss. med. dent. HU Berlin 1998 (Marz, Schneck).
Haubold, Rüdiger: Der Charité-Direktor Carl Alexander Ferdinand Kluge (1782–1844): Geburtshelfer, Venerologe und Chirurg in Berlin, Diss. med. HU Berlin 1998 (Schneck).
Heermann, Bettina: Realität und medizinische Wahrnehmung von Frauenarbeit im frühen 20. Jahrhundert. Eine Untersuchung anhand von Beiträgen in Max Hirschs »Archiv für Frauenkunde« 1914–1933, Diss. med. FU Berlin 1998 (Bleker).
Herbig, Eva-Sabine: Die Mortalität in der Berliner St. Petri-Gemeinde in den Jahren 1776–1800, Diss. med. FU Berlin 1998 (Winau).

Kesten, Anja Caroline: Die Entwicklung klinischer Disziplinen in der Veterinärmedizin: eine vergleichende Studie der tierärztlichen Bildungsstätten Berlin und Hannover (1778–1900), Diss. med. vet. FU Berlin 1998 (Winau).

Kühne, Hendrik: Die Entwicklung der Allgemeinnarkose an der Charité und den Berliner Universitätskliniken im 19. Jahrhundert, Diss. med. HU Berlin 1998 (Schneck).

Lindner, Martin: Die Pathologie der Person: Friedrich Kraus' Neubestimmung des Organismus am Beginn des 20. Jahrhunderts, Diss. med. FU Berlin 1998 (Winau).

Ludwig, Svenja: Agnes Bluhm (1862–1943). Briefe an Alfred Ploetz (1860–1940) aus den Jahren 1901–1938, Diss. med. FU Berlin 1998 (Bleker).

Schilter, Thomas: Die »Euthanasie«-Tötungsanstalt Pirna-Sonnenstein 1940/41: ein Beitrag zur Geschichte der Psychiatrie im Nationalsozialismus, Diss. med. HU Berlin 1997 (Schneck).

Steinberg, Kirsten: Akademische Preisaufgaben der Medizinischen Fakultät der Friedrich-Wilhelms-Universität zu Berlin im Zeitraum von 1886 bis 1916, Diss. med. dent. HU Berlin 1998 (Marz, Schneck).

1999

Charbel-Issa, Miriam: Karl Adolf Passow (1859–1926) und die Berliner Hals-Nasen-Ohrenheilkunde, Diss. med. HU Berlin 1999 (Schneck).

Dalizda, Astrid; Edler, Daniela: Geschlechtsstereotypien in der Medizindidaktik. Ein Ost-West-Vergleich, Diss. med. FU Berlin 1999 (Bleker).

Ishaq, Ibtisam: Zur Mund- und Zahnhygiene im arabisch-islamischen Mittelalter unter besonderer Berücksichtigung der Prophetenmedizin, Diss. med. dent. HU Berlin 1999 (Nabielek).

Kiessling, Claudia Sybille: Dr. med. Hellmuth Unger: (1891–1953): Dichterarzt und ärztlicher Pressepolitiker in der Weimarer Republik und im Nationalsozialismus, Diss. med. FU Berlin 1999 (Baader).

Kirchner, Gerrit: Der Berliner jüdische Kinderarzt Professor Hugo Neumann (1858–1912) und sein Beitrag zur sozialen Pädiatrie, Diss. med. HU Berlin 1999 (Schneck).

Naser, Gerhard: Die Ärzte in eigener Praxis in der Sowjetischen Besatzungszone und in der DDR bis 1961, Diss. med. FU Berlin 1999 (Winau, Schagen).

Reckewerth, Ulf: »Rein verhungern kannst...« Planung und Errichtung des Rudolf Virchow-Krankenhaus in den Debatten des Berliner Magistrats, Diss. med. FU Berlin 1999 (Winau, Brinkschulte).

Schmitt, Andreas: »Leuchten wir mal hinein...« Das Waldhaus Charlottenburg in Sommerfeld/Osthavelland 1905–1945. Ein Stück Berliner Tuberkulosemedizin, Diss. med. FU Berlin 1999 (Brinkschulte, Winau).

Schöpf, Reinhard: Wilhelm Baum (1799–1883): Professor für Chirurgie in Greifswald und Göttingen, Diss. med. HU Berlin 1999 (Schneck).

Schütz, Horst: Vom Nutzen der Volksgesundheit: Entwicklung und Kontinuität sozialhygienischer Anschauungen am Beispiel von Prof. Carl Coerper, Diss. med. FU Berlin 1999 (Baader, Schleiermacher).

Schwoch, Rebecca: Ärztliche Standespolitik im Nationalsozialismus: Julius Hadrich und Karl Haedenkamp als Beispiele, Diss. phil. FU Berlin 1999 (Baader, Winau).

Stein, Andreas: Leopold Alkan (1877–1933): sein Leben und Werk und die Psychosomatik, Diss. med. FU Berlin 1999 (Baader).

Trakis, Michael: Die Schulzahnpflege in Berlin bis 1920, Diss. med. dent. HU Berlin 1998 (Marz, Schneck).

Woeste, Peter: Das Krankenhaus Oranienbaum (Sachsen-Anhalt): von der Gründung 1906 als Kinderheilstätte, dann Lungenheilstätte bis zum heutigen internistischen Versorgungskrankenhaus; unter besonderer Berücksichtigung des »Vereins zur Bekämpfung der Schwindsucht der Provinz Sachsen und dem Herzogtum Anhalt« und des »Deutschen Zentralkomitees zur Bekämpfung der Tuberkulose«, Diss. med. FU Berlin 1999 (Winau, Jüttner).

2000

Bischoff, Bianca; Stetter, Heike: Mortalität und Todesursachen im Landkreis Luckau im Zeitraum 1802–1939, Diss. med. FU Berlin 2000 (Winau).

Borschel, Gabriele: Tollwutbekämpfung im 19. und 20. Jahrhundert, Beispiel Berlin, Diss. med. FU Berlin 2000 (Winau).

Buschow, René: Berliner Patente mit zahnmedizinischer Thematik seit der Gründung des Reichspatentamtes im Jahre 1877 bis 1914, Diss. med. dent. HU Berlin 2000 (Schneck, Marz).

Eichhorst, Thomas: Vom Mechaniker Warburgs zum Professor: zum Wirken des Biochemikers Erwin Negelein (1897–1979), Diss. med. dent. HU Berlin 2000 (Schneck, Sauer).

Förster, Olaf : Pharmakotherapie in der traditionellen Medizin Ostafrikas, Diss. med. FU Berlin 2000 (Winau).

Lüder, Frank: Die Institutionalisierung der Pathologie an den Städtischen Krankenhäusern Berlins, Diss. med. FU Berlin 2000 (Hess).

Matz, Bernhard: Die Konstitutionstypologie von Ernst Kretschmer: ein Beitrag zur Geschichte von Psychiatrie und Psychologie des Zwanzigsten Jahrhunderts, Diss. rer. medic. FU Berlin 2000 (Baader).

Pfletschinger, Gerd: Krebsstatistik, Medizinstatistik, »Umsiedlung« und medizinische Auslandskontakte in der national-sozialistischen Gesundheitspolitik am Beispiel von Hellmut Haubold (2.10.1905–19.9.1968), Diss. med. FU Berlin 2000 (Winau, Baader).

Richter, Werner: Die militärärztliche Aus- und Weiterbildung in der Zeit des Zweiten Weltkrieges: (1939–1945); eine Quellenanalyse in den Archiven der Universitäten Berlin, Halle-Wittenberg, Jena und Leipzig, Diss. rer. medic. HU Berlin 2000 (Schneck).

Rosenberg, Doina: Martin Gumpert – Arzt und Schriftsteller, Diss. med. FU Berlin 2000 (Winau).

2001

Amberger, Renate Ulrike: Haus Schönow. Von der Heilstätte für Nervenkranke zur Klinik für Akutgeriatrie, Diss. med. FU Berlin 2001 (Brinkschulte, Winau).

Bachmann, Andreas: Zur Geschichte der Zahnkünstler und Dentisten in Berlin unter besonderer Berücksichtigung der Zahnkünstler-Innung (1884–1924), Diss. med. dent. HU Berlin 2001 (Schneck, Marz).

Brückner, Peter-René: Zur Geschichte der ambulanten medizinischen Betreuung in der DDR: Programmatik, Forschung, Praxis, Diss. med. HU Berlin 2001 (Schneck).

Haase, Thorsten: Die deutsche Schulzahnpflege bis 1945 in der Darstellung der Hochschulschriften – aktueller Forschungsstand und kritische Bewertung, Diss. med. dent. FU Berlin 2001 (Bleker).

Klein, Kathrin: Die klinischen Lehrer am Berliner Collegium medico-chirurgicum (1724–1809): ihre Lehrthemen und wissenschaftlichen Leistungen dargestellt am Beispiel der Geburtshilfe, Diss. med. HU Berlin 2001 (Schneck).

Mahler, Klaus: Jüdische Zahnärzte in Berlin: das Leben und Werk des Berliner Zahnarztes Hans-Jacques Mamlok (1875–1940), Diss. med. HU Berlin 2001 (Schneck, Marz).

Schulte, Erika: Der Anteil Erich Wernickes an der Entwicklung des Diphtherieantitoxins: eine medizinhistorische Untersuchung zur Entwicklung der Serumtherapie am Beispiel des Diphtherieantitoxins unter Berücksichtigung der Bioergographie des Geheimen Medizinalrates Professor Dr. Erich Wernicke, Diss. med. FU Berlin 2001 (Winau).

Schwaiger, Markus: Zur Elektro-Akupunktur in Europa des 19. Jahrhunderts, Diss. med. dent. HU Berlin 2001 (Nabielek).

Seibt, Gunter F.: Praxis pietatis: vom Poliohospital zur Rheuma-Klinik: das Immanuel-Krankenhaus in Berlin-Wannsee zwischen 1950 und 2000; eine diakonische Einrichtung der Evangelisch-Freikirchlichen Gemeinde (Baptisten) zu Berlin-Schöneberg, Diss. rer. medic. FU Berlin 2001 (Brinkschulte, Winau).

Stahnisch, Frank: Ideas in Action. Der Funktionsbegriff und seine methodologische Rolle im Forschungsprogramm des Experimentalphysiologen François Magendie (1783–1855), Diss. med. FU Berlin 2001 (Hess).

Steinberg, Holger: Emil Kraepelin (1856–1926) in Leipzig und die Grundlegung seines Wissenschaftlichen Werkes, Diss. rer. medic. HU Berlin 2001 (Schneck).

Weber-Reich, Edeltraud: Pflegestätten für Leib und Seele: Krankenschwestern und Emanzipation im 19. Jahrhundert, Diss. rer. cur. HU Berlin 2001 (Schneck).

Wolf, Ulrike: Leben und Wirken des Berliner Internisten Georg Klemperer: (1865–1946), Diss. med. HU Berlin 2001 (Schneck).

Wulf, Andreas: Der Sozialmediziner Ludwig Teleky (1872–1957) und die Entwicklung der Gewerbehygiene zur Arbeitsmedizin, Diss. med. FU Berlin 2001 (Baader).

2002

Burian, Matthias: Die Anfänge der modernen Antisepsis und Asepsis in der deutschen Zahnheilkunde in der Zeit von 1867–1902, Diss. med. dent. FU Berlin 2002 (Bleker).
Grunske, Albrecht: Joseph von Sontheimer (1787–1846) – Arzt und Übersetzer, Diss. med. HU Berlin 2002 (Nabielek).
Nagaba, Jens: Topographie der Berliner Zahnärzte in den Jahren von 1840 bis 1860, Diss. med. dent. HU Berlin 2002 (Marz, Schneck).

2003

Beig, Ralf Christof: Private Krankenanstalten in Berlin 1869–1914: zur Geschichte einer medizinischen Institution im Spannungsfeld zwischen privater Initiative und staatlicher Kontrolle, Diss. med. FU Berlin 2003 (Hess).
Böhm, Kristina: Die Kinderärztin Lotte Landé, verh. Czempin (1890–1977). Stationen einer sozialpädiatrischen Laufbahn in Deutschland, Diss. med. FU Berlin 2003 (Bleker).
Dohmeier-de Haan, Heinz-Helmut: Die Entstehungsgeschichte der Zahnärztekammer Berlin bis 1963 und ihre Entwicklung bis zur Wiedervereinigung 1989, Diss. med. dent. FU Berlin 2003 (Bleker).
Eichler, Kirsten: Der Schutz der erwerbstätigen Frauen und Mütter aus der Sicht von Ärztinnen in der Weimarer Republik, Diss. med. FU Berlin 2003 (Bleker).
Freisleben, Erich: Grundelemente der Rassenkunde und Rassenhygiene der Weimarer Zeit: eine Untersuchung zu zwei Standardwerken, Diss. med. FU Berlin 2003 (Winau).
Henger-Mora Constanze: Forschungen zur Erblichkeit von Krebserkrankungen in Deutschland 1933–1945, Diss. med. FU Berlin 2003 (Bleker).
Hilf, Eric: Carl Heinrich Esse (1808–1874). Der erste Verwaltungsdirektor der Charité. Ein Beitrag zur Verwaltungsgeschichte des Krankenhauses, Diss. med. Charité Berlin 2003 (Hess).
Osten, Philipp: Konrad Biesalski und Hans Würtz – ihr Wirken in der Deutschen Krüppelfürsorge und im Oskar-Helene-Heim 1906–1933, Diss. med. HU Berlin 2003 (Brinkschulte).
Schuricht, Ulrich: Untersuchungen zum Krankenjournal D 16 (1817–1818) von Samuel Hahnemann. Kommentar und Edition, Diss. med. FU Berlin 2003 (Winau).
Schwerin, Alexander von: Tierzucht, Strahlen und Pigmente: Genetik und die Herstellung von Tiermodellen für die Humangenetik: Hans Nachtsheim und die vergleichende und experimentelle Erbpathologie in Deutschland, 1920–1945, Diss. rer. medic. FU Berlin 2003 (Baader, Schleiermacher).

2004

Kottow, Andrea: Der kranke Mann: zu den Dichotomien Krankheit/Gesundheit und Weiblichkeit/Männlichkeit in Texten um 1900, Diss. rer. medic. Charité Berlin 2004 (Winau).

Langlitz, Nicolas: Lacans Praxis der variablen Sitzungsdauer und seine Theorie der Zeitlichkeit, Diss. med. FU Berlin 2004 (Winau, Müller, Schmiedebach).

Meyer, Olaf: Leib-Seele-Problem und Medizin: ein Beitrag anhand des frühen 20. Jahrhunderts, Diss. med. Charité Berlin 2004 (Winau).

Riedel, Karsten: Die Geschichte der veterinärmedizinischen Fakultät der Universität Leipzig in der Zeit von 1933 bis 1945, Diss. med. vet. Universität Leipzig 2004 (Brumme).

Sundermann, Annette: Vom kranken Zustande des Herzens. Über die Kenntnis von Herzkrankheiten an der Schwelle zu dem Zeitalter der physikalischen Diagnostik (1800–1830), Diss. med. Charité Berlin 2004 (Bleker).

Thümmler, Andrea: Rekonstruktion des Alltags eines thüringischen Arztes im 18. Jahrhundert anhand seines Praxistagebuches 1750–1763, Diss. med. FU Berlin 2004 (Hess).

2005

Bleek, Julian: Kann der Geltungsanspruch: »Das Recht auf den eigenen Tod wird schließlich zur Pflicht zum Tod!« überzeugungskräftig eingelöst werden?, Diss. med. Charité Berlin 2005 (Winau).

Eisenberg, Ulrike: Die Vertreibung der Berliner Neurologie. Louis Jacobsohn-Lasks (1863–1940) Beitrag zur Neuroanatomie, Diss. med. FU Berlin 2005 (Baader, Schleiermacher)

Jaster, Stephan: Die psychiatrische Krankheit Albrecht Friedrichs von Preußen, Diss. med. Charité Berlin 2005 (Winau).

Krumbiegel, Heike: Polikliniken in der SBZ, DDR: Konzeption und Umsetzung öffentlicher, poliklinischer Einrichtungen unter der besonderen Berücksichtigung Brandenburgs, Diss. PH TU Berlin 2005 (Winau, Schagen, Schleiermacher).

2006

Hahn, Judith: Ernst Robert Grawitz, Karl Grenzken, Karl Gebhardt: drei Karrieren im Sanitätsdienst der SS, Diss. phil. FU Berlin 2006 (Baader).

Hüntelmann, Axel C.: Gesundheitspolitik im Kaiserreich und in der Weimarer Republik. Das Reichsgesundheitsamt von 1876–1933, Diss. phil. Universität Bremen 2006 (Hess).

Kölch, Michael: Theorie und Praxis der Kinder- und Jugendpsychiatrie in Berlin 1920–1935. Die Diagnose Psychopathie im Spannungsfeld von Psychiatrie, Individualpsychologie und Politik, Diss. med. FU Berlin 2006 (Winau, Brinkschulte).

Kubiak, Steffi: Zur Entwicklung der Zahnheilkunde in Halberstadt in der ersten Hälfte des 19. Jahrhunderts, Diss. med. dent. Charité Berlin 2006 (Marz, Hess).
Sach, Louisa: »Gedenke dass Du eine deutsche Frau bist!« die Ärztin und Bevölkerungspolitikerin Ilse Szagunn (1887–1971) in der Weimarer Zeit und im Nationalsozialismus, Diss. med. Charité Berlin 2006 (Bleker, Schleiermacher).
Seigewasser, Peter: Das Diplom für Mediziner und Stomatologen in der DDR, unter besonderer Berücksichtigung der Immatrikulations- und Absolventenzahlen der Charité, Diss. med. dent. Charité Berlin 2006 (Winau, Lammel).

2007

Schlünder, Martina: Reproduktionen. Experimentalisierungen der Geburtshilfe zwischen 1900 und 1930. Eine Dichte Beschreibung, Diss. med. Charite Berlin 2007 (Hess, Baader).
Scholl, Andrea: »Wasserbett« und »Armensarg« – Zur frühen Geschichte des Auguste-Viktoria-Krankenhauses in Berlin-Schöneberg mit besonderer Berücksichtigung der pathologischen Abteilung, Diss. med. Charite Berlin 2007 (Brinkschulte).
Youssef, Farid: Eine kritische Untersuchung der irrtümlich dem Abd al-Latif al Bagdadi zugeschriebenen Schrift »Medizinisches. Aus dem Koran und der Sunna«, Diss. med. Charité Berlin 2007 (Nabielek).

2008

Jeske, Gregor: Die Gerichtliche und Soziale Medizin in Berlin von 1930 bis 1954 unter Victor Müller-Heß, Diss. med. Charite Berlin 2008 (Brinkschulte).
Palfner, Sonja: Das Geschlecht des Brustkrebs im Labor, Diss. phil. FU Berlin 2008 (Hess).

2009

Arndt, Melanie: Gesundheitspolitik im geteilten Berlin in der Systemkonkurrenz 1948 bis 1961, Diss. phil. HU Berlin 2009 (Lemke, Schleiermacher).
Döring, Daniela: Körper und Zahl. Die Geschlechterordnung des Messens und Zählens, Diss. phil. HU Berlin 2009 (Hess).
Kalisch, Nicole: 7000 Zähne und noch mehr – Die Geschichte einer Sammlung, Diss. med. dent. Charité Berlin 2009 (Marz, Hess).
Kirsch, Frank-Peter: Berliner Militärärzte im Labor von 1870–1895, Diss. rer. medic. Charité Berlin 2009 (Hess).
Theel, Sina: Das Institut für Anthropologie der Humboldt-Universität zu Berlin im Spiegel der Abschlussarbeiten von 1948 bis 2005 (Auswertung medizinischer Graduierungsarbeiten aus dem Archiv des Institutes für Anthropo-

logie der Berliner Humboldt-Universität der Jahre 1948–2005), Diss. med. Charité Berlin 2009 (Hess).

2010

Boes, Wilhelm: Zur Person und Bedeutung des Arztes Dr. Hans Deuschl (1891–1953) unter besonderer Berücksichtigung seiner Karriere in der Zeit des Nationalsozialismus, Diss. med. Charité Berlin 2010 (Baader).
Chen, Hsiu-Jane: Eine strenge Prüfung deutscher Art – Der Alltag der japanischen Medizinausbildung im Zeitalter der Reform von 1868 bis 1914, Diss. rer. medic. Charité Berlin 2010 (Hess).
Doetz, Susanne: Alltag und Praxis der Zwangssterilisation. Die Berliner Universitätsfrauenklinik unter Walter Stoeckel 1942–1944, Diss. med. Charité Berlin 2010 (Hess).
Klinda, Gergely: Zur Geschichte der Pneumenzephalographie, Diss. med. Charité Berlin 2010 (Beddies).

2011

Kravetz, Melissa: Creating a Space in the Medical Profession: Female Physicians, Maternalism, and Eugenics Work in Weimar and Nazi Germany, Ph. D. University Washington 2011 (Herf, Schleiermacher).

2012

Bergmann, Sven: Transnationaler Fertilitäts-Tourismus, Diss. phil. HU Berlin 2012 (Hess).
Gorgas, Rainer: Die Patientenschaft der Charité im Spiegel der Rezeptionsbücher von 1854 – eine sozialhistorische Auswertung, Diss. med. Charité Berlin 2012 (Hess).
Jakobi, Ursula: Patientenzugänge der Charité zu Beginn des 20. Jahrhunderts – Regelungen und Probleme der Krankenaufnahme unter dem Aspekt der Kostenträgerschaft, Diss. med. Charité Berlin 2012 (Beddies).

2013

Chatterji, Isita: Die Malariatherapie in der neurologischen Männerklinik Wiesengrund, Diss. med. Charité Berlin 2013 (Beddies).
Dohrmann, Ole: Die Entwicklung der medizinischen Dokumentation im Charité-Krankenhaus zu Berlin am Beispiel der psychiatrischen Krankenakten von 1866 bis 1945, Diss. med. Charité Berlin 2013 (Hess).
Engelmann, Lukas: Krankheitsbild AIDS. Patientenbilder, Raumbilder, Virusbilder, Diss. phil. HU Berlin 2013 (Hess).

Ganz, Reinhard Josef: Reflexion der Säuglings- und Kleinkindergymnastik nach Detleff Neumann-Neurode (1879–1945) in der medizinischen Fachliteratur Deutschlands vom frühen 20. Jahrhundert bis zur Gegenwart, Diss. med. dent. Charité Berlin 2013 (Beddies).
Kuria, Emily Benice Ngubia: Gender in neuroscience: An empirical and interdisciplinary critique of methods and theories linked to the gender/science debate, Diss. rer. medic. Charité Berlin 2013 (Hess).
Mielke, Renate: Indikation und Anwendung psychotroper Arzneimittel unter besonderer Berücksichtigung der Benzodiazepine in der Stomatologie in der DDR von 1949–1990, Diss. med. dent. Charité Berlin 2013 (Hess).
Peglau, Andreas: Unpolitische Wissenschaft? Wilhelm Reich und die Psychoanalyse im Nationalsozialismus, Diss. rer. medic. Charité Berlin 2013 (Hess).
Ristau, Jörn-Arne: Sport und Sportmedizin im nationalsozialistischen Deutschland – Entwicklung und Gestaltung einer Fachdisziplin unter besonderer Berücksichtigung der Olympischen Sommerspiele 1936 in Berlin, Diss. med. Charité Berlin 2013 (Beddies).
Rohr, Sophie: Die Kinderklinik der Charité im Spiegel der Krankenakten von 1941–1948, Diss. med. Charité Berlin 2013 (Hess).
Roßberg, Siri: Der Sozialhygieniker Johannes Rabnow (1855–1933) – Initiator der Schöneberger Gesundheitsfürsorge und Wegbereiter des Groß-Berliner Gesundheitswesens 1902–1924, Diss. med. Charité Berlin 2013 (Beddies).
Weikl, Katharina: Das Leben eines Taugenichts im Zeitalter der Nützlichkeit. Eine Fallstudie im Spannungsfeld von katholischer Aufklärung, staatlicher Zentralisierung und Entstehung der Psychiatrie in Bayern, Diss. phil. HU Berlin 2013 (Hess).

2014

Reitzenstein, Ingo J. W. von: Sievers, Rascher und das Polygal. Entwicklung und Produktion eines Hämostyptikums im Institut für wehrwissenschaftliche Zweckforschung der Forschungs- und Lehrgemeinschaft das »Ahnenerbe e. V.« in den Jahren 1943 bis 1945, Diss. rer. medic. Charité Berlin 2014 (Schleiermacher).

Habilitationen

Nabielek, Rainer: Sexualität und Sexualhygiene im Islam, Habil. HU Berlin 1990.
Schmiedebach, Heinz-Peter: Emanzipation und Wissenschaft: Leben und Werk des ersten jüdischen Dozenten an der Berliner medizinischen Fakultät Robert Remak (1815–1865), Habil. FU Berlin 1990.
Hess, Volker: Fiebermessen in Deutschland 1850–1900. Die Geschichte einer medizinischen Praktik, Habil. FU Berlin 1999.
Brinkschulte, Eva: Körperertüchtigung(en): Sportmedizin zwischen Leistungsoptimierung und Gesundheitsförderung 1895–1933, Habil. FU Berlin 2002.

Borck, Cornelius: Das elektrische Gehirn – Geschichte und Wissenskultur der Elektroenzephalographie, Habil. FU Berlin 2003.
Beddies, Thomas: »Du hast die Pflicht gesund zu sein«: Der Gesundheitsdienst der Hitler-Jugend 1933 bis 1945, Habil. Charité Berlin 2009.
Müller, Thomas: Psychiatrische Familienpflege im Vergleich. Zur Rezeption eines belgischen Therapiesystems in der deutschen und französischen Psychiatrie (1850–1914), Habil. Charité Berlin 2014.
Witte, Wilfried: Schmerz in Deutschland. Die Geschichte der Schmerztherapie in Deutschland im 20. Jahrhundert unter besonderer Berücksichtigung der Zeit von 1945 bis 1990, Habil. Charité Berlin 2014 (laufendes Verfahren).

Anmerkung

1 Weder die Institute noch die Fakultäten haben offizielle Dissertationslisten geführt. In Klammern ist der Name der Betreuer aufgeführt. Die Zeichensetzung folgt der bibliothekarischen Titelaufnahme, die Rechtschreibung den seinerzeit gültigen Regeln.

Drittmittelprojekte am Institut für Geschichte der Medizin

Zusammengestellt von Klaus von Fleischbein und Volker Hess

Seit den 1990er-Jahren orientierten sich nicht nur die inneruniversitäre Mittelvergabe, sondern auch die Zuwendungen aus den Landeshaushalten immer stärker an den Forschungsleistungen der jeweiligen universitären Einrichtungen (der Empfehlung des Wissenschaftsrats zufolge sollten es 20–40 % des Landeszuführungsbeitrages sein). Seitdem wird die Höhe der eingeworbenen Drittmittel als wesentlicher Leistungsindikator einer Klinik bzw. eines Instituts angesehen. Deshalb und vor dem Hintergrund der beständigen Sparmaßnahmen der Berliner Hochschulmedizin besitzt die Einwerbung von Drittmitteln für ein Institut, das keine Einnahmen aus der Krankenversorgung erzielt, eine besondere Bedeutung. Vor diesem Hintergrund entstanden etwa 25 Jahre nach Gründung des Instituts für Geschichte der Medizin (IGM) der Freien Universität Berlin erste Forschungsvorhaben, welche nicht aus dem Institutsetat bestritten wurden (und aus diesem auch nicht hätten bestritten werden können). Ein Forschungsprojekt zur Medizinerausbildung der damaligen *Forschungsstelle Zeitgeschichte*, welches vom Senator für Wirtschaft und Arbeit finanziert wurde, machte 1987 den Anfang. Es folgte eine Untersuchung zu Patienten und Struktur des Würzburger Juliusspitals, die in Zusammenarbeit mit dem Fachbereich Geschichte der Universität Konstanz zwischen 1989 und 1992 durchgeführt wurde. Es war das erste größere Drittmittelprojekt am IGM, dessen Sach- und Personalmittel von der Deutschen Forschungsgemeinschaft getragen wurde. Allein innerhalb der ersten Dekade des neuen Jahrtausends wurden 17 Forschungsprojekte des Instituts durch Drittmittel gefördert; darin sind jene nicht einbezogen, die zu Beginn des Jahrtausends bereits liefen. Mittlerweile hat das Institut einschließlich der Teilprojekte rund 50 drittmittelfinanzierte Forschungsprojekte durchgeführt, die meist in einem kompetitiven, wissenschaftlichen Begutachtungsverfahren eingeworben wurden. Kostenträger bzw. fördernde Institutionen waren unter anderem folgende Einrichtungen:

- Bundesministerium für Bildung und Wissenschaft
- Bundesministerium des Inneren
- Bundesstiftung zur Aufarbeitung der SED-Diktatur
- Bundesverband der Ärztinnen und Ärzte des Öffentlichen Gesundheitsdienstes (BVÖGD)
- Bundesverband der Pharmazeutischen Industrie
- Deutscher Ärzteverlag

- Deutsche Forschungsgemeinschaft (DFG)
- Deutsche Gesellschaft für Sozialmedizin und Prävention (DGSMP)
- European Research Council (ERC)
- European Science Foundation
- Friede Springer Stiftung
- Friedrich-Ebert-Stiftung
- Gewerkschaft Öffentliche Dienste, Transport u. Verkehr (ÖTV)
- Hans-Böckler-Stiftung
- Kassenärztliche Vereinigung (KV) Berlin
- Liechtenstein-Fonds
- Preller-Stiftung
- Robert Bosch Stiftung
- Robert Koch-Institut
- Rockefeller Archive Center
- Senator für Wirtschaft und Arbeit Berlin
- Senatsverwaltung für Arbeit und Frauen Berlin
- Stiftung Deutsche Klassenlotterie Berlin
- Verband forschender Arzneimittelhersteller
- Volkswagen-Stiftung

Liste der Forschungsprojekte

Lfd. Nr. | Projekttitel | Bearbeiter | Projektleitung | Mittelzuwendung | Laufzeit

Vor 1995

1. Vergleich europäischer Ausbildungsgänge im Fach Humanmedizin | Raimund Linden, Wolfram Quack | Udo Schagen | Senator für Wirtschaft und Arbeit | 1987–1989
2. Neuere Entwicklung in der amerikanischen Studienreformdiskussion | H.-J. Lorenz | Udo Schagen | Senator für Wirtschaft und Arbeit | 1988–1989
3. Die Kranken des Würzburger Juliusspitals 1819–1829. Zur Sozialgeschichte und Medizingeschichte des Allgemeinen Krankenhauses in Deutschland | Eva Brinkschulte, Pascal Grosse | Johanna Bleker | DFG | 1989–1992
4. Förderung der Arbeit der Fachtagung Medizin | Eberhard Göbel | Bundesministerium für Bildung und Wissenschaft | 1991–1996
5. Patientenbeschreibung der Wittenauer Heilstätten | Thomas Beddies, Andrea Dörries | Rolf Winau | DFG | 1995–1997
6. Gesundheitswesen DDR (Quellenerschließung) | Eberhard Göbel | Senatsverwaltung für Arbeit und Frauen | 1992–1996
7. Reform der Ärzteausbildung | Udo Schagen | Robert-Bosch-Stiftung | 1993

1995–1999

8. Ärztinnen im Kaiserreich – Lebensläufe einer Generation | Sabine Schleiermacher | Johanna Bleker | DFG | 1995–1998

9. Prof. Dr. Ludwig Mecklinger (Nachlasserschließung) | Udo Schagen | Volkswagen-Stiftung | 1996–1997
10. Patientenbilder – Zum Menschen- und Körperbild des orthopädisch Kranken | Petra Fuchs, Yara Lemke Muniz de Faria, Philipp von der Osten | Rolf Winau, Eva Brinkschulte | DFG | 1999–2002
11. Die Versorgung der Patienten an der Universitätsnervenklinik der Charité in Berlin von 1920–1945. Eine Studie über den psychiatrischen Alltag | Julia Dautz | Rolf Winau | DFG | 2002–2004
12. Erwin Jahn (Nachlasserschließung) | Udo Schagen | Friedrich-Ebert-Stiftung, Preller-Stiftung, Hans-Böckler-Stiftung, ÖTV | 1998–2001
13. Gesundheitswesen und Sicherung bei Krankheit in der SBZ und der frühen DDR als Teil der »Geschichte der Sozialpolitik in Deutschland seit 1945« | Udo Schagen, Sabine Schleiermacher | Bundesministerium für Sozialordnung, Bundesarchiv | 1999–2003

2000–2004

14. Expertise und Öffentlichkeit: Frühe Versuche an Krankenhauspatienten am Beispiel der Berliner Charité in der ersten Hälfte des 19. Jahrhunderts | Eric Engstrom, Ulrike Thoms | Volker Hess | DFG | 2000–2003
15. Das physiologische Labor in der Klinik 1850–1870 | Volker Hess (eigene Stelle) | Liechtenstein-Fonds | 2001–2002
16. Die Kassenärztliche Vereinigung Berlin und die Veränderung der Berliner Kassenärzteschaft im Nationalsozialismus | Rebecca Schwoch | Rolf Winau | KV Berlin | 2002–2006
17. 100 Jahre Sozialhygiene, Sozialmedizin und Public Health in Deutschland | Udo Schagen, Sabine Schleiermacher | Deutsche Gesellschaft für Sozialmedizin und Prävention (DGSMP) | 2004–2005
18. Industrialisierung experimentellen Wissens | Axel Hüntelmann, Jonathan Simon, Ulrike Klöppel | Volker Hess | DFG | 2004–2007
19. Ernährungsforschung und Staat – Kontinuitäten und Brüche 1933–1964 | Ulrike Thoms, Christoph Kopke | Rolf Winau (bis 7/2006), Sabine Schleiermacher (ab 7/2006) | DFG | 2003–2006
20. Datenbank-Projekt: Erfassung der Berliner jüdischen Kassenärzte aus dem Reichsarztregister | Annette Hinz-Wessels, Christoph Kopke, Tobias Eiselen, Niels Schagen, Sascha Topp, Johannes Vossen | Rebecca Schwoch | Deutscher Ärzteverlag | 2004
21. Wissenschaftlicher Anspruch und staatliches Interesse. Die Hochschulmedizin an der Charité im Wechsel staatlicher Systeme 1933 und 1945 | Johannes Vossen, Andreas Malycha | Udo Schagen, Sabine Schleiermacher | DFG | 2003–2006
22. Zu Debatte und Institutionalisierung der psychiatrischen Familienpflege im 19. Jahrhundert. Ein Vergleich der Therapiesysteme Deutschlands und Frankreichs | Thomas Müller (eigene Stelle) | DFG | 2003–2005

2005–2009

23. Geschlecht als Wissenskategorie | Graduiertenkolleg | stellvertr. Sprecher: Volker Hess | DFG | 2005–2013
24. Die Wahrnehmung psychischen Krankseins in den Krankenakten der Berliner Charité, 1880–1900 | Annett Bretthauer, Achim Elze | Volker Hess | DFG | 2005 bis 2007
25. Die Geschichte des Robert-Koch-Instituts im Nationalsozialismus | Annette Hinz-Wessels, Anja Laukötter, Marion Hulverscheidt | Volker Hess | Robert-Koch-Institut | 2006–2008
26. State Power, Science and the Reorganization of Space in Europe under National Socialism (International Symposium University Toronto) | Sabine Schleiermacher | DFG | 2008
27. Biowissenschaften/Biomedizin im Spannungsfeld von Wissenschaft und Politik in der DDR und der Bundesrepublik in den sechziger und siebziger Jahren | Ulrike Thoms, Andreas Malycha | Sabine Schleiermacher | DFG | 2008–2010
28. Psychochemicals crossing the wall. Die Einführung der Psychopharmaka in der DDR, 1952–1989 | Viola Balz, Ulrike Klöppel, Matthias Hoheisel | Volker Hess | DFG | 2008–2012
29. Ärztlicher Alltag in Thüringen. Die Praxis des Johann Friedrich Glaser (1707–1789) | Ruth Schilling | Volker Hess | DFG | 2009–2012
30. Fallbasierter Ethikunterricht unter Verwendung von eLearning im Reformstudiengang Medizin (FEel) | Claudia Kiessling | Sabine Schleiermacher | Charité | 2006–2007
31. Kulturen des Wahnsinns (1870–1930). Schwellenphänomene der urbanen Moderne | Forschergruppe | Sprecher: Volker Hess | 2008–2015
32. »Die Breite des Normalen«. Zum Umgang mit Kindern im Schwellenraum zwischen »gesund« und »geisteskrank« in Berlin und Brandenburg 1918–1933 | Petra Fuchs, Wolfgang Rose | Thomas Beddies | DFG (FOR Kulturen des Wahnsinns) | 2008–2011
33. Psychopathologische Grenzzustände als kultureller Schwellenraum. Psychiatrische Diagnosen der Berliner Universitätsnervenklinik, 1880–1930 | Rainer Herrn, Sophie Ledebur, Alexander Friedland | Volker Hess | DFG (FOR Kulturen des Wahnsinns) | 2008–2011
34. Wahnsinn im öffentlichen Diskurs, 1880–1930 | Benjamin Marcus | Volker Hess | DFG (FOR Kulturen des Wahnsinns) | 2008–2011
35. GEPHAMA : Pharmaceutical enterprises, patients, physicians and the construction of medical markets | Ulrike Thoms | Volker Hess (für die deutsche Seite) | DFG-ANR | 2009–2013

2010–2014 und laufende Projekte

36. The Rockefeller Foundation and post WW II Germany | Sabine Schleiermacher | Rockefeller Archive Center | 2010–2011

37. Standard Drugs and Drugs Standards: a comparative historical study of pharmaceuticals in the 20th century | Research Networking Program | Koordination: Birgit Ramsingh | Sprecher: Volker Hess | European Science Foundation | 2008–2013
38. Verfolgte Ärzte und Ärztinnen des Berliner städtischen Gesundheitswesens (1933 bis 1945) | Susanne Doetz, Christoph Kopke | Thomas Beddies | Stiftung Deutsche Klassenlotterie | 2012–2013
39. Contested Truth. Re-Shaping and Positioning Politics of Knowledge. International Conference, June 2011, Berlin | Volker Hess | DFG | 2011
40. Psychiatric fringes. Early psychosis and related phenomena in post war French and German societies | Lara Rzesnitzek, Emmanuel Delille | Volker Hess (für die deutsche Seite) | DFG-ANR | 2012–1014
41. Die Revolution als »psychopathologische Fundgrube«. Städtische Lebenswelten, Kriegsfolgen und Krisenbewältigung aus psychiatrischer Sicht (Berlin 1918–1923) | Petra Fuchs, Judith Hahn, Wolfgang Rose | Thomas Beddies | DFG (FOR Kulturen des Wahnsinns) | 2011–2015
42. Urbane Störungen in psychiatrischer Behandlung | Rainer Herrn, Sophie Ledebur, Anne Gnausch, Johannes Kassar | Volker Hess | DFG (FOR Kulturen des Wahnsinns) | 2011–2015
43. Wahnsinn in der Stadt. Wege, Orte, Einrichtungen in Berlin 1870–1930 | Benjamin Marcus, Sven Bergmann | Volker Hess | DFG (FOR Kulturen des Wahnsinns) | 2011–2015
44. How Physicians Know, 1450–1950 (Papertechnology) | Volker Hess, Andrew Mendelsohn, Ruth Schilling (bis 9/2014), Alexa Geisthövel, Laura DiGiammatteo, Oliver Falk, Annemarie Kinzelbach (bis 5/2014), Tricia König-Close (2013), Axel Hüntelmann (ab 10/2014), Saskia Klerk (ab 10/2014), Alix Cooper (ab 10/2014), Timothy Alburn (ab 1/2015) | Volker Hess | ERC Advanced Investigator Grant | 2012–2017
45. Madness goes Downtown. Strasbourg and Berlin in the rise of modern psychiatry. Chantal Marazia, Leonora Kutscha, Volker Hess (USIAS Fellowship) | Christian Bonah, Volker Hess | University of Strasbourg, Institute for Advanced Studies | 2015
46. Klinische Arzneimittelforschung in der DDR, 1961–1989 | Pascal Grosse, Laura Hottenrott | Volker Hess | Bundesministerium des Inneren, Bundesstiftung Aufarbeitung u. a. | 2013–2015
47. Etablierung der humangenetischen Beratungsstellen in der DDR | Susanne Doetz (eigene Stelle) | DFG | 2013–2016
48. Zwischen wissenschaftlicher Autonomie und politischem Steuerungsanspruch: Kinderheilkunde in der SBZ und DDR | Annette Hinz-Wessels | Thomas Beddies | Friede Springer Stiftung | 2013–2016
49. Ways of globalization. Die internationale Vermarktung und Kontrolle thalidomidhaltiger Medikamente | Ludger Wimmelbücker (eigene Stelle) | DFG | 2014–2020
50. Der öffentliche Gesundheitsdienst in der Zeit des Nationalsozialismus | Sabine Schleiermacher | Bundesverband der Ärztinnen und Ärzte des Öffentlichen Gesundheitsdienstes (BVÖGD) | 2014–2016

Abbildungsnachweis

Institut für Geschichte der Medizin und Ethik in der Medizin, Berlin: S. 18 (rechts), 20, 24 (rechts), 25, 27, 29, 30, 31, 32, 33, 43/Umschlagseite vorn unten, 45/Umschlagseite vorn oben, 46, 47, 51, 53, 77, 78, 79, 84, 85, 87, 90, 91, 92, 93, 94, 95, 98, 100, 101, 104, 105, 106, 130, 131, 132, 145, 146, Umschlagseite hinten rechts
Archiv der Max-Planck-Gesellschaft, Berlin-Dahlem: S. 41
Thomas Bruns, Berlin: S. 121
Bodo Kubrak, Berlin: S. 40, 42
Humboldt-Universität, Stabsstelle Presse- und Öffentlichkeitsarbeit: S. 19/ Umschlagseite hinten links
Rainer Nabielek, Berlin: S. 56
Universitätsbibliothek der Humboldt-Universität zu Berlin, Porträtsammlung: S. 15, 24 (links)
Wellcome Library, London: S. 18 (links)
Navena Widulin, Berliner Medizinhistorisches Museum der Charité: S. 117
Wiebke Peitz, Charité – Universitätsmedizin Berlin: S. 71